在宅ケア ナースポケットマニュアル

NURSE POCKET MANUAL

［編集］ウィル訪問看護ステーション

第2版

医学書院

謹告
著者，編集者並びに出版社として，本書に記載されている内容が最新かつ正確であるように最善の努力をしておりますが，薬剤の情報等は，ときに変更されることがあります．したがって，実際に使用される際には，読者御自身で十分に注意を払われることを要望いたします．

株式会社　医学書院

在宅ケアナースポケットマニュアル

発　行　2019年12月1日　第1版第1刷
　　　　2023年2月1日　第1版第5刷
　　　　2024年4月1日　第2版第1刷©

編　集　ウィル訪問看護ステーション

発行者　株式会社　医学書院
　　　　代表取締役　金原　俊
　　　　〒113-8719　東京都文京区本郷1-28-23
　　　　電話　03-3817-5600(社内案内)

印刷・製本　アイワード

ISBN978-4-260-05333-4

編集

ウィル訪問看護ステーション

執筆者一覧（執筆順）

岩本大希	ウィル訪問看護ステーション 代表 / 在宅看護専門看護師 / 学習支援チーム
畑　千晶	ウィル訪問看護ステーション 皮膚・排泄ケア認定看護師 / 学習支援チーム
増田　翼	ウィル訪問看護ステーション小岩サテライト 摂食嚥下障害看護認定看護師
岩田真幸	ウィル訪問看護ステーション江戸川 小児がん看護師 / 学習支援チーム
北渕未希	ウィル訪問看護ステーション江戸川 診療看護師 (NP)
山川将人	ウィル訪問看護ステーション豊見城 所長 / 看護師
山川竜一	ウィル訪問看護ステーション豊見城 看護師
落合　実	ウィル訪問看護ステーション福岡 看護師 / 学習支援チーム
荻野樹里	ウィル訪問看護ステーション埼玉さやま 看護師
居馬大祐	ウィル訪問看護ステーション埼玉さやま 作業療法士 / 精神疾患の親をもつ子どもの会 こどもぴあ 副代表
村田淳子	前ウィル訪問看護ステーション江戸川 看護師
新屋雅之	ウィルグループ株式会社 教育・研修担当
堀　美帆	ウィル訪問看護ステーション葛西サテライト 看護師
中西　純	ウィル訪問看護ステーション江戸川 理学療法士
川添梨沙	ウィル訪問看護ステーション江東サテライト 助産師 / 学習支援チーム
秀浦基生	ウィル訪問看護ステーション福岡 理学療法士

2版の序

訪問看護の利用者は高齢者だけにとどまらず，難病の方や医療的ケアが必要な子ども，身体・知的・精神障害をもつ方など，その対象は幅広く，必要とされるケアや情報，知識も多岐にわたります．また，医療保険・介護保険や障害福祉サービスなどの社会保障・社会資源，交通事故への対応，療養者・家族への指導の方法など，訪問看護師には広範囲の知識が求められます．

本書は，これらに対応できるように，在宅の現場で頻繁に参照する情報や，ケア・指導のポイント，あると便利なスケール・データを網羅的に掲載しています．また，現場の看護師からみた情報を活用する際の注意点や，これまでの経験にもとづく訪問看護の視点などを随所にちりばめています．

この1冊が手元にあれば，何か困った時やうっかり忘れてしまった時に，その場でパッと開いて，欲しい情報にすぐにあたることができるでしょう．

本書は4つのPartから構成されています．

Part 1「ケア・処置別」では，皮膚や呼吸，栄養，排泄などに焦点を当てた他，よく活用する図表やスケールなどを豊富に掲載しています．

Part 2「健康障害別」では，疾患や障害とともにある人をケアするうえで助けとなるアセスメントツール・スケールをはじめ，関わり方や薬剤の副作用などの情報を主に参照することができます．

Part 3「現場において重要な情報」では，訪問するスタッフが遭遇する暴力・ハラスメントや事故，災害，感染症，緊急事態への対応の他，意思決定支援，退院調整，家族へのケア，ホームエクササイズなど，在宅看護ならではの押さえておくべき知識をコンパクトに掲載しています．

Part 4「社会保障・社会資源」では，在宅看護でも重要なコーディネートやケアマネジメントの観点から身体・知的障害者や精神障害者，高齢者，経済的困窮にある方が利用できるサービスと制度を中心に簡潔にまとめています．

即時性・簡便性を重視した，このポケットマニュアルが，みなさまにとって役に立つ1冊となることを願っています．日々の業務の中で，ご活用いただければ幸いです．

2024年3月

ウィル訪問看護ステーション代表

岩本大希

目次

装丁・デザイン hotz design inc.

Part 1

ケア・処置別

皮膚へのケアが必要な人

褥瘡

1. DESIGN-R®2020

- 深さ(Depth)以外の6項目の合計点を0〜66点の範囲で評価．点数が高いほど，重症と判定される
- 9点以下は「約8割は1か月未満に治癒」，18点以下は「約6割は3か月未満に治癒」，19点以上は「約8割は3か月で治癒しない」とされる

Depth[*1] 深さ　創内の一番深い部分で評価し，改善に伴い創底が浅くなった場合，これと相応の深さとして評価する					
d	0	皮膚損傷・発赤なし	D	3	皮下組織までの損傷
	1	持続する発赤		4	皮下組織を超える損傷
	2	真皮までの損傷		5	関節腔，体腔に至る損傷
				DTI	深部損傷褥瘡(DTI)疑い[*2]
				U	壊死組織で覆われ深さの判定が不能
Exudate 滲出液					
e	0	なし	E	6	多量：1日2回以上のドレッシング交換を要する
	1	少量：毎日のドレッシング交換を要しない			
	3	中等量：1日1回のドレッシング交換を要する			
Size 大きさ　皮膚損傷範囲を測定：[長径(cm)×短径[*3](cm)][*4]					
s	0	皮膚損傷なし	S	15	100以上
	3	4未満			
	6	4以上16未満			
	8	16以上36未満			
	9	36以上64未満			
	12	64以上100未満			
Inflammation/Infection 炎症/感染					
i	0	局所の炎症徴候なし	I	3C[*5]	臨界的定着疑い(創面にぬめりがあり，滲出液が多い．肉芽があれば，浮腫性で脆弱など)
				3[*5]	局所の明らかな感染徴候あり(炎症徴候，膿，悪臭など)
	1	局所の炎症徴候あり(創周囲の発赤，腫脹，熱感，疼痛)		9	全身的影響あり(発熱など)
Granulation 肉芽組織					
g	0	創が治癒した場合，創の浅い場合，深部損傷褥瘡(DTI)疑いの場合	G	4	良性肉芽が創面の10%以上50%未満を占める
	1	良性肉芽が創面の90%以上を占める		5	良性肉芽が創面の10%未満を占める
	3	良性肉芽が創面の50%以上90%未満を占める		6	良性肉芽が全く形成されていない
Necrotic tissue 壊死組織　混在している場合は全体的に多い病態をもって評価する					
n	0	壊死組織なし	N	3	柔らかい壊死組織あり
				6	硬く厚い密着した壊死組織あり
Pocket ポケット　毎回同じ体位で，ポケット全周(潰瘍面も含め)[長径(cm)×短径[*3](cm)]から潰瘍の大きさを差し引いたもの					
p	0	ポケットなし	P	6	4未満
				9	4以上16未満
				12	16以上36未満
				24	36以上

日本褥瘡学会(2020)

＊1：深さ(Depth：d/D)の点数は合計には加えない
＊2：深部損傷褥瘡(DTI)疑いは，視診・触診，補助データ(発生経緯，血液検査，画像診断等)から判断する
＊3："短径"とは"長径と直交する最大径"である
＊4：持続する発赤の場合も皮膚損傷に準じて評価する
＊5：「3C」あるいは「3」のいずれかを記載する．いずれの場合も点数は3点とする

0　1　2　3　4　5　6　7　8 (cm)

2. 深さ分類

・DESIGN-R® の深さ項目と NPUAP-EPUAP-PPPIA による褥瘡の重症度（深達度）分類の比較

	DESIGN-R® 深さ（2020 年）	NPUAP-EPUAP-PPPIA による 褥瘡の重症度分類
	d0 皮膚損傷・発赤なし	—
	d1 持続する発赤	ステージ I 通常，骨突出部に限局された領域に消退しない発赤を伴う損傷のない皮膚．色素の濃い皮膚には明白な消退は起こらないが，周囲の皮膚と色が異なることがある
	d2 真皮までの損傷	ステージ II 黄色壊死組織（スラフ）を伴わない，創底が薄赤色の浅い潰瘍として現れる真皮の部分層欠損．水疱蓋が破れていないもしくは開放/破裂した，血清で満たされた水疱を呈することもある
	D3 皮下組織までの損傷	ステージ III 全層組織欠損．皮下脂肪は確認できるが，骨，腱，筋肉は露出していない．組織欠損の深度がわからなくなるほどではないがスラフが付着していることがある．ポケットや瘻孔が存在することもある
	D4 皮下組織を超える損傷 D5 関節腔，体腔に至る損傷	ステージ IV 骨，腱，筋肉の露出を伴う全層組織欠損．スラフまたはエスカー（黒色壊死組織）が創底に付着していることがある．ポケットや瘻孔を伴うことが多い
	DTI 深部損傷褥瘡（DTI）疑い	DTI※ 疑い 圧力やせん断応力によって生じた皮下軟部組織の損傷に起因する，限局性の紫色または栗色の皮膚変色または血疱 ※ DTI：皮膚に発赤を認めない，あるいは軽度の褥瘡にみえてもすでに深部で損傷が起こっている状態
	U 壊死組織で覆われ深さの判定が不能	判定不能 潰瘍底がスラフ（黄色，黄褐色，灰色，緑色または茶色）やエスカー（黄褐色，茶色または黒色）に覆われている全層組織欠損

3. 褥瘡の状態に応じた処置 (文献 1～3 をもとに作成)

- 急性期褥瘡は発生直後から約 1～3 週間のもの
- 慢性期褥瘡は創傷治癒過程が何らかの要因によりタイムリーに進行せず，治癒が遅延したもの

a. 急性期褥瘡の保護と経過観察において推奨される創傷被覆材・外用薬

創傷被覆材
・ポリウレタンフィルム (オプサイトウンド，テガダーム トランスペアレントドレッシングなど) ・真皮に至る創傷の場合は，貼付後も創が視認できる被覆材 (デュオアクティブ ET，テガダーム ハイドロコロイドライトなど)
外用薬
・酸化亜鉛 (亜鉛華軟膏) ・ジメチルイソプロピルアズレン (アズノール軟膏) ・白色ワセリン ・感染を伴う場合はスルファジアジン銀 (ゲーベンクリーム) など

b. 慢性期褥瘡の状態に応じた創傷被覆材・外用薬

- 慢性期褥瘡では，その状態に応じた処置方法を検討していく

褥瘡の状態	外用薬	創傷被覆材	在宅・処置のポイント
消退しない発赤，紫斑	亜鉛華軟膏，アズノール軟膏，白色ワセリン	・ポリウレタンフィルム (オプサイトウンド，テガダームトランスペアレントドレッシング) ・貼付後も創面が観察できる被覆材 (保険適用外) (デュオアクティブ ET，テガダームハイドロコロイドライト)	・指押し法で褥瘡か判断 (消退しなければ褥瘡) ・褥瘡発生の時点で原因を推測し，対策を検討し，介護者に共有する ・油脂性基剤の外用薬で創面を保護する．介護者に塗布することを依頼する ・ポリウレタンフィルムは摩擦・ずれから皮膚を保護する．最長 1 週間を限度に交換する
水疱，血疱	亜鉛華軟膏，アズノール軟膏，白色ワセリン	・ポリウレタンフィルム (オプサイトウンド，テガダームトランスペアレントドレッシング)	・ポリウレタンフィルムは摩擦・ずれから皮膚を保護する．最長 1 週間を限度に交換する．剥離時は水疱を破らないように注意する ・水疱は破れないように自然に吸収するのを待つ．著しく緊満している場合は穿刺を検討する

褥瘡の状態	外用薬	創傷被覆材	在宅・処置のポイント
びらん，浅い潰瘍	・創面保護を目的とする場合→亜鉛華軟膏，アズノール軟膏 ・上皮形成促進を期待する場合→プロスタンディン軟膏，アクトシン軟膏	・真皮に至る被覆材 ・ハイドロコロイド（デュオアクティブ ET，テガダームハイドロコロイドライト） ・ポリウレタンフォーム（メピレックスライト，ハイドロサイト薄型）	・表皮形成を阻害しないため，創面保護と適度な湿潤環境の維持に努める ・非固着ガーゼなどを用いて愛護的に保護する ・痛みを伴う場合には，アズノール軟膏，ゲーベンクリーム，オルセノン軟膏などを選択する ・滲出液の量に応じて適切な外用薬，被覆材を選択する
滲出液が多い場合	カデックス軟膏，カデックス外用散，ユーパスタ軟膏，デブリサンペースト	・ポリウレタンフォーム（テガダームフォームドレッシング，ハイドロサイトADジェントル，メピレックスボーダーII，Sorbactフォーム，バイアテン） ・親水性ファイバー（カルトスタット，アクアセル，アルゴダーム トリオニック） ・親水性メンブラン（ベスキチン W-A）	・滲出液の量，性状（色調，粘稠性，臭い）を観察し，感染徴候に注意する ・在宅では頻回な被覆材の交換が困難な場合もあるため，創周囲の浸軟予防を目的に創周囲に白色ワセリンや撥水性皮膚保護剤を塗布する
滲出液が少ない場合	ゲーベンクリーム（感染創），オルセノン軟膏（非感染創）	・ハイドロコロイド（デュオアクティブ CGF，コムフィール，テガダームハイドロコロイドライト，バイオヘッシブ Ag） ・ハイドロジェル（イントラサイト ジェル システム，グラニュゲル，Sorbactジェルドレッシング，プロントザン）	・創部の湿潤環境を適正に保つために補水作用を有する外用薬や，創が乾燥しないよう湿潤環境を維持できる被覆材を使用する

褥瘡の状態	外用薬	創傷被覆材	在宅・処置のポイント
臨界的定着により肉芽形成期の創傷治癒遅延が疑われる場合	カデックス軟膏，ユーパスタ軟膏，場合によりゲーベンクリーム	・銀含有親水性ファイバー（アクアセル Ag） ・セルロースアセテート（Sorbact コンプレス） ・ハイドロジェル（プロントザン）	・創面の滑りがとれるまで十分に微温湯で洗浄する．必要に応じてガーゼなどでやさしくこすって洗浄する
明らかな感染・炎症を伴う場合 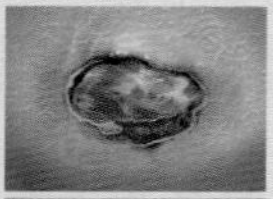 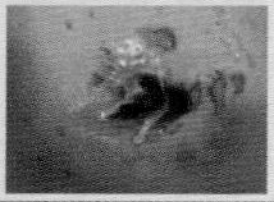	カデックス軟膏，カデックス外用散，ユーパスタ軟膏，イソジンゲル，ゲーベンクリーム	※原則，感染抑制作用を有する外用薬が推奨される	・十分な量の微温湯で洗浄する ・基本的に被覆材は使用しないが，Ag 含有のものを使用することもある ・滲出液の量，性状（色調，粘稠性，臭い）の変化も注視する ・介護者に，炎症徴候（発熱，腫脹，熱感，疼痛）が悪化した際には医療者へ相談することを依頼しておく
肉芽形成が不十分でその形成を促進させる場合 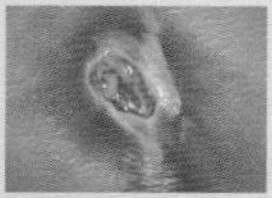 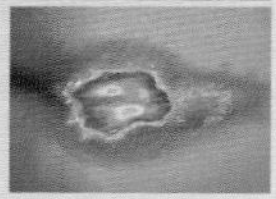	フィブラストスプレー，オルセノン軟膏，ユーパスタ軟膏，アクトシン軟膏，プロスタンディン軟膏	・親水性ファイバー（カルトスタット，アクアセル，アルゴダームトリオニック） ・銀含有親水性ファイバー（アクアセル Ag） ・親水性メンブラン（ベスキチン W-A）	・肉芽形成が遅延している場合は，局所的原因（圧迫・ずれなどによる循環障害），全身的要因（基礎疾患の増悪，栄養状態の悪化），社会的要因（適切なケアが受けられていない）などの側面からアセスメントし，改善点を検討していく
肉芽が十分に形成され，創面の縮小（上皮化）を図る場合 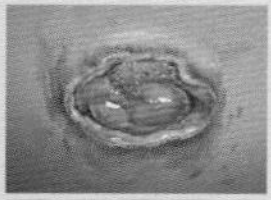 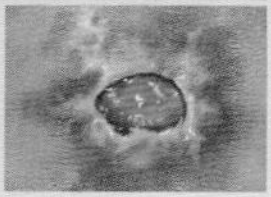	プロスタンディン軟膏，フィブラストスプレー，アクトシン軟膏，ユーパスタ軟膏	・親水性ファイバー（アクアセル） ・銀含有親水性ファイバー（アクアセル Ag） ・ポリウレタンフォーム（テガダームフォームドレッシング，ハイドロサイト AD ジェントル，メピレックスボーダーII） ・ハイドロコロイド（デュオアクティブ CGF，コムフィール） ・ハイドロジェル（イントラサイトジェルシステム，グラニュゲル） ・親水性メンブラン（ベスキチン W-A）	・滲出液の吸収と創面の湿潤環境維持に留意し，滲出液の量と肉芽の性状（浮腫性か乾燥性か）を観察していく ・肉芽過剰に注意し，介護者に観察のポイントを指導する

褥瘡の状態	外用薬	創傷被覆材	在宅・処置のポイント
壊死組織がある場合	カデックス軟膏，カデックス外用散，ゲーベンクリーム，ブロメライン軟膏，デブリサンペースト	・ハイドロジェル（ビューゲル，イントラサイトジェルシステム，グラニュゲル，Sorbact ジェルドレッシング，プロントザン）	・十分な洗浄を行う ・外用薬を塗布後，ガーゼで覆い，おむつや吸収パッドを当てる ・医師がデブリードマンを行った際は，その前後で処置方法が変更になる場合もあるため，十分に連携を図る
ポケットがある場合	・滲出液が多い場合→ユーパスタ軟膏 ・滲出液が少ない場合→フィブラストスプレー，オルセノン軟膏	・銀含有親水性ファイバー（アクアセル Ag） ・セルロースアセテート（Sorbact コンプレス）	・外用薬はポケット内に死腔をつくらないように充填する ・ポケット内の洗浄では，シリンジや吸引カテーテルを使用することもある ・ずれ力など発生要因を把握し，可能な限りその要因を取り除く
DTI（深部の組織損傷）が疑われる場合	亜鉛華軟膏，アズノール軟膏	・創が視認できるポリウレタンフィルム（テガダームトランスペアレントドレッシング，オプサイトウンド）	・外用薬，被覆材にて創部を保護 ・可能な限り毎日の観察を継続 ・早い段階で体圧分散用具(p14)の導入を検討し，ケアマネジャーへ相談 ・ポジショニング方法を検討し，介護者へ共有する ・疼痛が強い場合には，医師へ鎮痛薬の検討を依頼

4. DESIGN-R®2020 に準拠した創傷被覆材，外用薬の選択

a. 創傷被覆材の選択（文献 4 より転載）

Necrotic tissue（壊死組織）N→n	Inflammation/Infection（炎症／感染）I→i	Exudate（滲出液）E→e	Granulation（肉芽組織）G→g	Size（大きさ）S→s	Pocket（ポケット）P→(—)
	銀含有親水性ファイバー	親水性ファイバー	親水性ファイバー	親水性ファイバー	親水性ファイバー
		親水性メンブラン	親水性メンブラン	親水性メンブラン	
		ポリウレタンフォーム	ポリウレタンフォーム	ポリウレタンフォーム	
		ハイドロコロイド	ハイドロコロイド	ハイドロコロイド	
ハイドロジェル					

b. 慢性期の深い褥瘡（D）に対する外用薬の選択（文献5より転載，一部改変）

Necrotic tissue（壊死組織）N→n	Inflammation/Infection（炎症／感染）I→i	Exudate（滲出液）E→e	Granulation（肉芽組織）G→g	Size（大きさ）S→s	Pocket（ポケット）P→(—)
			プロスタンディン軟膏	プロスタンディン軟膏	
カデックス軟膏，カデックス外用散	カデックス軟膏，カデックス外用散	【滲出液が多い】カデックス軟膏，カデックス外用散	【臨界的定着の疑い】カデックス軟膏，カデックス外用散		
				亜鉛華軟膏	
				アズノール軟膏	
ゲーベンクリーム	ゲーベンクリーム	【滲出液が少ない：感染創】ゲーベンクリーム	【臨界的定着の疑い】ゲーベンクリーム		
デブリサンペースト		【滲出液が多い】デブリサンペースト			
		【滲出液が少ない：非感染創】オルセノン軟膏	オルセノン軟膏		【滲出液が少ない】オルセノン軟膏
			フィブラストスプレー		【滲出液が少ない】フィブラストスプレー
		【滲出液が少ない】乳剤性基剤の軟膏			
			アクトシン軟膏	アクトシン軟膏	
ブロメライン軟膏					
ユーパスタ軟膏	ユーパスタ軟膏	【滲出液が多い】ユーパスタ軟膏	ユーパスタ軟膏		【滲出液が多い】ユーパスタ軟膏
ヨードホルム					

（淡色）：臨床試験や疫学研究の根拠があり，行うように勧められる．
（濃色）：根拠は限られているが，行ってもよい．

※代表的な商品名のみを掲載している．商品名に対する一般名は次のとおり．プロスタンディン軟膏（アルプロスタジルアルファデクス），カデックス（カデキソマー・ヨウ素），亜鉛華軟膏（酸化亜鉛），アズノール軟膏（ジメチルイソプロピルアズレン），ゲーベンクリーム（スルファジアジン銀），デブリサンペースト（デキストラノマー），オルセノン軟膏（トレチノイントコフェリル），フィブラストスプレー（トラフェルミン），アクトシン軟膏（ブクラデシンナトリウム），ブロメライン軟膏（ブロメライン），ユーパスタ軟膏（精製白糖・ポビドンヨード）．

スキン-テア

・スキン-テアとは，摩擦・ずれによって皮膚が裂けて生じる真皮深層までの損傷（部分層損傷）

1. STAR スキン-テア分類システム（文献 6 より転載）による評価

1 分類システムをもとに，組織欠損の程度，皮膚または皮弁の色を観察する

カテゴリー1a

創縁を（過度に伸展させることなく）正常な解剖学的位置に戻すことができ，皮膚または皮弁の色が蒼白でない，薄黒くない，または黒ずんでいないスキン-テア

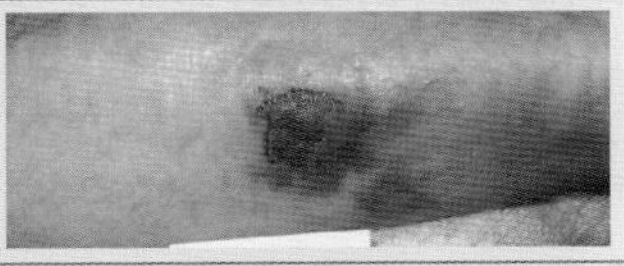

カテゴリー1b

創縁を（過度に伸展させることなく）正常な解剖学的位置に戻すことができ，皮膚または皮弁の色が蒼白，薄黒い，または黒ずんでいるスキン-テア

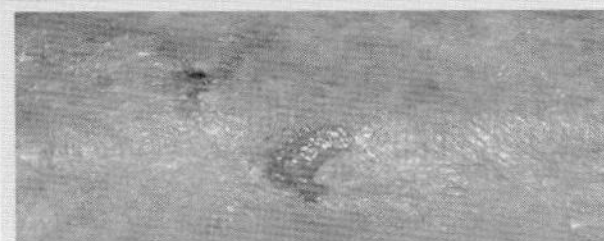

カテゴリー2a

創縁を正常な解剖学的位置に戻すことができず，皮膚または皮弁の色が蒼白でない，薄黒くない，または黒ずんでいないスキン-テア

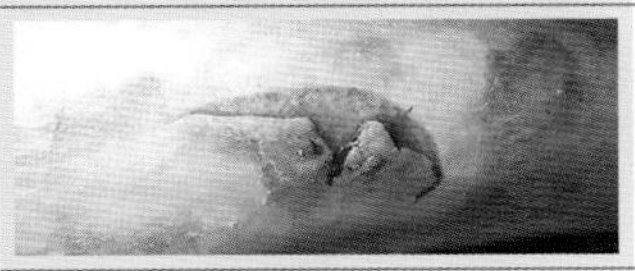

カテゴリー2b

創縁を正常な解剖学的位置に戻すことができず，皮膚または皮弁の色が蒼白，薄黒い，または黒ずんでいるスキン-テア

カテゴリー3

皮弁が完全に欠損しているスキン-テア

2 創サイズを計測する．出血がある場合は，止血してから計測する

3 いつ，どこで，何をしていて，どのようなことから発生したかなど，発生時の状況を確認し，再発予防計画につなげる

4 記録する

2. 処置の手順

1 止血する（必要時，圧迫止血）

2 微温湯を用いて洗浄する

3 皮弁がある場合には，湿らせた綿棒，手袋をした指，無鉤鑷子を使って皮弁をゆっくりと元に戻す

- 処置の際，疼痛を伴うことを説明する
- 皮弁を元の位置に戻すのが難しい時は，生理食塩液で湿らせたガーゼを 5～10 分貼付し，再度試みる

4 皮弁がずれず，創周囲に固着しないような被覆材を選択する

創面保護を目的とする場合
ポリウレタンフォーム/ソフトシリコン（ハイドロサイト AD ジェントル，メピレックスボーダーⅡなど）を使用
皮弁がずれる場合
シリコンゲルメッシュドレッシング（エスアイエイド・メッシュなど），多孔性シリコンゲルシート（メピテルワンなど），皮膚接合用テープ（3M ステリストリップスキンクロージャーなど）を使用
外用薬を使用する場合
外用薬は，非固着性ガーゼ（エスアイエイド，メロリンなど）に塗布してから創面に貼付．医療用テープの使用は，できる限り避け，伸縮包帯や筒状包帯などで固定

5 創傷部の疼痛を確認する

POINT

- 在宅では上記のような被覆材が処方されることは少ないため，市販の非固着ガーゼ（ワンタッチパッドなど）や被覆材（ハイドロウェットなど）を準備してもらう場合もある

3. 処置の頻度

- 被覆材は，皮弁の生着のために数日そのままにしておく．滲出液が多い場合は，適宜交換する
- 不透明な被覆材を使う場合は，好ましい剥離の方向を示す矢印を被覆材に記し，適切に交換できるようにする
- 外用薬を塗布したガーゼを用いる場合は，創面の乾燥や浸軟に気をつけ，適宜処置を行う

ステロイド外用薬

- 皮膚病変の重症度や部位，年齢などに応じて使い分けられる．ランクが高いほど効果が強いが，副作用が発現する可能性も高くなる
- 主な適応：湿疹・皮膚炎群，痒疹群，掌蹠膿疱症，乾癬，虫刺され，扁平苔癬，光沢苔癬，紅斑症，紅皮症など
- 通常1日1～数回，適量を塗布する➡適切な外用量の目安：チューブを人差し指に絞り出して第一関節までのせた量を，両手のひらの面積に外用する(FTU)
- 主な局所性副作用として皮膚萎縮や毛細血管拡張，瘙痒感などに注意する．また，大量，または長期にわたる広範囲の使用においては，全身性副作用として下垂体・副腎皮質系機能抑制などが出現することがある

ランク	一般名	商品名
I群 strongest 最も強い	クロベタゾールプロピオン酸エステル	デルモベート軟膏・クリーム・スカルプローション
	ジフロラゾン酢酸エステル	ダイアコート軟膏・クリーム
II群 very strong 非常に強い	ジフルプレドナート	マイザー軟膏・クリーム
	ベタメタゾン酪酸エステルプロピオン酸エステル	アンテベート軟膏・クリーム・ローション
	ベタメタゾンジプロピオン酸エステル	リンデロン-DP 軟膏・クリーム
III群 strong 強い	ベタメタゾン吉草酸エステル	リンデロン-V 軟膏・クリーム・ローション
		ベトネベート軟膏・クリーム
	フルオシノロンアセトニド	フルコートクリーム・軟膏・外用液・スプレー
	※OTC：ベトネベートクリーム S，フルコート f	
IV群 mediam 普通	プレドニゾロン吉草酸エステル酢酸エステル	リドメックス軟膏・クリーム・ローション
	ヒドロコルチゾン酪酸エステル	ロコイド軟膏・クリーム
	クロベタゾン酪酸エステル	キンダベート軟膏
	アルクロメタゾンプロピオン酸エステル	アルメタ軟膏
	※OTC：メディクイッククリーム S，コート fAT 軟膏	
V群 weak 弱い	プレドニゾロン	プレドニゾロン軟膏・クリーム
	※OTC：コート fMD 軟膏	

皮膚トラブルリスクのある人

発疹の種類

1. 原発疹（皮膚疾患の病因的機序に依存して一次的に生じる発疹）

■斑

皮膚の色調変化を主体とする平坦な病変

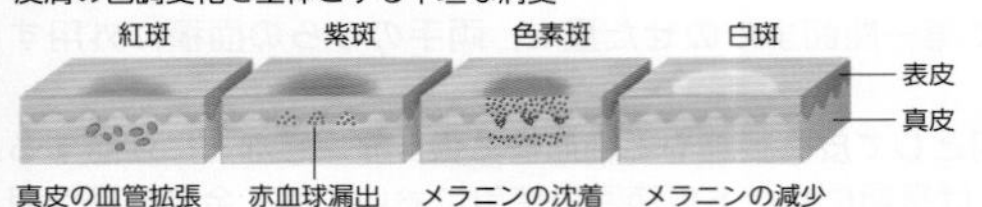

■膨疹

皮膚の一過性の浮腫で，蕁麻疹の時にみられる皮疹．数時間以内に自然に消失する

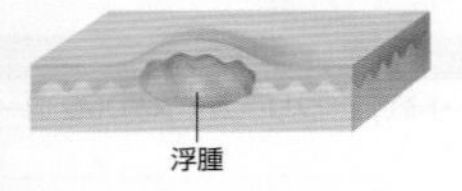

■丘疹，結節，腫瘤

皮膚の限局性の隆起．直径 10 mm 以下のものを丘疹といい，それよりも大きいものは結節（1～3 cm），腫瘤（3 cm 以上）と呼ばれる

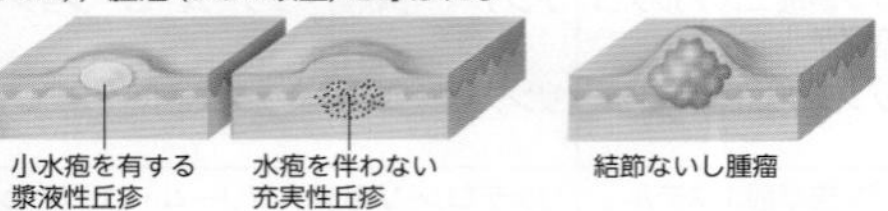

■水疱，膿疱

水疱は，表皮内または表皮・真皮境界部に透明な水様性の内容物を有する皮膚の隆起．膿疱は，水疱・小水疱の内容物に白血球がまじり，黄白色にみえるもの

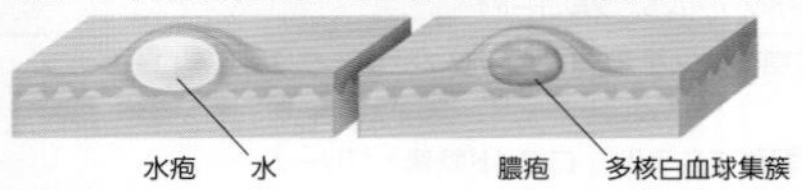

■囊腫

真皮内に生じた液体や細胞成分などを含む空洞．皮膚表面が隆起しないこともある

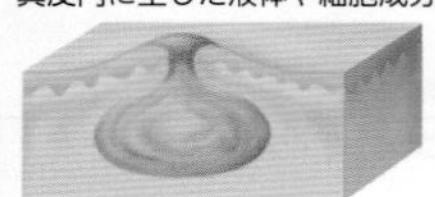

2. 続発疹（原発疹または他の続発疹に引き続いて生じる発疹）

■びらん，潰瘍，亀裂

びらんは，表皮の部分欠損で表皮基底層までにとどまるもの．潰瘍は，表皮を越えて真皮または皮下組織に達する組織欠損．亀裂は，皮膚の線状の切れ目

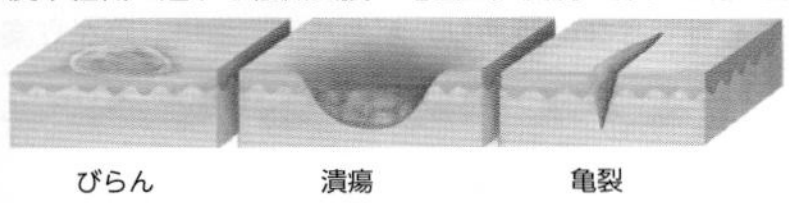

■鱗屑，痂皮

角質が皮膚表面に小板状に剥離した状態を鱗屑という．痂皮は，滲出液，血液などが皮膚表面に固着したもの

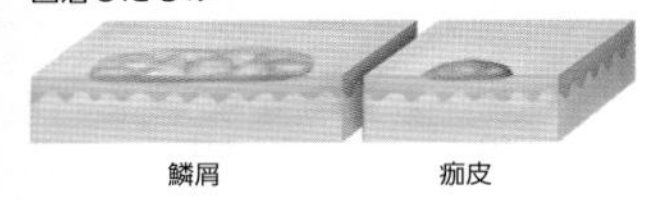

■胼胝

表皮の角質が限局的に増殖し，肥厚したもの（たこ）

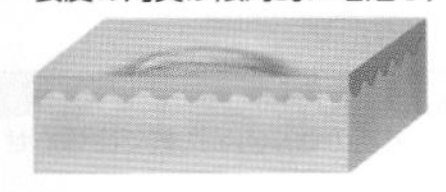

■膿瘍

生体内に化膿性炎症が限局した状態で，好中球由来の分解酵素により，中心部から融解して膿を満たした空洞を形成．切開により排膿がみられる

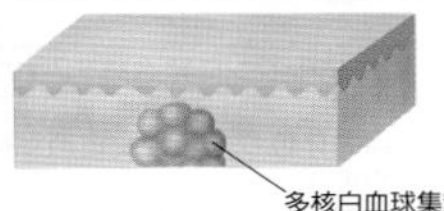

■瘢痕，萎縮

瘢痕は，真皮または皮下組織に達する組織欠損部が肉芽組織と表皮によって修復されて生じたもの．萎縮は，皮膚組織の退行性変性のために細胞数や皮膚組織が減少したもの

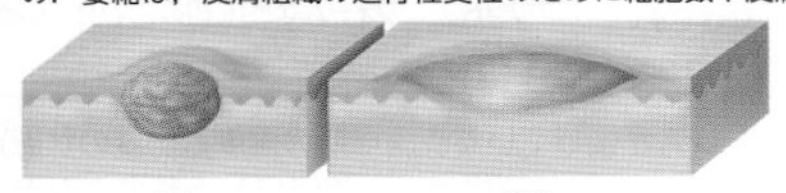

褥瘡予防

1. 厚生労働省危険因子評価票 (文献 7 をもとに作成)

・日常生活自立度が B または C の対象者に使用．7 項目を「できる・できない」または「なし・あり」で評価し，1 項目でも「できない」「あり」があれば，看護計画を立案

	日常生活自立度	J (1,2)	A (1,2)	B (1,2)	C (1,2)
危険因子の評価	・基本的動作能力				
	(ベッド上　自力体位変換)	できる		できない	
	(椅子上　座位姿勢の保持，除圧)	できる		できない	
	・病的骨突出	なし		あり	
	・関節拘縮	なし		あり	
	・栄養状態低下	なし		あり	
	・皮膚湿潤 (多汗，尿失禁，便失禁)	なし		あり	
	・皮膚の脆弱性 (浮腫)	なし		あり	
	・皮膚の脆弱性 (スキン－テアの保有，既往)	なし		あり	

2. 体圧分散用具

a. 使用方法，機能，素材からみた分類，特徴 (文献 8 をもとに作成)

使用方法	特徴
上敷マットレス	標準マットレスや布団の上に重ねて使うもの
交換マットレス	標準マットレスや布団と入れ替えて使うもの
特殊マットレス	ベッドフレームとマットレスが一体化したもの

機能	特徴
静止型	圧再分配機能 (①沈める，②包む) により身体の接触面を増やし，接触圧を低減するもの
圧切替型	圧再分配機能 (①沈める，②包む，③経時的な接触面積の変化) により，接触圧および接触時間を低減するもの．ハイブリッド型は安定性にも配慮しており，ベッド上でも比較的動きやすい
ハイブリッド型	(同上)
ローリング	利用者を側方へ回転させるもの

素材	特徴，留意点
エア	・筒状のセル内を空気で膨張させる ・空気の量を調節することで個々に応じた体圧分散ができる ・自力体位変換時に安定感が得にくい
ウレタンフォーム	・ポリウレタンに発泡剤を入れている ・自力体位変換時に安定感が得やすい ・水 (失禁，発汗) に弱く，永久歪み (へたり) により体圧分散効果が低下する
ハイブリッド	・2 種類以上の素材(エア，ウレタンフォームなど)を組み合わせている

・マイクロクライメット (皮膚とマットレスが接している皮膚局所の温度と湿度の状態) を調整する機能や，スモールチェンジ機能，体位変換機能，体圧自動調整機能など，さまざまな特殊機能をもつマットレスも販売されている

◆. マットレスの選択のフロー

・下記のフローなどを参考にマットレスを選択する．ただし，選択にあたっては，マットレスの機能や寝心地，快適性，利用者の活動性・可動性なども十分に考慮する

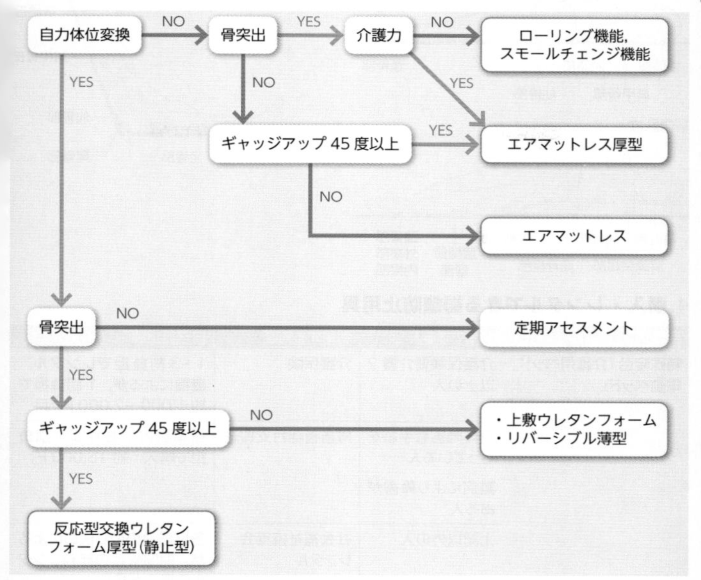

POINT

- 可能であれば，体圧測定器を用いて体圧値を測定する（カットオフ値：50 mmHg，褥瘡部位は 40 mmHg）．測定器がない場合は，手を当てて局所の圧迫の有無を確認する
- エアマットレスの体重設定で 5 kg 刻みの場合は，軽いほうに合わせる（例：体重 43 kg の場合，40 kg で設定）

3. 好発部位

■仰臥位

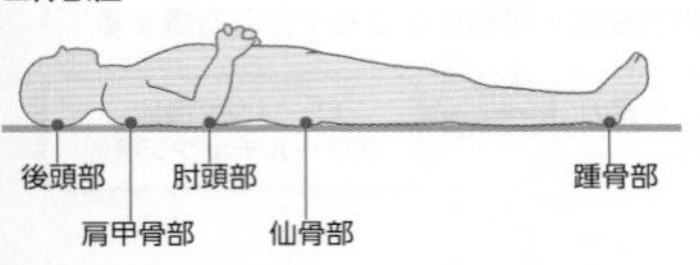

■側臥位

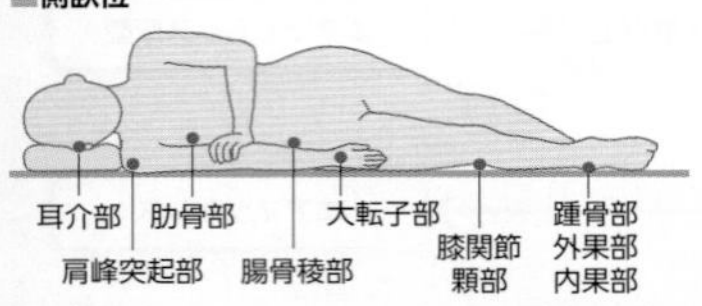

■半座位

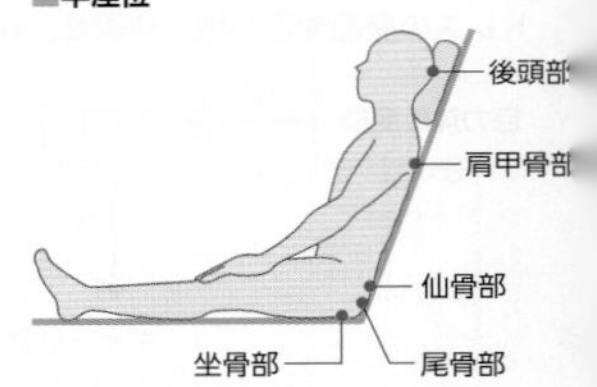

4. 購入・レンタルできる褥瘡防止用具

用具	利用できる人	利用する制度	自己負担額
特殊寝台（介護用ベッド，電動ベッド）	介護保険要介護 2 以上の人	介護保険	1〜3 割負担でレンタル．機種によるが，1 割負担で約 1,000〜2,000 円/月
	身体障害者手帳をもっている人	障害者総合支援法	基準額内であれば 1 割負担で購入．約 15,000 円
	難病により障害がある人		
	上記以外の人	社会福祉協議会レンタル	各協議会の取り決めによるが，期間限定の無料レンタルの場合が多い
		自費レンタル	各業者の設定による．約 1,000〜10,000 円/月
床ずれ防止用具（褥瘡防止用のマットレス）	介護保険要介護 2 以上の人	介護保険	1〜3 割負担でレンタル
体位変換器（クッション）	介護保険要介護 2 以上の人	介護保険	1〜3 割負担でレンタル

POINT

- 原則，要介護 2 以上でなければレンタルできないため，注意が必要．ただし，要支援 1・2，要介護 1 の場合でも条件を満たせば例外的に認められることもある
- 新規に褥瘡が発生し，全身状態の変化がみられる場合には，介護度区分変更の対象になる場合があるため，ケアマネジャーへ相談する

失禁関連皮膚炎（IAD）の予防・管理

- 失禁関連皮膚炎（incontinence-associated dermatitis：IAD）とは，尿または便（あるいは両方）が皮膚に接触することにより生じる皮膚炎で，おむつかぶれ（おむつ皮膚炎）も含まれる
- IADの重症度はIAD-set（p18）で評価し，ケアはIAD-setケアアルゴリズム（p20）に沿って行う

1. 予防・管理のポイント（文献9をもとに作成）

a. 標準的スキンケアの実施

- IADの予防・管理の基本は，皮膚に付着した排泄物（便・尿）を除去し，皮膚を清潔に保つための「清拭・洗浄」，排泄物による皮膚生理機能への影響を正常化するための「保湿」とされている（＝標準的スキンケア）[10]

清拭・洗浄のポイント

清拭

- おむつ交換のたびに，排泄物や汚れを拭き取る
- ウェットワイプ（おしりふき）や皮膚清拭剤を使用する
- 擦らず，やさしく拭く．タオルは機械的刺激が強いため，使用を避ける

洗浄

- 洗浄剤を用いた洗浄は1日1回まで．弱酸性の洗浄剤を選択する
- 洗浄剤の泡で包み込むようにし，皮膚をなでるように洗う
- スポンジやタオルは摩擦による損傷を発生させるおそれがあるため，使用を避ける
- 十分に微温湯で洗い流す
- 水分の拭き取りは，皮膚を擦らず，やさしく押さえ拭きで行う

保湿のポイント

- 保湿剤は1日1回以上，排泄物が付着しうるすべての部位に塗布する
- 洗浄後や入浴後15分以内に押さえるようにやさしく塗布する

b. 軟便，水様便，尿感染を疑う場合における保護（撥水）の実施

- 付着する排泄物が軟便，水様便，尿感染を疑う場合では，標準的スキンケアに保護（撥水）を追加する

保護（撥水）のポイント

- 皮膚保護剤は撥水機能を有するものを選択する
- 皮膚保護剤の使用頻度・タイミング・量は製造元の指示に従う
- 排泄物が付着しうるすべての部位に塗布する

2. IAD-set (文献 11 より転載) と評価の進め方

・IAD の重症度を評価するスケール

a. 評価の進め方

1 下記図中の 8 部位を観察する
2 各部位で「I皮膚の状態」と「Ⅱ付着する排泄物のタイプ」の 2 つを評価し，採点する(次頁)
3 8 部位の合計点で重症度を判定する

I 皮膚の状態 (小計点) +Ⅱ 付着する排泄物のタイプ (小計点) =合計点
【記載例】IAD-set Ⅰ 8 + Ⅱ 6=14 点

I．皮膚の状態	0 点	1 点
皮膚障害の程度	なし	紅斑
カンジダ症の疑い	なし	あり

①	②	③	④

＊同一部位に皮膚障害の程度が異なるものが混在する場合は重症の高いほうを選択する

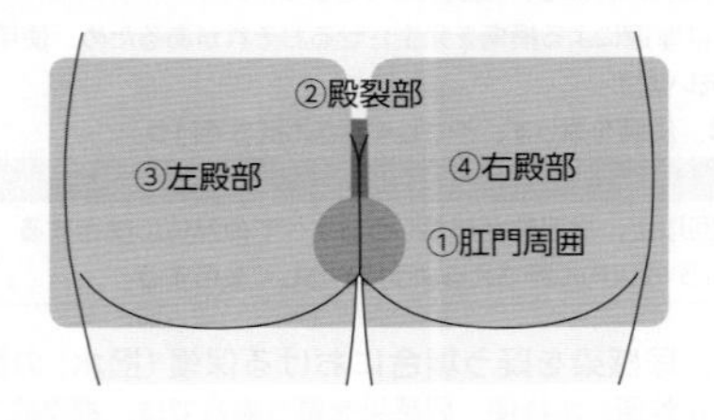

Ⅱ．付着する排泄物のタイプ	0 点	1 点
便	付着なし	有形便
尿	付着なし	正常

項目		点数		項目		点数	
I皮膚の状態	皮膚障害の程度	なし 紅斑 びらん 潰瘍	0点 1点 2点 3点	II付着する排泄物のタイプ	便	付着なし 有形便 軟便 水様便	0点 1点 2点 3点
	カンジダ症の疑い	なし あり	0点 1点		尿	付着なし 正常 感染の疑い	0点 1点 2点

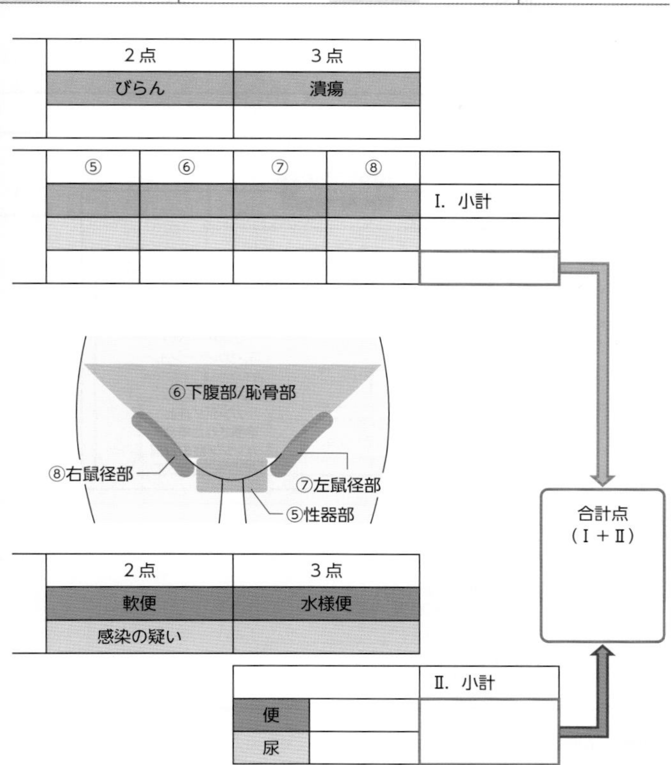

3. IAD-set ケアアルゴリズム (文献 12 より転載)

- IAD-set にもとづいたケアの指針
- 局所ケアとして，①標準的スキンケア (清拭・洗浄，保湿)，②排泄物の付着の防止 (皮膚の保護)，③皮膚に付着した排泄物の除去 (排泄物の収集) を実施し，IAD を予防・管理する
- IAD はバリア機能が低下した皮膚が浸軟することによって起こりやすくなる．浸軟した皮膚は摩擦やズレによりダメージを受けやすい．ケアの基本は①バリア機能を保つこと，補うこと，②浸軟を予防すること，排泄物に長時間さらさないこと，である

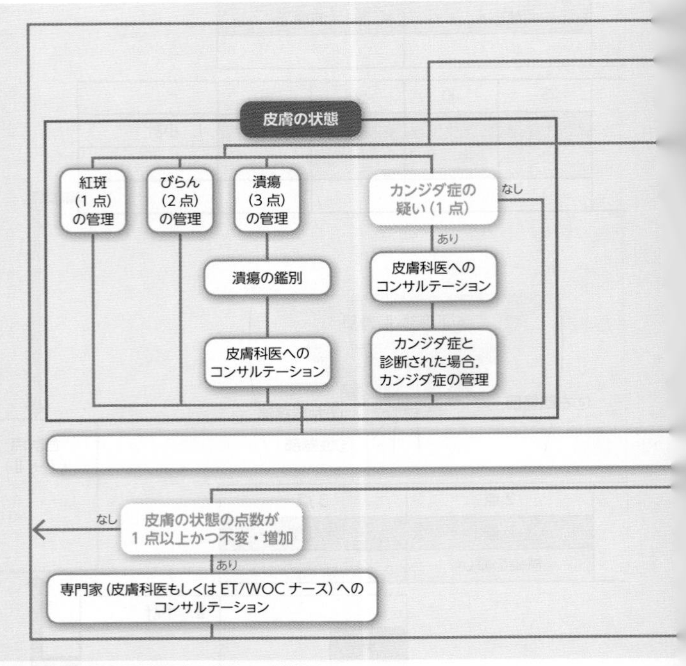

※「排尿自立指導料」診療報酬対象研修などがこれに該当する

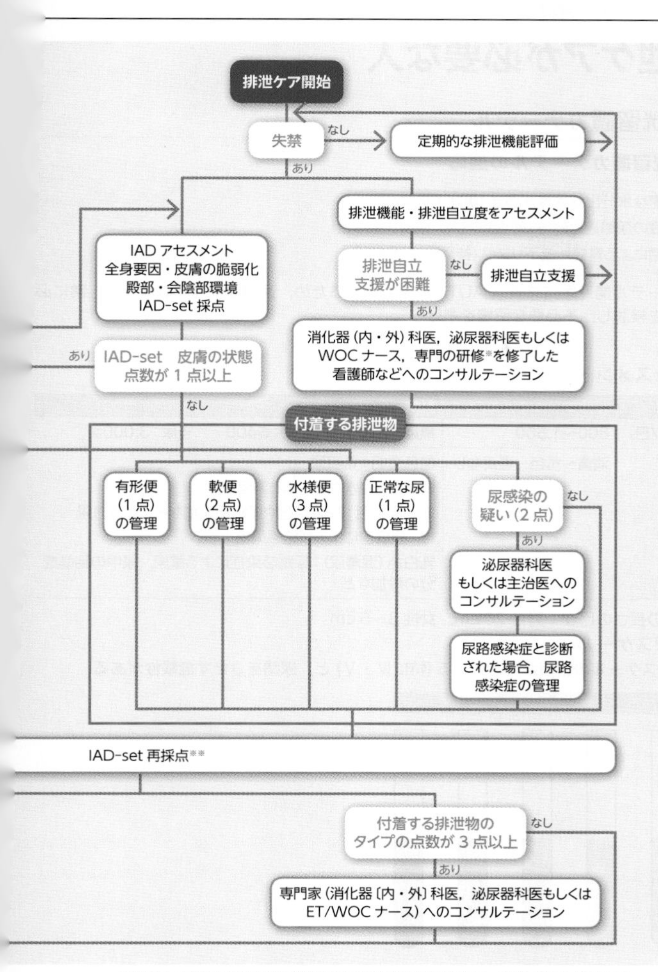

※※IAD-set の再採点は全身状態や排泄物の改善がみられない，あるいは 3 日後に行うことが望ましい

排泄ケアが必要な人

膀胱留置カテーテル

1. 膀胱留置カテーテルの適応

❶綿密な水分出納管理が必要（重症末期など）
❷重度の尿路通過障害（前立腺肥大，尿道狭窄など）
❸尿閉による腎機能低下リスク（神経因性膀胱など）

※カテーテル関連尿路感染（CAUTI）の原因となるため，適切な管理をしながら，常に必要性を検討し，不必要な留置を避ける

2. 尿

a. アセスメント

	正常	異常
量（mL/日）	800～1,500	無尿：≦100　乏尿：≦400　多尿：3,000≦
色	淡黄～黄色，混濁なし	無色透明：希釈尿 黄褐色：脱水などによる濃縮尿 赤～赤褐色：尿路結石や尿路感染症などによる血尿 緑：緑膿菌による尿路感染症 乳白色（混濁尿）：尿路感染症による膿尿，尿中の結晶成分の増加など

※尿道の長さの目安：男性 20 cm，女性 3～5 cm

b. 血尿スケール

・血尿スケールの数値が大きくなる（特にⅣ・Ⅴ）と，尿閉をきたす危険性がある

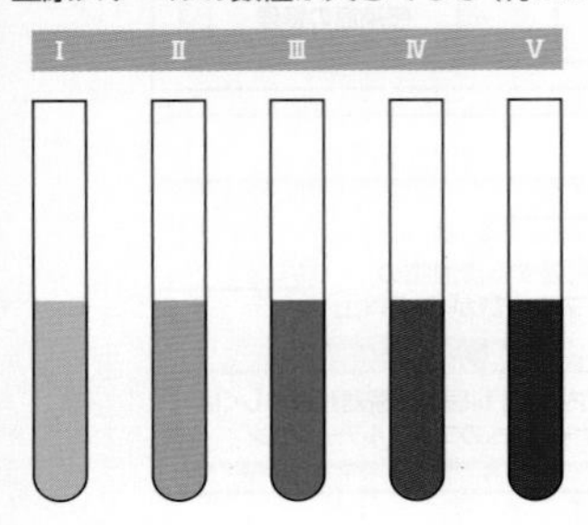

3. 主な合併症と予防・対処（文献13，14をもとに作成）

合併症	原因	症状	予防	対処
尿路感染症	尿路に侵入した細菌により，膀胱，尿道などに感染症が生じる．主な感染経路は，カテーテル挿入部，カテーテルと蓄尿バッグの接続部周辺，蓄尿バッグの排液口	多くの場合は無症状	尿の流れが滞らないようにする（飲水など）．陰部洗浄を行い，清潔保持に努める	細菌尿であっても感染症状がなければ治療は必要ない．しかし，発熱などの感染症状が明らかにみられた時は，医師に報告し，必要な処置を確認
膀胱結石	長期にカテーテルを留置すると，尿中の物質が結晶化し，膀胱結石を生じることがある	膀胱刺激症状（下腹部痛，強い尿意など），尿漏れ，混濁尿	4週間以上同じカテーテルを挿入したままにしない，材質を結晶の付着しにくいシリコンにする，水分の摂取を促す，クランベリージュースやビタミンCの摂取を勧める，など	左記の方法で予防できなかった場合は，医師に症状の報告をし，必要な処置を確認
膀胱の廃用性萎縮	カテーテルを長期留置すると，膀胱壁の伸展・収縮機能が低下し，抜去後も膀胱が萎縮したままになる	カテーテル抜去後の頻尿など	可能な限りの早期抜去	水分摂取，運動などで，膀胱壁の機能回復を促す
尿道損傷，尿道皮膚瘻，尿道狭窄	尿道損傷の原因は，サイズの合っていないカテーテルの挿入，尿道内でカフを膨らませる，不適切な固定，など．また，カテーテル周囲の尿道炎や血行障害から，尿道球部に尿道皮膚瘻が形成されることがある．さらに，その後に瘢痕が残り，尿道狭窄へ進展する場合がある		適切なサイズを選択する，正しい固定法（男性の場合はカテーテルを尿道の屈曲に合わせて腹部に固定），柔らかいカテーテルの使用	挿入が困難な場合は医師に相談．尿道皮膚瘻が形成された場合は，経尿道的カテーテルを断念し，膀胱瘻の造設を検討
膀胱刺激症状，尿漏れ	カテーテルにより膀胱や尿道粘膜が刺激され，膀胱炎症状をきたすことが多い．また，留置によって，細菌感染が起こり，それが膀胱刺激症状へとつながる場合がある．さらに，これらの症状により，膀胱の無抑制収縮が起こり，カテーテル周囲から尿漏れが生じることがある		材質を粘膜刺激の少ないものにする，カテーテルの固定位置を変更する	カテーテルの詰まりや折れがないか確認し，素材や固定位置，バルーン容量を調整する．それでも改善しなければ，膀胱の収縮を抑える薬剤の投与を検討．尿漏れが膀胱収縮によるものであれば，自力での排尿の可能性を考え，抜去も検討

4. 膀胱留置カテーテルにまつわるトラブルへの対処（文献 15 をもとに作成）

カテーテル挿入困難	・男性で挿入が困難な場合，ショックに注意しながら，キシロカインゼリー10 mL を注入して挿入を試みる ・それでも挿入が困難な場合は，定期的な泌尿器外来での交換ができるように手配 ・無理な挿入を試みると，尿道損傷，尿道皮膚瘻，尿道狭窄などの合併症をきたすおそれがあるため，このような場合には必ず泌尿器科医に相談する
カテーテルの閉塞	・カテーテルを交換する
カテーテル抜去困難	・固定水が抜けずにカテーテルの抜去が難しい場合は，蒸留水を少量追加注入してポンピングを繰り返し，閉塞の解除を試みる ・固定水側のシャフトを切断する方法もある ・上記で閉塞が解除されない場合は，30～50 mL の固定水を入れてバルーンを破裂させる方法を試みる ・それでもうまくいかない場合は，泌尿器科医を受診

5. 外出時に活用できる用具と使用上の留意点

レッグバッグ（アイエスケー）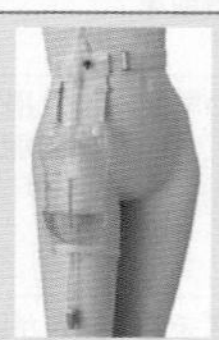	・蓄尿バッグの一種で，下腿に装着する ・チューブの長さは，膝を曲げる動作を考慮し，5 cm ほど余裕をもって調整する ・衛生面を考慮し，約 1 週間を目途に新しいものと交換する
バッグカバー（光洋）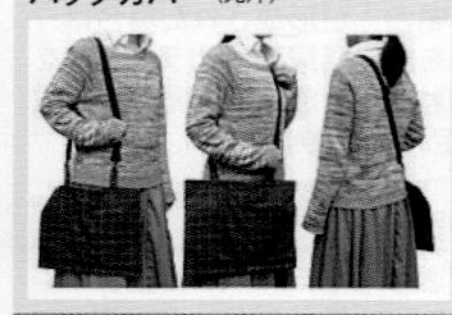	・蓄尿バッグがむき出しにならず，外観がよくなる ・抗菌・消臭作用のある製品もある ・在宅療養の際はデイサービスなど外出する機会も多いため，タオルなどで洗い替え用を作製する人もいる ・子ども用の T シャツを被せる方法などもある
DIB キャップ（ディヴインターナショナル）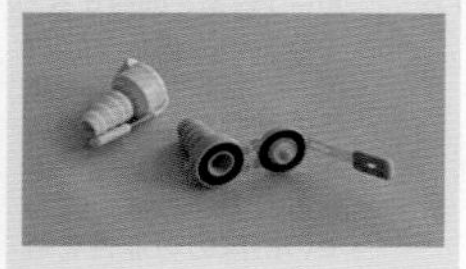	・バルーンカテーテルに装着するふた．装着することで，外出時，入浴時，リハビリテーション訓練時に蓄尿バッグを外しておける ・蓄尿バッグを使用せずに，キャップの開閉で尿を廃棄できる ・キャップの磁石部分が不潔になった場合や尿の白い結晶が付着した場合は，清浄綿または綿棒で拭き取る ・時計・磁気カード・携帯電話など，磁気に影響を受けるものには近づけない ・開放間隔に注意する．医師の指示に従う

6. 膀胱留置カテーテル固定で起こりうる皮膚トラブルの予防

カテーテルや検体ポート部分などが周囲皮膚を圧迫することで生じる創傷（MDRPU）	・カテーテルは，男性は腹部に，女性は大腿内側にΩ型固定をし，周囲皮膚に直接当たらないようにする．また，余裕をもたせて固定する ・検体ポート部分に不織布などを巻き，皮膚に直接当たらないようにする
蓄尿バッグの重みや体動で固定テープが引っ張られて生じるスキン-テア（テープテア）	・リスクの高い人には皮膚被膜剤，粘着剝離剤の使用を検討 ・テープ以外の固定方法を検討

7. 膀胱留置カテーテルにおける指導のポイント

- 感染予防として，①毎日の石けんと流水による陰部洗浄，②水分摂取量を調整し，十分な尿量（1 日 1,500 mL 以上，最低でも 1,000 mL 以上）の確保，③尿の逆流を防ぐために蓄尿バッグを膀胱の高さより下に保つこと，④排液を排液用の容器に触れないように廃棄すること，⑤接続部を外さないこと，を確実に実施するように指導する
- カテーテルを引っ張らないように指導し，尿道損傷を防止する
- 在宅では，超低床ベッドを利用する場合もあるが，蓄尿バッグが床につかないよう注意するように伝える
- 蓄尿バッグからの尿の廃棄方法を説明する
- 血尿や浮遊物による閉塞が起きないように，ミルキング（カテーテルを上から下に指先で押していき，しごく）の方法を説明する
- 「尿量がいつもより少ない」「下腹部が張る」「強い尿意を感じる」「下腹部痛がする」など，カテーテル閉塞時の症状も予め説明し，早期発見・早期対応につなげる

Memo

ストーマ・ストーマ周囲

1. ストーマの種類・分類

a. 消化管ストーマ

・結腸ストーマはコロストミー，回腸ストーマはイレオストミーともいう

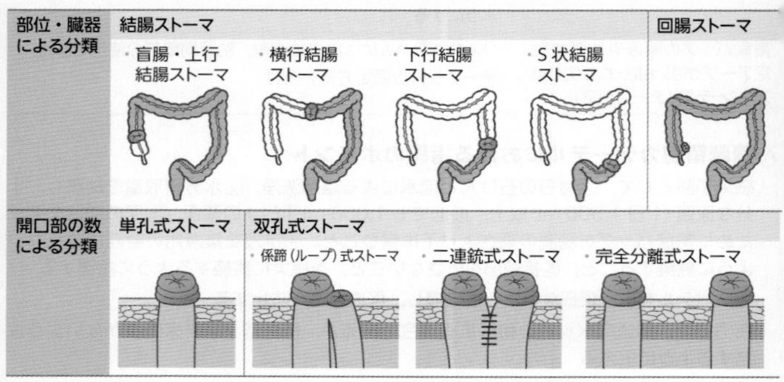

部位・臓器による分類	結腸ストーマ				回腸ストーマ
	・盲腸・上行結腸ストーマ	・横行結腸ストーマ	・下行結腸ストーマ	・S 状結腸ストーマ	
開口部の数による分類	単孔式ストーマ	双孔式ストーマ			
		・係蹄（ループ）式ストーマ	・二連銃式ストーマ	・完全分離式ストーマ	

b. 尿路ストーマ

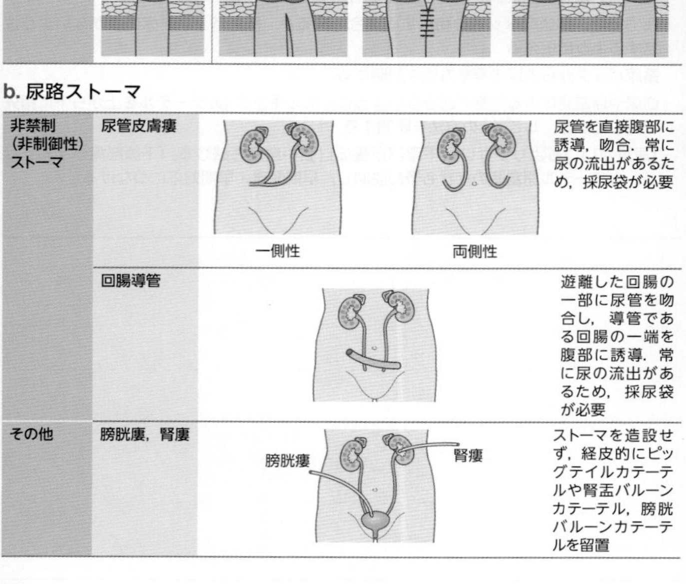

非禁制（非制御性）ストーマ	尿管皮膚瘻	一側性　両側性	尿管を直接腹部に誘導，吻合．常に尿の流出があるため，採尿袋が必要
	回腸導管		遊離した回腸の一部に尿管を吻合し，導管である回腸の一端を腹部に誘導．常に尿の流出があるため，採尿袋が必要
その他	膀胱瘻，腎瘻	膀胱瘻　腎瘻	ストーマを造設せず，経皮的にピッグテイルカテーテルや腎盂バルーンカテーテル，膀胱バルーンカテーテルを留置

. ストーマ装具

構造分類	亜分類	仕様，特徴など
システム	消化管用・尿路用	
	単品系・二品系 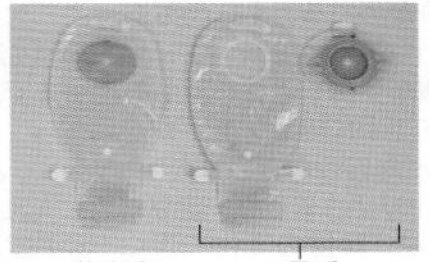 単品系　二品系	・単品系装具の特徴：薄くて柔らかく違和感が少ない，腹壁追従しやすい，比較的安価，ストーマ袋のみの交換不可，など ・二品系装具の特徴：TPO に合わせてストーマ袋を交換可能，ストーマを見ながら交換できる，排泄物の廃棄をストーマ袋の交換によりできる，フランジがあり厚みが出る，など
面板	面板の形状 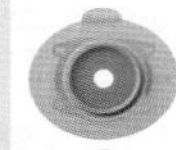 平板型 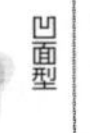 凹面型 凸面型 (コロプラスト)	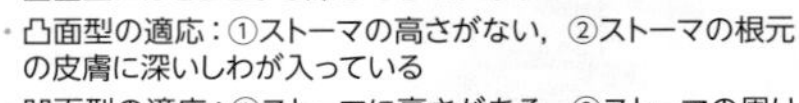 ・平板（平面）型，凸面型，凹面型がある ・凸面型にはさまざまな深さのものがある ・凸面型の適応：①ストーマの高さがない，②ストーマの根元の皮膚に深いしわが入っている ・凹面型の適応：①ストーマに高さがある，②ストーマの周りがふくらんでいる（周囲腹壁が山型）
	面板の構造 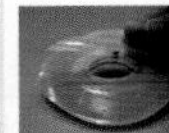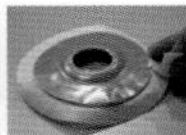 全面皮膚保護剤　外周テープ付	・面板全体が皮膚保護剤でできている「全面皮膚保護剤型」，外周に医療用粘着テープが付いている「外周テープ付皮膚保護剤型」，外側ほど薄くなり腹壁に追従しやすい「テーパーエッジ型」に大別される
	面板の柔軟性 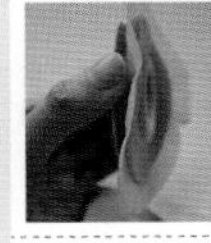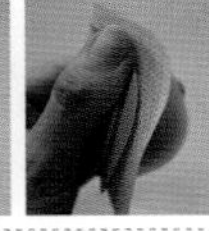	・一般的には，単品系装具は柔らかく，二品系装具は硬い ・柔らかい面板がよい場合：①ストーマが骨（腸骨など）の近くにある，②ヘルニアなどで腹部が丸く出っ張っている，③ストーマの高さが十分にある，など ・硬い面板がよい場合：①ストーマ周囲に深いしわが多くある，②腹部が柔らかく，ストーマの上方から腹部の肉が垂れる場合，など
	ストーマ孔 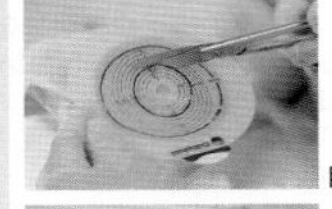 自由開孔 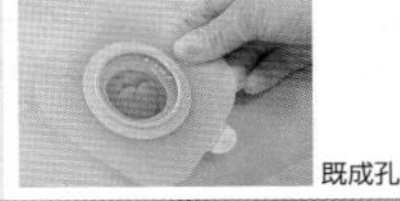 既成孔	・ハサミなどでストーマの大きさに合わせてカットすることのできる「自由開孔」，すでに一定の大きさの孔が開けられている「既成孔」，指でストーマ孔を広げることができる「自在孔」がある ・自由開孔は，ストーマの形状が正円ではない場合や，ストーマサイズの変化が著しい時期，面板がドレーン挿入部や肋骨弓・腸骨などにかかり孔の位置を中心部より外したい場合などに使用 ・既成孔は，ストーマが正円に近い形状で，ある程度サイズが安定した時期から使用でき，ハサミでカットする手間を省くことができる ・自在孔は，楕円形や形が一定でないストーマであっても，簡単にストーマの形に合わせて孔を変形できる

構造分類	亜分類	仕様，特徴など
フランジ	フランジの構造 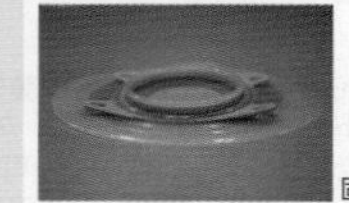 固定型 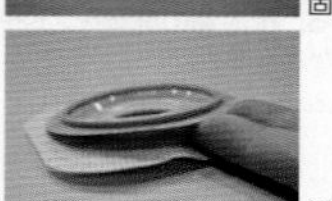 浮動型	・二品系装具のフランジ構造は，「固定型」「粘着型」「浮動型」に大別される ・固定型は，面板にフランジが固定されており，ストーマ周囲の皮膚をしっかりと押さえることができる．一方で，面板が曲がると，ストーマ袋が外れるおそれがある ・粘着型は，粘着性のシールで面板とストーマ袋を固定．固定型に比べ，違和感が少ないとされている．一方で，しわにならないように貼付するにはコツがいる ・浮動型は，フランジが面板から浮いており，フランジと面板の間に指を入れることができるため，腹部に力を入れなくてもはめ込むことが可能．腹壁の変化に強く，固定型よりストーマ袋が外れにくいとされる
	嵌合方式 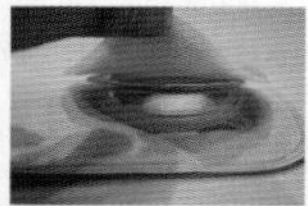 嵌め込み式 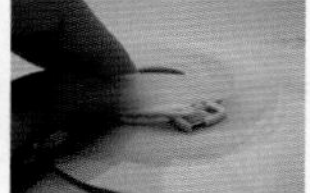 ロック式	・面板とストーマ袋との間の溝をかみ合わせる「嵌め込み式」，ストーマ袋が外れるのを防ぐために嵌合後にロックがかかる仕組みになっている「ロック式」，粘着剤によって面板とストーマ袋を貼り合わせる「粘着式」がある ・利用者・介護者の手指の巧緻性・扱いやすさなどを考慮し，選択する
ストーマ袋	ストーマ袋の構造 開放型 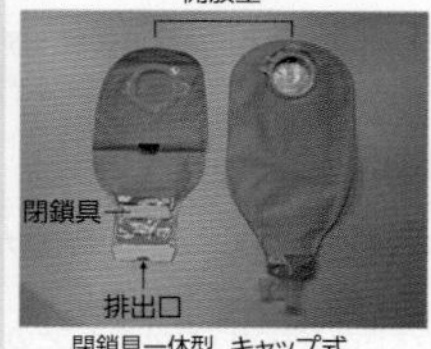 閉鎖具一体型　キャップ式	・消化管用のストーマ袋には，排泄物を出すための排出口がない「閉鎖型」，排出口のある「開放型」がある ・開放型では，閉鎖具が一体となっている「閉鎖具一体型」，専用クリップで固定する「閉鎖具分離型」，回腸ストーマ用の「管状・キャップ式」がある ・尿路用のストーマ袋は，排出口の先が細い管状となっており，蓄尿バッグやレッグバッグに接続するための専用コネクターが付いている
	ストーマ袋の色	・透明のものは袋を付けたままストーマの様子や排泄物を観察できる．外出時など，袋にたまった排泄物を隠したい場合は，色のついた袋を用いるとよい

POINT

- 利用者のセルフケアの状態によっては，自分でガス抜きや便廃棄が困難なケースもある．ホームヘルパーへの便廃棄の指導や，夜間漏れがないよう（または漏れても対応できる状態）に環境調整していくことが大切
- 多職種協働ができるよう，ケアを標準化して共有する

. アクセサリー

アクセサリー		商品の例
皮膚保護剤（しわ・くぼみを補正し，ストーマ装具からの漏れを防止）		
板状	・平板状に裁断 ・シート状とリング状がある ・硬く，耐久性がある ・形状保持 ・深いしわ・くぼみを補正	（コンバテック）
練状	・ペースト状で，チューブから練り出して使用 ・浅いしわ・くぼみを補正 ・アルコール含有/フリー	（アルケア）（コロプラスト）
粉状	・親水性ポリマーの粉末 ・水分を吸収し，ゲル化する ・高い吸水力 ・ストーマと面板ストーマ孔の隙間を埋める ・びらんの滲出液を吸収 ・余分な粉は払い落す	（コンバテック）（アルケア）
用手形成	・表面にフィルム加工なし ・板状と練状の中間の硬さ ・手で容易に変形可能 ・しわ・くぼみを補正	（ホリスター）
粘着剥離剤（皮膚に付着した粘着剤や皮膚保護剤を剥がしやすくする）		
スプレータイプ	・噴きかけて使用	（アルケア）（スリーエム ジャパン）
ワイプタイプ	・剥離液がしみ込んだシートを当てて使用	
ボトルタイプ	・剥離液をそのままつけて使用	
皮膚被膜剤（皮膚の表面に薄い膜をつくり，排泄物の付着や剥離時の角質損傷を防ぐ）		
スプレータイプ	・噴きかけて使用	（アルケア）（コロプラスト）
ワイプタイプ	・被膜液がしみ込んだシートを当てて使用	
洗浄剤（ストーマ周囲の皮膚を洗浄する時に使用）		
クリームタイプ		（アルケア）
泡タイプ		
消臭剤（排泄物のにおいを軽減）		
ストーマ袋の中に入れるタイプ		（ホリスター）
排泄物を処理する前後に空中に噴霧するタイプ		
ストーマ袋に取り付けてガス抜きの際に消臭するタイプ		
ストーマ装具に被せて消臭するタイプ		

4. よく起こる合併症

早期	壊死，脱落，粘膜皮膚接合部離開
共通	ストーマ周囲皮膚障害，陥没・陥凹，浮腫
晩期	傍ストーマヘルニア，脱出，静脈瘤，炎症性肉芽，粘膜皮膚移植・侵入

5. 在宅で予想されるトラブルと確認・対応のポイント (文献 16 をもとに作成)

トラブル	確認する内容，予想される誘因	対応
排泄物の漏れ	面板ストーマ孔の大きさが小さい	面板ストーマ孔はストーマサイズより 2〜4 mm 大きく切る
	ストーマの高さがない	凸面型の面板への変更やストーマ用ベルトの併用
	洗浄した水分や排泄物が残っている	水分を十分に押さえ拭きする
	しわが臥位では伸びるが，座位だと著明である	腹部の皮膚のしわを適度に伸ばしてから貼る
	ストーマの近接部・周囲皮膚にしわやくぼみがある	皮膚保護剤の併用を検討
	発汗が多い	交換日を 1 日短くする
	排泄物を袋に貯めすぎる	排泄物は 1/3〜1/2 貯留した時点で廃棄する
	肋骨弓や上前腸骨棘に近く，平面を得にくい	皮膚保護剤の半径がストーマから肋骨弓や上前腸骨棘距離以下のものを検討
皮膚のかぶれ	アルコール含有の練状皮膚保護剤の使用の有無	使用している場合は中止する
	皮膚保護剤の組成によるアレルギーの有無	アレルギーの可能性がある場合は，主治医・皮膚科医へ相談．アレルゲンとなる組成が混入していない製品への変更を検討
	化学療法など，新たに治療を開始または変更した．または，真菌感染などを思わせる膿疱・落屑・水疱がある	治療・感染による影響など，誘因が多岐にわたる可能性がある．主治医・皮膚科医へ相談

6. ABCD-Stoma® (文献 17 より転載)

- ストーマ周囲皮膚障害の重症度を評価するスケール
- ストーマ周囲皮膚を 3 つの部位〔近接部 (A)，皮膚保護剤部 (B)，皮膚保護剤外部 (C)〕に区分して評価する

a. 評価方法

1 A・B・C それぞれの皮膚障害の程度を 5 段階で評価する

- ①障害なしは「0 点」，②紅斑は「1 点」，③びらんは「2 点」，④水疱・膿疱は「3 点」，⑤潰瘍・組織増大は「15 点」と判定

2 A・B・C それぞれに色調の変化 (D) がないかを確認する

- 色素沈着なしは「0」，色素沈着ありは「DP」，色素脱失ありは「DH」と判定

3 A・B・C の 3 部位の得点を合算し，重症度を判定する

- 合計点数は 0〜45 点で，点数が高いほど重症となる

ストーマ周囲皮膚障害の重症度評価スケール

ABCD-Stoma®

患者 ID：　　　　　　　　　　　　　患者名：

ストーマの種類：　コロストミー　・　イレオストミー　・　ウロストミー

観察部位（ストーマ粘膜を除く）

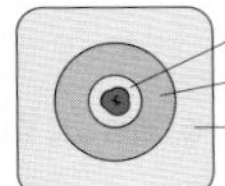

A：近接部（皮膚保護剤が溶解していた部位は A）
B：皮膚保護剤部
C：皮膚保護剤外部（医療用テープ，ストーマ袋，ベルト等のアクセサリーが接触していた範囲）

A，B，C の 3 部位ごとに皮膚障害の程度を評価

	0	障害なし	
急性の病態	1	**紅斑** 圧迫すると消失する赤み	赤みの程度は問わない
急性の病態	2	**びらん** 表皮と真皮浅層の欠損 皮膚剥離を含む	表皮剝離　びらん
急性の病態	3	**水疱・膿疱** 表皮あるいは真皮内に体液（膿も含む）が貯留した状態	水疱　膿疱
慢性の病態	15	**潰瘍・組織増大** 表皮と真皮深層，あるいは皮下脂肪織までの欠損 水疱・膿疱を除く皮膚より隆起した組織	潰瘍と過剰肉芽　偽上皮腫性肥厚（PEH）　粘膜移植

A［　　］＋ B［　　］＋ C［　　］＝［　　］

A，B，C のあわせた部位の色調の変化を評価

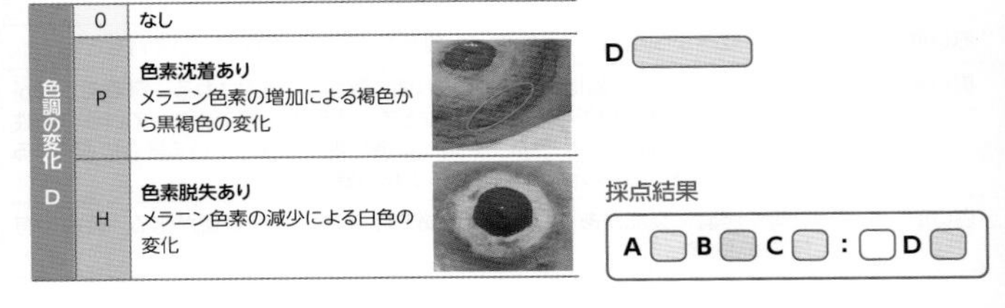

色調の変化 D	0	なし
色調の変化 D	P	**色素沈着あり** メラニン色素の増加による褐色から黒褐色の変化
色調の変化 D	H	**色素脱失あり** メラニン色素の減少による白色の変化

D［　　］

採点結果

A［　］B［　］C［　］：［　］D［　］

排便ケア

1. アセスメント

a. 便の性状

・ブリストル便形状スケール（BSS）で，1〜7 のタイプで便性状を評価．1〜2 を硬便，3〜5 を普通便，6〜7 を軟便とする

タイプ	図	性状
タイプ 1		兎糞（とふん）様のコロコロした便 ナッツのような硬い塊に分かれている（通過しにくい）
タイプ 2	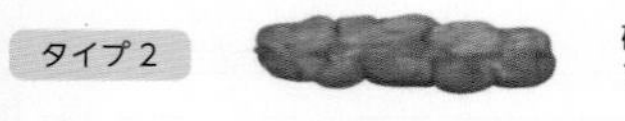	硬便 ソーセージのような形状で硬い
タイプ 3	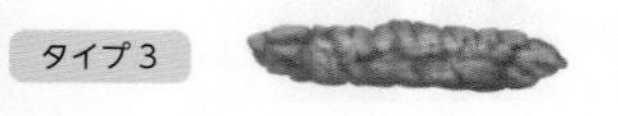	やや硬い便 ソーセージのような形状で表面がひび割れている
タイプ 4	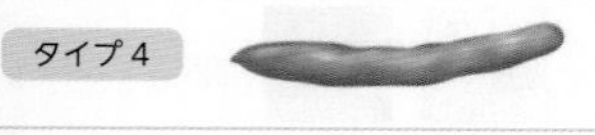	普通便 ソーセージもしくはへびのような形状で，なめらかで軟らかい
タイプ 5	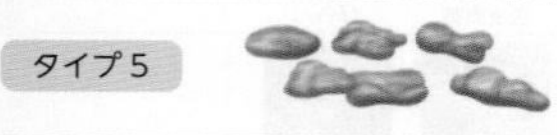	軟便 軟らかく，しかし明らかに縁を認める小さな塊（通過が容易）
タイプ 6		泥状便 縁は不規則で軟らかい泥状態
タイプ 7		水様便 水のような便（固形物を含まない）

b. 便の色

・理想的な色は黄褐色．注意すべき便の色は下記の通り

赤い便	大腸や肛門からの出血の可能性．大腸がん，潰瘍性大腸炎，いぼ痔など
黒いタール便	血液が胃酸によって酸化されて黒くなり便に混ざって排泄される．胃潰瘍，胃がん，十二指腸潰瘍，食道静脈瘤破裂などで，上部消化管で出血している可能性あり．ただし，海苔やひじきなどを食べた後や鉄剤を飲んでいる場合に黒くなることがあるため，踏み込んだアセスメントが必要
白い便	肝臓や胆嚢に炎症があると胆汁が分泌できなくなり，白い便が出る．黄疸の有無を確認する

. 慢性便秘症の分類（文献 18 をもとに作成）

一次性	機能性便秘症	腸管の働きの異常に起因するもの，便排出機能の低下や直腸肛門感覚変化に起因するもの
	非狭窄性器質性便秘症	腸管の形態変化により便の通過が物理的に妨げられることで生じるもの．原因となる病態・疾患は慢性偽性腸閉塞症や直腸瘤など
二次性	薬剤性便秘	薬剤に起因するもの．原因となる薬剤は抗コリン薬，三環系抗うつ薬，抗精神病薬，オピオイド系薬など
	症候性便秘	全身性疾患や代謝疾患の症状として起こるもの．原因となる疾患は糖尿病，甲状腺機能低下症，パーキンソン病など
	狭窄性器質性便秘	腸管の狭窄により便の通過が物理的に妨げられることで生じるもの．原因となる病態・疾患は大腸がん，腸管炎症など

■症状による分類

排便回数減少型	便が出ない
排便困難型	便が出せない

排便回数減少に対しては，食物繊維や水分摂取の増量，生活習慣の見直し（運動を取り入れるなど），緩下剤の使用などを検討する．排便困難に対しては，排便姿勢の見直し，便性状を整えるための薬剤の使用などを検討する．それでも排便できない場合には，坐薬や浣腸，摘便を検討する

d. 排便日誌（例）

・排便日誌に便の時間や量，性状，処置などを記載し，排便状況を把握する

日付	時間	便の量	便性状（BSS）	便意	処置（下剤，坐薬，浣腸，摘便など）	特記事項（食事・水分，生活状況など）
		1 2 3 4 5 6	1 2 3 4 5 6 7			
		1 2 3 4 5 6	1 2 3 4 5 6 7			
		1 2 3 4 5 6	1 2 3 4 5 6 7			
		1 2 3 4 5 6	1 2 3 4 5 6 7			
		1 2 3 4 5 6	1 2 3 4 5 6 7			

※便の量：1（付着），2（兎糞），3（うずら卵），4（鶏卵），5（バナナ 1 本），6（バナナ 1 本以上）
※便性状：1（兎糞様），2（硬便），3（やや硬い便），4（普通便），5（軟便），6（泥状便），7（水様便）

■記載例

日付	時間	便の量	便性状（BSS）	便意	処置（下剤，坐薬，浣腸，摘便など）	特記事項（食事・水分，生活状況など）
12月1日	9：00	1 2 ③ 4 5 6	1 ② 3 4 5 6 7	あり	○○坐薬使用	

2. 主な便秘症治療薬

分類	代表薬剤		効果発現時間
緩下剤	塩類下剤	酸化マグネシウム（マグミット®）	8～10時間
	浸透圧性下剤	モビコール®	2日
	膨張性下剤	カルメロースナトリウム	12～24時間
	浸潤性下剤	ビーマス®	1～3日
刺激性下剤	大腸刺激性下剤	センノシド（プルゼニド®），ピコスルファートナトリウム（ラキソベロン®），センナ（アローゼン®），ビサコジル（テレミンソフト® ⇒効果発現時間は直腸坐薬とすれば15～60分以内と短い）	7～12時間
	小腸刺激性下剤	ヒマシ油	2～4時間
その他	上皮機能変容薬	ルビプロストン（アミティーザ®），リナクロチド（リンゼス®）	24時間以内
	胆汁酸トランスポーター阻害薬	エロビキシバット（グーフィス®）	5時間
	ラクツロース（ラグノス®NF）		10時間
	炭酸水素ナトリウム・無水リン酸二水素ナトリウム（新レシカルボン®坐剤）		5～20分
	グリセリン浣腸		投与直後
漢方薬	大建中湯（効果発現時間2日前後），大黄甘草湯（10時間前後），麻子仁丸（10時間前後）		

3. 摘便・浣腸のポイント

a. 摘便の基本と手順（文献19をもとに作成）

- 便性状が普通便で整っていれば，左側臥位になってもらい，左下腹部を肛門のほうに圧するだけで便が出る場合もある．苦痛のない自然な排便を思い出してもらうと，トイレやポータブルトイレで排便できるようになることもある

1. 左側臥位で，膝は屈曲した姿勢になってもらう
2. 温タオルで肛門周囲を温めた後，やさしくタッピングする
3. 肛門部が動き出したら，潤滑ゼリーかワセリンをつけて指をゆっくり挿入する
4. 示指の腹で肛門を背中側（仙骨の方向）に押し，排便反射を誘発する（下左図）
5. 便は掻き出すのではなく，「指を引き抜くとともに滑らせて出す」イメージ
6. 便は指に載せて取り出す（下右図）
7. 左下腹部を肛門の方向に押すと，外部から排便を助ける
8. 大きな便塊は崩して出す
9. 便が軟らかい場合は無理せず，浣腸を試す

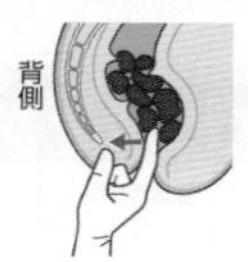

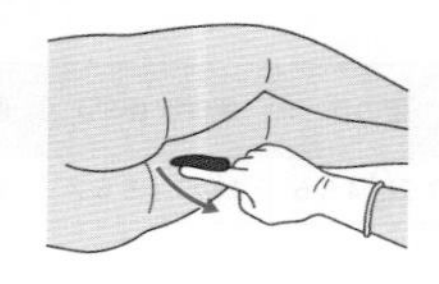

b. 浣腸実施上の注意点

- 直腸穿孔を防ぐ：左側臥位，または左を下にしたシムス位（立位は禁忌）．チューブ（先端に潤滑剤）の挿入は 4～5 cm 程度．挿入時に抵抗を感じたらチューブ挿入を中止
- 肛門・粘膜損傷を防ぐ：肛門括約筋の緊張を緩ませるため，口呼吸をしてもらう
- 血圧変動を防ぐ：浣腸液は 38℃程度に温めておく．浣腸液はゆっくり（60 mL の場合 15～30 秒程度の速さ）注入する．便意が高まったら，我慢せずに排便を促す（迷走神経反射の予防）

4. おむつの種類と適応

- おむつは目的別にいくつかの種類があり，本人に適したおむつを選択する
- 主な選択基準は，排泄量や ADL の程度，体格，使用時間，今後の自立度など
- アウター（テープ，パンツ，下着）＋インナー（パッド）1 枚が基本

種類	特徴
テープ付きおむつ 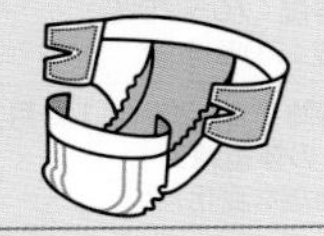	・さまざまな体型にフィットするため，臥床状態でも漏れを防止できる ・長期臥床状態や寝たきりの人，ADL が低下した人向き ・パンツ型に比べ，蒸れやすい
パンツ型 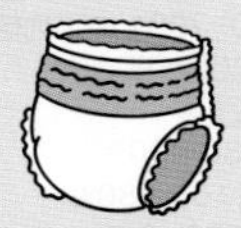	・トイレで立位のままでも脱着ができる ・介助で立位が可能な場合に適している ・立位を保てる場合は介助者 1 人でも交換可能
フラットシート型 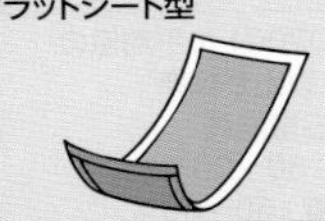	・おむつカバーと併用する ・さまざまな体格や用途で使用でき，安価なため長期臥床者に多く用いられる
尿取りパッド※ 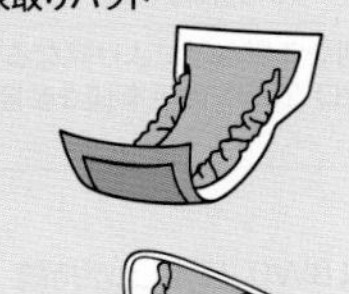	**女性用** ・漏れの量が少ない場合に用いる ・専用または普通の下着と併用できる **男性用** ・陰茎をパッドの中に入れて使うタイプ ・尿の吸収量はあまり多くないため，夜間など長時間の使用には注意が必要

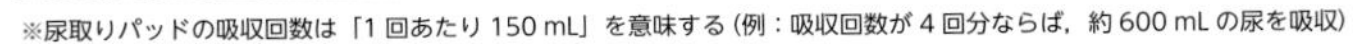
※尿取りパッドの吸収回数は「1 回あたり 150 mL」を意味する（例：吸収回数が 4 回分ならば，約 600 mL の尿を吸収）

栄養ケアが必要な人

栄養状態の評価

1. 身体測定による栄養評価

a. 成人

項目名	略称	計算式，測定法	評価
体格指数	BMI	$\frac{\text{体重 (kg)}}{\text{身長 (m)}^2}$	18.5 未満：やせ 18.5 以上 25 未満：標準 25 以上：肥満
% 理想体重	% IBW	$\frac{\text{測定時体重 (kg)}}{[\text{身長 (m)}^2] \times 22} \times 100$	栄養障害 軽度：80〜90% 中等度：70〜79% 高度：70% 未満
体重減少率	% LBW	$\frac{(\text{通常体重}-\text{測定時体重})}{\text{通常体重}} \times 100$	1 週間で 1〜2% or 1 か月で 5% の体重減少 ⇒有意な変化
上腕三頭筋皮下脂肪厚（体脂肪量の指標）	TSF (cm)	ピンチキャリパー（皮下脂肪厚計）などを用いて測定	※日本人の新身体測定基準値（JARD）2001 の平均値の 90% 以上が標準 脂肪減少率 軽度：80〜90% 中等度：60〜80% 高度：60% 未満
上腕筋囲長（筋蛋白量の指標）	AMC (cm)	上腕周囲長※ (cm) $-\pi\times$TSF (cm) ※実測値	JARD2001 の平均値の 90% 以上が標準 筋蛋白量消耗 軽度：80〜90% 中等度：60〜80% 高度：60% 未満
上腕筋面積（筋蛋白量の指標）	AMA (cm^2)	$[\text{上腕筋囲長 (cm)}]^2 \div 4\pi$	性別や年齢などにより異なる JARD 2001 の基準値を参照

POINT

- 上記以外にも，「最近 6 か月以内の%LBW が 10%以上」「%LBW0.2%以上が持続する」場合に，中等度栄養障害と評価することもある
- 浮腫や腹水，外傷ストレスなどによる体液の変動がある場合にはスクリーニングにとどめる．身体計測値だけでなく，生化学データも考慮して総合的に評価する

b. 小児

指数	対象児	計算式	評価
カウプ指数	乳幼児	体重(g)÷身長(cm)^2×10 または 体重(kg)/身長(m)^2	13未満：やせすぎ 15～19：標準 22以上：太りすぎ
ローレル指数	学童	体重(kg)÷身長(cm)^3×10^7	100未満：やせすぎ 115～145：標準 160以上：太りすぎ

POINT

- カウプ指数の適応は生後3か月～5歳で，評価基準を成長段階に応じて調整（3か月～1歳：標準値16～18，1～2歳：標準値15～17，3～5歳：標準値14.5～16.5）
- 小児の栄養評価の指標として，Waterlow分類も用いられる．W/H〔Weight for Height：同身長の児の標準体重に対する体重実測値の比（%）を示すもの〕とH/A〔Height for Age：同年齢の児の身長に対する身長実測値の比（%）を示すもの〕をもとに，栄養障害の程度を評価する

2. 生化学データによる栄養評価（成人）（※小児は年齢別基準値を参照）

項目名	略称	基準値	半減期	評価
アルブミン	Alb	3.8～5.2 g/dL	14～21日	栄養障害 軽度3.0～3.5 中等度2.1～2.9 高度2.1未満
プレアルブミン（トランスサイレチン）	PA (TTR)	21～43 mg/dL	2日	栄養障害 軽度10～15 中等度5～9 高度5未満
レチノール結合蛋白	RBP	男性：3.4～7.7 mg/dL 女性：2.2～6.0 mg/dL	0.5日	栄養指標となる蛋白のなかで最も半減期が短く，鋭敏．腎不全で高値となる
トランスフェリン	Tf	男性：190～300 mg/dL 女性：200～340 mg/dL	7～10日	栄養障害 軽度150～200 中等度100～149 高度100未満
総コレステロール	T-cho	130～220 mg/dL	9日	栄養障害は120 mg/dL以下．日動変動が少なく，透析の影響を受けにくい
コリンエステラーゼ	ChE	200～450 U/L	—	栄養障害で低下する．肝蛋白合成能の指標となる
総リンパ球数	TLC	>2,000/μL	—	栄養障害 中等度800～1,200 高度800未満
亜鉛	Zn	70～110 μg/dL	—	70未満は生理活性物質の機能低下を考慮

3. 1 日の推定エネルギー必要量 (文献 20 より転載)

性別		男性			女性		
身体活動レベル※1		I	II	III	I	II	III
0～5 (月)		—	550	—	—	500	—
6～8 (月)		—	650	—	—	600	—
9～11 (月)		—	700	—	—	650	—
1～2 (歳)		—	950	—	—	900	—
3～5 (歳)		—	1,300	—	—	1,250	—
6～7 (歳)		1,350	1,550	1,750	1,250	1,450	1,650
8～9 (歳)		1,600	1,850	2,100	1,500	1,700	1,900
10～11 (歳)		1,950	2,250	2,500	1,850	2,100	2,350
12～14 (歳)		2,300	2,600	2,900	2,150	2,400	2,700
15～17 (歳)		2,500	2,800	3,150	2,050	2,300	2,550
18～29 (歳)		2,300	2,650	3,050	1,700	2,000	2,300
30～49 (歳)		2,300	2,700	3,050	1,750	2,050	2,350
50～64 歳)		2,200	2,600	2,950	1,650	1,950	2,250
65～74 (歳)		2,050	2,400	2,750	1,550	1,850	2,100
75 以上 (歳)※2		1,800	2,100	—	1,400	1,650	—
妊婦 (付加量)※3	初期				+50	+50	+50
	中期				+250	+250	+250
	後期				+450	+450	+450
授乳婦 (付加量)					+350	+350	+350

※1 身体活動レベルの代表値は，低い (I)：1.50 (1.40～1.60)，ふつう (II)：1.75 (1.60～1.90)，高い (III)：2.00 (1.90～2.20) で，日常生活の内容は以下のとおり
- 低い (I)：生活の大部分が座位で，静的な活動が中心の場合
- ふつう (II)：座位中心の仕事だが，職場内での移動や立位での作業・接客など，あるいは通勤・買い物・家事，軽いスポーツなどのいずれかを含む場合
- 高い (III)：移動や立位の多い仕事への従事者，あるいはスポーツなど余暇における活発な運動習慣をもっている場合

※2 レベル II は自立している者，レベル I は自宅にいてほとんど外出しない者に相当．レベル I は高齢者施設で自立に近い状態で過ごしている者にも適用できる

※3 妊婦個々の体格や妊娠中の体重増加量，胎児の発育状況の評価を行うことが必要

4. ハリス・ベネディクトの式

- 身体活動レベルごとに推定エネルギー必要量を示したが，身体活動レベルが極度に低下し自力では活動できない (寝たきり) の状態であっても生命維持に最小限のエネルギーが必要である．これを **1 日基礎エネルギー消費量 (BEE)** という

・BEE を算出するにはハリス・ベネディクトの式を用いることが多い

・男性：66.47+（13.75×体重 kg）+（5×身長 cm）−（6.75×年齢）
・女性：655.1+（9.56×体重 kg）+（1.85×身長 cm）−（4.68×年齢）

5. 主観的包括的栄養評価（SGA）

A. 身体状況	
体重の変化	過去 6 か月間の合計体重減少：　　kg　減少率※　　% 過去 2 週間の変化：□増加　□変化なし　□減少
食物摂取量の変化（平常時との比較）	□変化なし　□変化あり 変化した期間：　　週あるいは　　月 食べられるもの：□固形食　□完全液体食　□水分 □食べられない
消化器症状（2 週間以上の継続）	□なし　□悪心　□嘔吐　□下痢　□食欲不振 その他：
機能状態（活動性）	機能障害：□なし　□あり 持続期間：　　週 タイプ：□日常生活可能　□歩行可能　□寝たきり
疾患と栄養必要量の関係	初期診断： 代謝需要（ストレス）：□なし　□軽度　□中等度　□高度

B. 身体所見（スコアで表示する：0=正常，1+=軽度，2+=中等度，3+=高度）	
□皮下脂肪の減少（上腕三頭筋，胸部）	（　　）
□筋肉量の減少（大腿四頭筋，三角筋）	（　　）
□下腿浮腫	（　　）
□仙骨部浮腫	（　　）
□腹水	（　　）

C. 主観的包括的評価（上記 A および B から評価する）
□栄養状態良好　□中等度の栄養不良　□高度の栄養不良

※体重減少率は右記の式で求める

$$体重減少率=\frac{通常の体重−現在の体重}{通常の体重}\times 100$$

POINT

・測定する習慣がないなど，過去の体重が不明な場合は，「服が合わなくなったり，ベルトの穴の位置が変わってませんか」「友人から『痩せたんじゃない？』と言われたことはありませんか？」など，体重減少の程度を想定できる聞き方をする
・家族からも「○か月前くらいから××を食べなくなった」「以前はほとんど全部食べていたが，最近は○○くらいを残す」などの情報を得るようにする

摂食支援

1. 日本摂食嚥下リハビリテーション学会嚥下調整食分類 2021（食事）早見表（文献 21 より転載，一部改変）

- 食事をコード 0，コード 1，コード 2，コード 3，コード 4 の 5 段階で分類
- コード 0 と 1 における j はゼリー状，t はとろみ状の略
- コード 2 の食品は種類が多いため，不均質さによって，2-1 と 2-2 とに細分類化されている
- コードの数字の大小を参考に，利用者にとってその時点で最も適切な食形態を検討する

コード		名称	形態	目的・特色	主食の例	必要な咀嚼能力
0	j	嚥下訓練食品 0j	均質で，付着性・凝集性・かたさに配慮したゼリー．離水が少なく，スライス状にすくうことが可能なもの	重度の症例に対する評価・訓練用．少量をすくってそのまま丸呑み可能．残留した場合にも吸引が容易．蛋白質含有量が少ない		（若干の送り込み能力）
	t	嚥下訓練食品 0t	均質で，付着性・凝集性・かたさに配慮したとろみ水（原則的には，中間のとろみあるいは濃いとろみのどちらかが適している）	重度の症例に対する評価・訓練用．少量ずつ飲むことを想定．ゼリー丸呑みで誤嚥したりゼリーが口中で溶けてしまう場合．蛋白質含有量が少ない		
1	j	嚥下調整食 1j	均質で，付着性，凝集性，かたさ，離水に配慮したゼリー・プリン・ムース状のもの	口腔外で既に適切な食塊状となっている（少量をすくってそのまま丸呑み可能）．送り込む際に多少意識して口蓋に舌を押しつける必要がある．0j に比し表面のざらつきあり	おもゆゼリー，ミキサー粥のゼリー　など	（若干の食塊保持と送り込み能力）
2	1	嚥下調整食 2-1	ピューレ・ペースト・ミキサー食など，均質でなめらかで，べたつかず，まとまりやすいもの．スプーンですくって食べることが可能なもの	口腔内の簡単な操作で食塊状となるもの（咽頭では残留，誤嚥をしにくいように配慮したもの）	粒がなく，付着性の低いペースト状のおもゆや粥	（下顎と舌の運動による食塊形成能力および食塊保持能力）
	2	嚥下調整食 2-2	ピューレ・ペースト・ミキサー食などで，べたつかず，まとまりやすいもので不均質なものも含む．スプーンですくって食べることが可能なもの		やや不均質（粒がある）でもやわらかく，離水もなく付着性も低い粥類	
3		嚥下調整食 3	形はあるが，押しつぶしが容易，食塊形成や移送が容易，咽頭でばらけず嚥下しやすいように配慮されたもの．多量の離水がない	舌と口蓋間で押しつぶしが可能なもの．押しつぶしや送り込みの口腔操作を要し（あるいそれらの機能を賦活し），かつ誤嚥のリスク軽減に配慮がなされているもの	離水に配慮した粥　など	舌と口蓋間の押しつぶし能力以上
4		嚥下調整食 4	かたさ・ばらけやすさ・貼りつきやすさなどのないもの．箸やスプーンで切れるやわらかさ	誤嚥と窒息のリスクを配慮して素材と調理方法を選んだもの．歯がなくても対応可能だが，上下の歯槽堤間で押しつぶすあるいはすりつぶすことが必要で，舌と口蓋間で押しつぶすことは困難	軟飯・全粥など	上下の歯槽堤間の押しつぶし能力以上

2. 発達期嚥下調整食分類主食表（2018）（文献22より転載）

分類名	ペースト粥	ゼリー粥	つぶし全粥	つぶし軟飯
状態写真（静止図）	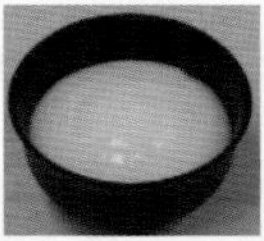	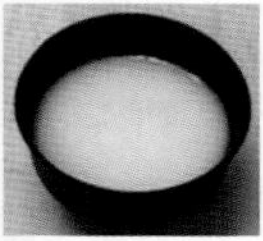	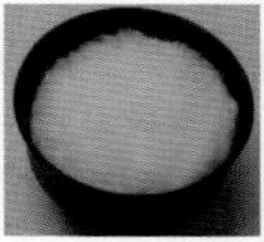	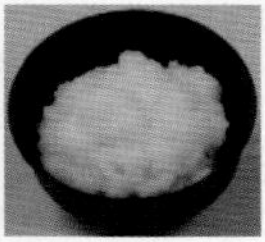
状態写真（すくった時）	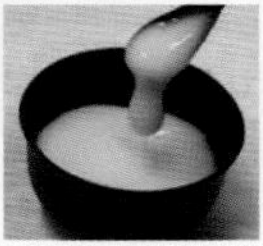	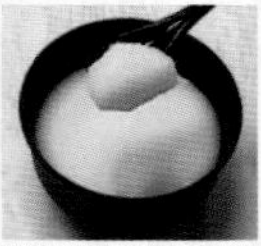	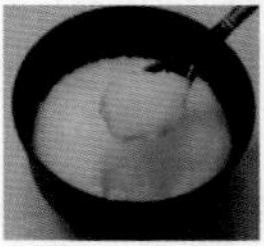	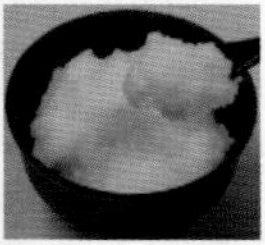
状態写真（押した時）	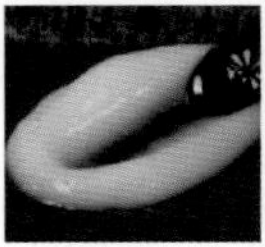	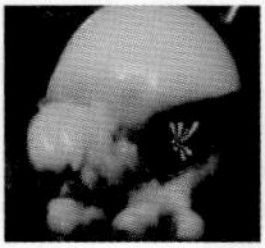	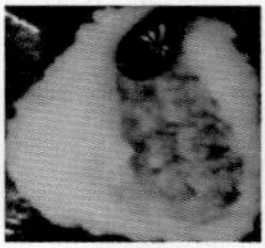	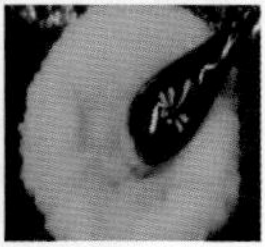
状態説明	〈飯粒がなく均質なペースト状〉 すくうと盛り上がっている 傾けるとゆっくりスプーンから落ちる スプーンで軽く引くとしばらく跡が残る	〈飯粒がなく均質なゼリー状〉 すくうとそのままの形を保っている 傾けると比較的容易にスプーンから落ちる スプーンで押すと小片に崩れる	〈離水していない粥を潰した状態〉 スプーンで押しても飯粒同士が容易に分離しない	〈やわらかく炊いたご飯を潰した状態〉 スプーンで押しても飯粒同士が容易に分離しない
作り方例	粥をミキサー等で均質に攪拌する 粘性を抑えたい場合は，食品酵素製剤と粘性を調整する食品等を加える	粥にゲル化剤（酵素入り等）を加えて，ミキサー等で均質になるまで攪拌しゼリー状に固める	鍋，炊飯器等で炊いた全粥を温かいうちに器具で潰す	鍋，炊飯器等で炊いた軟飯を温かいうちに器具で潰す
炊飯時の米：水重量比	1：3〜5	1：2〜5	1：4〜5	1：2〜3
口腔機能との関係	若干の送り込み力があり，舌の押しつぶしを促す場合	若干の食塊保持力があり，舌の押しつぶしを促す場合	ある程度の送り込み力があり，食塊形成や複雑な舌の動きを促す場合	ある程度の押しつぶし力や送り込み力があり，歯・歯ぐきでのすりつぶしを促す場合

3. 口腔ケアの手順・ポイント

・口腔ケアの基本は，ブラッシングと十分な水を用いた口腔内の洗浄

a. 体位

・座位が可能な場合：ヘッドアップしたり，椅子に座ったりして頭部の軽度前屈を保持
・臥床状態の場合：可能であれば 30〜60 度ほど状態を高くするか，側臥位にする

b. 予洗い・保湿

・ブラッシングの前に含嗽を行う
・含嗽できなければ水で湿らせたスポンジブラシで口腔内を湿潤させ，食物残渣を除去し（ⓐ），口腔ケア用保湿ジェルを塗布する

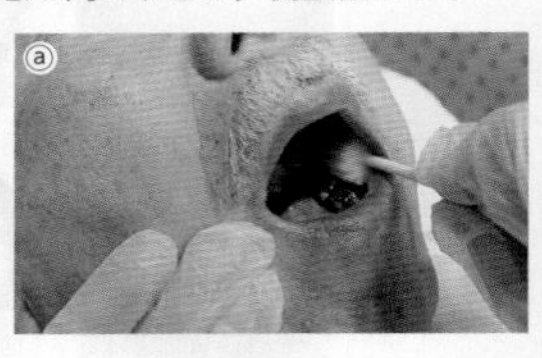

c. ブラッシング

・歯ブラシをペングリップで持つ（ⓑ）
・原則として上顎・下顎ごとに咬合面，頬側，舌側をまんべんなくブラッシングする（ⓒ）

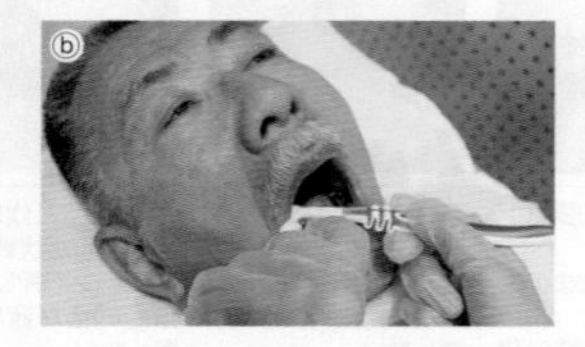

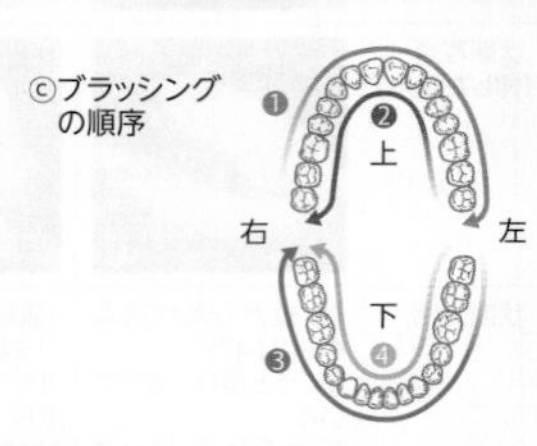

ⓒブラッシングの順序

・歯を 1 本ずつ磨くつもりでブラシ部を小刻みに振動させるように動かす
・歯茎をきれいにする時には，歯ブラシでは刺激が強いため，スポンジブラシを湿らせて使うようにする

d. 歯間部・粘膜の清掃

・歯間部は歯間ブラシやデンタルフロスを 2〜3 回往復させて清掃する
・舌苔の除去，舌・舌下・口蓋・頬内側など粘膜の清掃を行う（ⓓ，ⓔ）

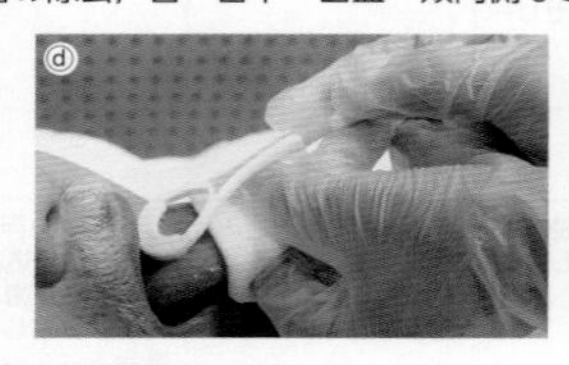

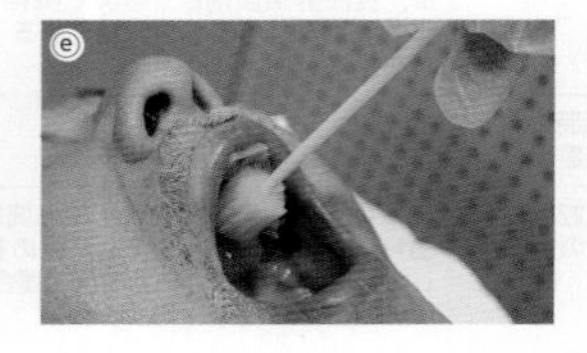

e. 十分に洗浄する

・歯みがき剤・洗浄液や分泌物が口腔内に残存しないようにするが，過度の含嗽はかえって自浄作用を低下させるため注意する
・含嗽困難時はスポンジブラシや口腔ケア用ティッシュを用いる
・必要に応じて口腔ケア用保湿ジェルを塗布する

4. 口腔ケアのポイント（小児）

- 訪問看護の現場では，口腔内外が過敏だったり，咬反射が残っている児が多く，その対策が必要になる場合がある（p184）
- 口腔ケアの手順（体位，予洗い・保湿，ブラッシング，歯間部・粘膜の清掃，口腔内の洗浄）は前頁を参照．ただし，重症心身障害児や医療的ケア児は嚥下機能が低下している場合が多く，誤嚥の予防など安全への特別な配慮が必要となる

a. 安全に口腔ケアを実施するうえでのポイント

- 体位：枕やタオルを使用してヘッドアップ（30 度以上）し，頸部前屈の姿勢を保持する．頸部前屈が難しい場合は，顔を横にしたり，側臥位にする
- 予洗い：含嗽できない場合，水で湿らせたスポンジブラシや保湿剤を用いて口腔内を湿潤させる
- ブラッシング：歯牙の萌出が 4 本以内でまだ歯ブラシを使用しない月齢の場合や歯ブラシを使用できない場合，水を入れたコップに綿棒（またはスポンジスワブ）を浸し，水分を十分に切ったうえで，口腔内を清拭する．汚れが付着したら，適宜交換する

b. 小児在宅歯科との連携

- 重症心身障害児の場合，感覚過敏や開口困難，咬反射，歯列不正などから，十分な口腔ケアを行えず，口腔状態が悪化しやすい状況にある．また，経口摂取をしなかったり，嚥下障害があり唾液を持続吸引していると，歯石症や歯肉炎になりやすい
- 重度障害児では歯の生えかわりに際して専門機関への受診につなげてもらう必要がある
- 在宅歯科診療では歯科検診や治療，専門的清掃だけではなく，摂食嚥下指導を提供している診療所もある．退院時から小児在宅歯科診療につなぎ，専門的な口腔ケアを受けられるようにする
- 障害児の歯科診療に対応している施設は，下記のサイトから確認できる

❶日本障害者歯科学会：認定医・専門医を探す
https://www.jsdh.jp/general/doctors/
❷小児在宅歯科医療研究会：障害児の在宅歯科診療を行っている歯科医療機関
https://www.kodomodentalhomevisit.com/institution
❸多摩小児在宅歯科医療連携ネット：歯科医院マップ
http://tamashou-shika.com/15_map/index.html

5. ORAL HEALTH ASSESSMENT TOOL 日本語版（OHAT-J）(文献 23, 24 より転載

・口腔内の問題を自ら表出できない要介護高齢者の口腔の状態を評価し，問題を同定するためのツール

ID：　　　　　　　　　　　　　　　氏名：

項目		0=健全	
口唇		正常，湿潤，ピンク	
舌		正常，湿潤，ピンク	
歯肉・粘膜		正常，湿潤，ピンク	
唾液		湿潤，漿液性	
残存歯 □有 □無		歯・歯根の う蝕または破折なし	
義歯 □有 □無		正常 義歯，人工歯の破折なし 普通に装着できる状態	
口腔清掃		口腔清掃状態良好 食渣，歯石，プラークなし	
歯痛	0　1	疼痛を示す言動的，身体的な徴候なし	2　3

歯科受診 （ 要 ・ 不要 ）　　　　　　　　再評価予定日：　　／　　／

- 8 項目 (口唇，舌，歯肉・粘膜，唾液，残存歯，義歯，口腔清掃，歯痛) を“健全” (0 点) から“病的” (2 点) までの 3 段階で評価
- “病的”と評価した項目がある場合には，歯科診療につなげる必要がある

評価日：　　/　　/

1=やや不良		2=病的	スコア
乾燥，ひび割れ，口角の発赤		腫脹や腫瘤， 赤色斑，白色斑，潰瘍性出血， 口角からの出血，潰瘍	
不整，亀裂，発赤， 舌苔付着		赤色斑，白色斑，潰瘍，腫脹	
乾燥，光沢，粗造，発赤 部分的な (1～6 歯分) 腫脹 義歯下の一部潰瘍		腫脹，出血 (7 歯分以上) 歯の動揺，潰瘍 白色斑，発赤，圧痛	
乾燥，べたつく粘膜， 少量の唾液 口渇感若干あり 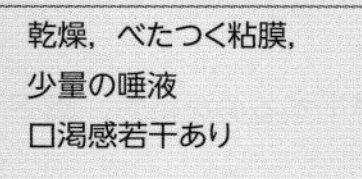		赤く干からびた状態 唾液はほぼなし，粘性の高い唾液 口渇感あり	
3 本以下の う蝕，歯の破折，残根，咬耗		4 本以上のう蝕，歯の破折， 残根，非常に強い咬耗 義歯使用なしで 3 本以下の残存歯	
一部位の義歯，人工歯の破折 毎日 1～2 時間の装着のみ可能	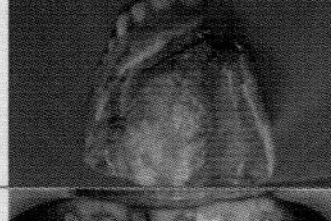	二部位以上の義歯，人工歯の破折，義歯紛失，義歯不適のため未装着，義歯接着剤が必要	
1～2 部位に 食渣，歯石，プラークあり 若干口臭あり	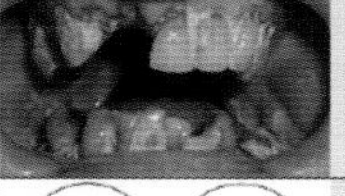	多くの部位に食渣，歯石，プラークあり 強い口臭あり	
疼痛を示す言動的な徴候あり：顔を引きつらせる，口唇を噛む，食事しない，攻撃的になる	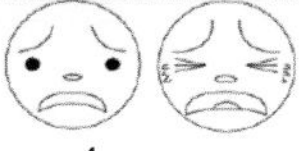 4	疼痛を示す身体的な徴候あり：頬，歯肉の腫脹，歯の破折，潰瘍，歯肉下膿瘍．言動的な徴候もあり	
		合計	

6. 味覚刺激の方法

・小児の摂食嚥下障害に対する嚥下リハビリテーションの方法

1 患児の頭部を固定し，顎は閉じた状態で，下唇の内側に飴などの甘味物を塗り付ける(舌には直接塗らない)(ⓐ)

2 粘膜に塗られた甘味物はしだいに口腔内に広がっていく(この時，介助して唇を閉じさせておく)(ⓑ)

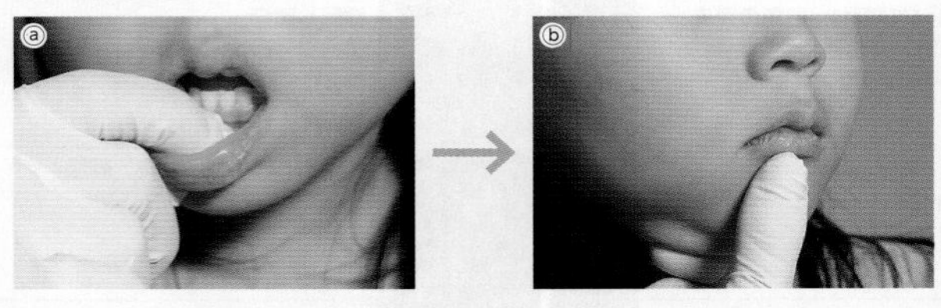

3 後方にあった舌前方部の味蕾が刺激されて甘味を感じ，鼻呼吸下に鼻咽腔からの呼気を通して甘い香りを感じる

4 甘味・香りを受容することで刺激を受けて唾液分泌が増す

5 唾液が口腔内に貯留する

6 貯留した唾液が嚥下反射を誘発する

7 刺激により唾液が分泌されたら，顎を閉じさせた状態のまま嚥下するのを待ち．嚥下後に介助の手を離す

7. 訪問歯科・ST との連携のポイント

a. 訪問歯科との連携 (文献 25 をもとに作成)

・口腔ケアは従来，口腔内の清掃，感染の予防という狭い範囲で意義があると捉えられていたが，現在では口腔内の細菌が誤嚥性肺炎，人工呼吸器関連肺炎，心血管疾患，糖尿病などに関連することが明らかにされている．そのため，口腔ケアの意義は広範囲に及ぶ

直接的効果	波及的効果
・う蝕・歯周病の予防	・高齢者に多い気道感染症(誤嚥性肺炎など)の予防
・粘膜疾患の予防	・口腔機能の維持・改善
・味覚の改善	➡口腔内の感覚を整え，食欲を引き出す
・唾液分泌の促進	➡コミュニケーションが回復したり，意欲が増す
・摂食嚥下機能の改善	➡生活のリズムを整える

- 連携をとるうえで，要介護高齢者の口腔内の特徴や問題点を把握しておく

❶口腔機能が低下→咀嚼・嚥下機能の低下，自浄作用の低下
❷唾液分泌量の低下により口腔内が乾燥しやすい
❸多剤内服の影響で味覚の障害が出やすい
❹口腔機能の低下により食物残渣が残りやすい
❺う蝕，歯根面カリエスが多い．痛みを感じにくい
❻歯周病が多い➡残存歯の動揺，易出血
❼口呼吸などに伴う粘膜疾患，口腔カンジダ症，など

- 在宅ケアにおいては，口腔内の問題の専門家である歯科衛生士との連携が必要となるケースも多い．口腔ケア・歯科治療の依頼が必要と思われる内容は以下のとおり

- 肺炎を起こした
- 食事摂取が困難になった
- むせや咳込みがある
- 歯磨きを嫌がる
- 強い口臭や歯肉からの出血がある
- 嚥下内視鏡（VE）が必要な状態である
- 義歯が合わない・外れない
- 口腔内に疼痛がある
- インプラントなどの高度歯科医療
- 積極的な口腔ケアが望まれる時
- 経口摂取への希望が強い

- 特に終末期にある利用者は口腔内の乾燥，不衛生が生じやすく，苦痛を感じる人も多いため，歯科と連携することでQOLを高めることができる
- 専門的口腔ケアや口腔機能評価，VE検査などによる評価を行った際は，積極的に情報を共有し，連携を図る

b. ST（言語聴覚士）との連携

- 在宅ケアにおける訪問ST利用は，摂食嚥下障害が最も多く，次いで発声・構音障害，失語症，認知症の順となっている．これらは互いに関わり合う問題で，訪問STの利用者の約90％に摂食嚥下障害がある
- 経管栄養施行中の利用者であっても，経口摂取が可能な場合がある．利用者から経口摂取の希望があれば，STに摂食嚥下機能の評価を依頼する
- 進行性疾患や消耗性疾患など，病期により嚥下機能が低下している所見が現れた際は，STへ報告し，評価を依頼する
- 訪問STは人数が少ないこともあり，訪問の頻度を増やすことが難しい．訪問看護師の介入時に行える間接訓練（p49）や，直接訓練の注意点を共有しておく
- 直接訓練介入中に誤嚥が疑われる所見があれば，その情報を共有し，リスクマネジメントをしながら関わる

8. 摂食嚥下の観察・テスト

a. 摂食嚥下アセスメント（5 期モデル）

	先行期	準備期	口腔期	咽頭期	食道期
	食物を認識し，口に運ぶ	食物を口腔に取り込み，咀嚼によって食塊を形成する	食塊を舌で口腔から咽頭へ送り込む	嚥下反射により，食塊を咽頭から食道へ送り込む	食塊を食道から胃へ送り込む
各期の障害	食物が認識できない，口に運ぶペースや一口量がコントロールできない，食物を口に運べない，姿勢の保持困難	口唇閉鎖ができず，流涎や食物を食べこぼす．舌や頬筋の運動障害による食塊形成困難	舌や口腔周囲筋の運動障害により，食塊を口腔から咽頭へ送り込むことができない	嚥下反射が不十分，または起こるスピードが遅く，嚥下のタイミングがずれることで誤嚥や咽頭残留を起こす	胃食道逆流による嘔吐

b. ベッドサイドでできる摂食嚥下スクリーニングテスト

反復唾液嚥下テスト（RSST）	【目的】随意的な嚥下反射を起こす能力をみる 【方法】示指と中指で舌骨と甲状軟骨を触知し，30 秒間に何回空嚥下が行えるかを数える 【判定】30 秒間に 3 回未満の場合は問題あり
改訂水飲みテスト（MWST）	【目的】液体を使って嚥下機能を評価する 【方法】3 mL の冷水を嚥下してもらう．4 点以上であれば，最大で 2 回繰り返し，最も悪い点を評点とする 【判定】1 点：嚥下反射なし，むせる and/or 呼吸切迫，2 点：嚥下あり，呼吸切迫，3 点：嚥下あり，呼吸良好，むせる and/or 湿性嗄声，4 点：嚥下あり，呼吸良好，むせなし，5 点：4 点に加え，空嚥下が 30 秒以内に 2 回できる
フードテスト（FT）	【目的】食物を使って嚥下機能を評価する 【方法】ティースプーン 1 杯（約 4 g）のプリンまたはゼリーを嚥下させる 【判定】1 点：嚥下反射なし，むせる and/or 呼吸切迫，2 点：嚥下あり，呼吸切迫，3 点：嚥下あり，呼吸良好，むせる and/or 湿性嗄声，口腔内に中等度残留あり，4 点：嚥下あり，呼吸良好，むせなし，口腔内の残留はほぼなし，5 点：4 点に加え，空嚥下が 30 秒以内に 2 回できる
頸部聴診音	【目的】誤嚥や下咽頭部の貯留を聴診音によって判定し，嚥下障害をスクリーニングする 【方法】嚥下する際に咽頭部で生じる嚥下音と嚥下前後の呼吸音を頸部から聴診する

9. 摂食嚥下リハビリテーション (文献 26 より転載)

・障害のレベルによって基礎訓練 (間接訓練) と摂食訓練 (直接訓練) の比重や内容を選択する

a. 基礎訓練 (間接訓練)：食物を使わずに嚥下に関わる器官に刺激や運動を加える訓練

嚥下体操

目的：嚥下に関係する筋肉の拘縮予防や訓練

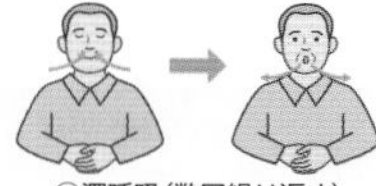

①深呼吸 (数回繰り返す)

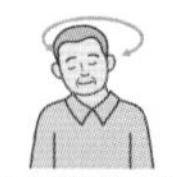

②深呼吸をしながら首を回す

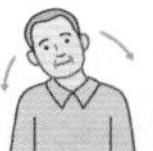

③深呼吸をしながら首を倒す

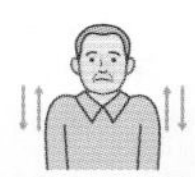

④肩を上げ下げする

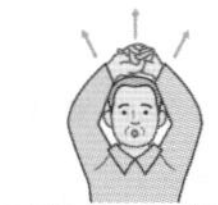

⑤両手を上げ，軽く背伸びする

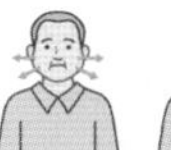

⑥頬を膨らませたりすぼめたりする (2～3 回繰り返す)

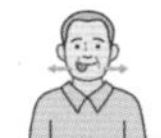

⑦左右の口角，上・下唇を舌で触れる (2～3 回繰り返す)

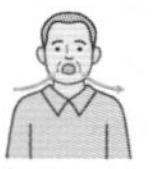

⑧息がのどに当たるように強く吸って止め，3 つ数えて吐く

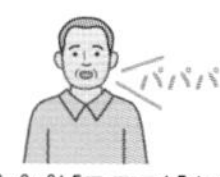

⑨「パパパ」「ラララ」「カカカ」とゆっくり言う

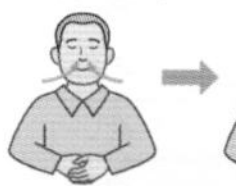

⑩深呼吸 (数回繰り返す)

開口訓練

目的：喉頭を持ち上げる力を鍛える

最大開口位まで開口させた状態で 10 秒間保持．これを 1 回とし，5 回 1 セットで 1 日 2 セットの訓練を毎日行う

アイスマッサージ

目的：嚥下反射の誘発，冷覚刺激

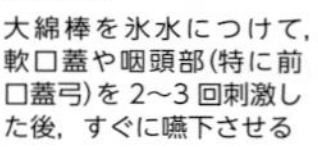

大綿棒を氷水につけて，軟口蓋や咽頭部 (特に前口蓋弓) を 2～3 回刺激した後，すぐに嚥下させる

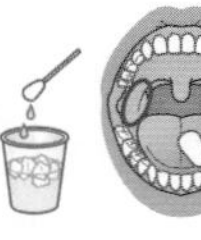

b. 摂食訓練 (直接訓練)：実際に食物を使った訓練

食品調整	対象の摂食嚥下障害の程度に合わせて食品の物性 (硬さ，付着性，凝集性) や形態を調整することにより，咽頭残留や誤嚥を予防する．とろみ調整食品やゼリー化補助食品など
一口量の調整	安全かつ効果的な摂食訓練や食事介助のために一口量を調整する．一口量は小スプーン 1 杯程度とし，山盛りにならないようにする．口へ食物を運ぶペースにも注意
顎引き嚥下	誤嚥の防止や軽減のために，頸部前屈位 (顎を引いた姿勢) にする．これにより，飲食物の咽頭残留を予防・軽減させる
複数回嚥下	一口につき，空嚥下を複数回行うことで咽頭残留を軽減させ，嚥下後の誤嚥を防止する

経鼻経管栄養（成人）

1. 栄養剤の種類・特徴（文献 27 より転載）

- 経腸栄養に用いられる経腸栄養剤は，天然食品を原料とした天然濃厚流動食と，天然食品を人工的に処理もしくは合成したものからなる人工濃厚流動食に分けられる
- 人工濃厚流動食は消化吸収の窒素源（蛋白質）の形態により，半消化態栄養剤，消化態栄養剤，成分栄養剤に分類される

		天然濃厚流動食	人工濃厚流動食		
		自然食品流動食	半消化態栄養剤	消化態栄養剤	成分栄養剤
栄養成分	窒素源	蛋白質	蛋白質，ポリペプチド	アミノ酸，ペプチド	アミノ酸
	糖質	デンプン	デキストリンなど	デキストリン	デキストリン
	脂肪	多い	比較的多い	少ない～多い	極めて少ない
	繊維成分	あり	あり/なし	なし	なし
消化		必要	一部必要	ほとんど不要	不要
残渣		多い	少ない	極めて少ない	極めて少ない
溶解性		不良	比較的良好	良好	良好
浸透圧		高い	比較的低い	高い	高い
味・香り		良好	比較的良好	不良	不良
医薬品		なし	エンシュア・リキッド エンシュア・H ラコール アミノレバン EN	ツインライン NF 配合経腸用液	エレンタール配合内用剤 ヘパン ED 配合内用剤
食品		FORICA 流動食品 FORICA 栄養支援スープ	エフツーアルファ テルミール アイソカル 2 K Neo レナウェル インスロー プルモケア-Ex F2 ショット EJ グルセルナ-REX	ペプチーノ ペプタメン AF ペプタメンスタンダード ハイネックスイーゲル	なし

POINT

- 経腸栄養剤の選択は消化管の手術歴（胃切除，短腸など）を確認し，医師とともに選択する
- 医薬品は処方箋で出せるため，食品に比べコストがかからない．食品の栄養剤は病態に合った栄養管理がしやすい
- 浸透圧は成分栄養剤，消化態栄養剤，半消化態栄養剤の順に高くなっているため，浸透圧性の下痢が考えられる場合は変更を検討，あるいは希釈して投与する
- 「内容量＝水分量」ではないため，栄養剤ごとの水分量を確認する

2. 経鼻経管栄養チューブの種類・選択のポイント (文献 28 より転載，一部改変)

材質	ポリ塩化ビニル	・コシがあり挿入しやすいが，利用者が異物感を感じやすい ・胃液・腸液による酸やアルカリで変性しやすい．また，長期留置時には可塑剤が溶出することにより，チューブが硬くなりやすい ・安価
	ポリウレタン，シリコン	・軟らかく挿入しにくいが，利用者の異物感は少ない ・胃液・腸液による変性が少なく，長期留置が可能 (ただし，長期留置ではチューブの汚染による詰まりが生じやすいので注意) ・高価 ・シリコンは，チューブが肉厚のため，外径が同じ場合に内径が狭い
太さ ※細いほど利用者の苦痛は少ない	5～8 Fr	消化態栄養剤，成分栄養剤
	10～12 Fr	半消化態栄養剤 (ただし，ポンプ使用の場合は 5～8 Fr でもよい)
長さ	45～60 cm	胃にチューブの先端を置く時
	90～120 cm	空腸にチューブの先端を置く時
チューブの特徴	・使用するチューブについて次の特徴を理解しておく ・側孔の数・大きさ・位置とチューブの詰まりやすさ ・チューブ先端の形状と，挿入時の利用者の苦痛 ・錘 (おもり) の材質・形状 (胃壁や腸壁への刺激，非金属製のものは MRI 撮影が可能) ・X 線でチューブの先端位置の確認が必要な場合は，X 線不透過性のものを使用	
接続部位	・静脈栄養ラインとの誤接続防止タイプが標準的 ・ダブルタイプ (Y ポートタイプ) は栄養剤や薬剤を混入するのに便利	
スタイレット	・主にチューブの先端を幽門部を越えて留置する場合に使用する ・挿入時にチューブを進めやすく，留置後にチューブが抜けにくい	

※トライツ靭帯を超える場合は透視下で行う

3. 経鼻経管栄養の注入量・速度の目安 (実施例) (文献 29 より転載)

段階	注入量 (mL/日)	注入速度目安 (mL/時)		栄養剤
		腸管機能低下	腸管機能維持	
1	200～400	20～30	50～100	・1 kcal/mL から開始する 450 mOsm/L 以上の高浸透圧製品は 0.5 kcal/mL に希釈し，開始する ・栄養剤は室温程度にする
2		40		
3	400～600	80		
4	600～800	100		
5	800～1,000		100～200	
6	1,200≦	100≦	200～300	

※速度や量は，栄養剤注入後の利用者の消化管症状に応じて変更する

4. 手技のポイント

a. チューブの位置の確認

・利用者に口をあけてもらい，口腔内にたわみがないことを確認する

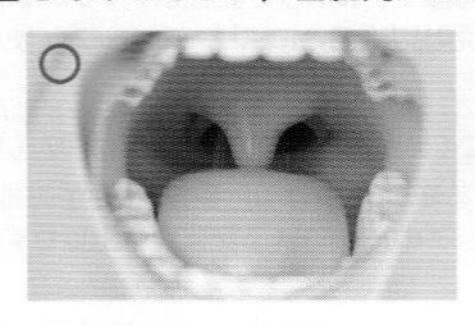

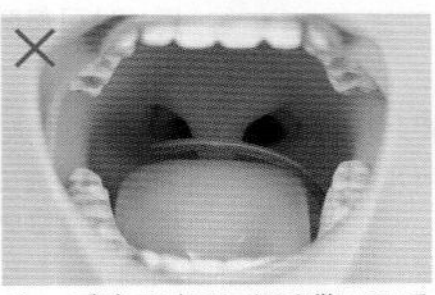

チューブが口の中でとぐろを巻いている

・カテーテルチップシリンジで空気を注入し，聴診器で心窩部の気泡音が聴取できるか確認する
・ただし，気泡音での確認は感度45%，特異度85%のため，嚥下反射や咳嗽反射が低下・消失している人は，誤挿入の可能性があることを念頭におく
・チューブにカテーテルチップシリンジを接続してゆっくり吸引し，胃液または胃内容物が吸引できるか確認する
・胃液または胃内容物が吸引で確認できなければ，X線でチューブの位置を確認する

b. チューブの固定方法

①テープ（約7 cm）に縦の切り込みを約1/2の長さで入れる
②切り込みのないほうを鼻に貼る．左右の切り込みは片方ずつチューブに巻きつける
③鼻に貼ったテープに対して横向きに別のテープ（約5 cm）を重ねて貼り，しっかり固定する
④事故抜去しないように，さらに頬に固定する
⑤固定部位に皮膚の汚染や発赤，表皮剝離がないかどうか観察するため，テープは毎日交換する

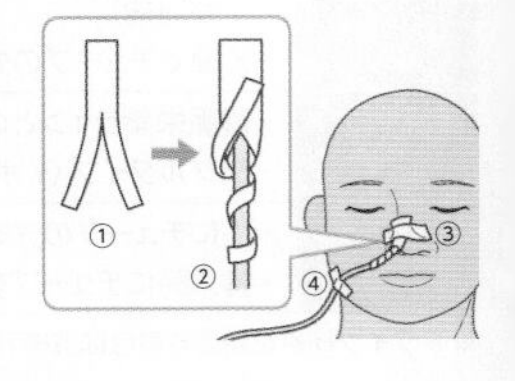

5. 経鼻経管栄養法の合併症・トラブルと予防策（文献30より転載，一部改変）

問題	原因	予防策
発熱	唾液の誤嚥・逆流による誤嚥性肺炎，脱水	日頃の呼吸状態の観察，口腔清拭，挿入チューブの長さ・位置の確認，注入中・後の体位（頭部を20〜30度挙上）について具体的に家族に指導する
便秘	日常生活での活動の低下，繊維の少ない経腸栄養剤の利用	積極的に身体を動かす，腹部のマッサージ，水分補給など
下痢	経腸栄養剤の①高浸透圧，②細菌感染，③温度刺激	①注入速度を遅くする，または濃度の低いものから徐々に高濃度に．②栄養剤開封後，速やかに使用する，持続注入では注ぎ足しをせず．8時間以上室内に放置しないこと

問題	原因	予防策
嘔吐	急速な注入により急激な血糖の変化が起こり，悪心・嘔吐，腹痛が生じる．栄養剤の味・匂いが好みに合わない．消化管機能の低下，便秘，イレウス	注入速度を遅くしたり，一時中止して様子をみる．医師に報告して濃度を薄くしたり，別の栄養剤に換え利用者に合ったものにする．嘔吐の際の誤嚥を防ぐため，注入後もファウラー位（またはセミファウラー位）を30〜60分ほど保持する
チューブの閉塞（栄養剤が注入できない）	天然濃厚流動食は茶こしなどのこし方が不十分な場合，食物残渣がチューブに詰まることがある．まれにチューブが途中で折れ曲がっている場合がある．低速持続投与の場合は，注入圧がかかりにくく，閉塞する可能性がある	チューブ内を洗浄するために，栄養剤や内服薬注入後に白湯を流す．白湯を注入しても抵抗がある場合は，少しチューブを引いて所定の長さまで挿入して開通を確認する．チューブの屈曲がないか確認する．低速持続投与の場合は，経腸栄養ポンプを使用する
鼻翼・鼻中隔潰瘍	同じ側にチューブを長期間挿入したり，固定の仕方が不適切な場合	チューブ交換時に挿入する側を交互に変えたり，固定場所の位置をずらすなどの配慮をする
チューブの事故抜去	固定のテープがゆるんだり，ラインをひっかけて抜去することがある	規定のチューブ挿入長さの箇所に印をつけておき，注入時に必ず確認する．テープが剝がれていないか，毎日の洗面時などに確認する習慣をつけるように指導する（その際，皮膚のかぶれも確認）

6. 自己抜去の予防

- 抜去が起こりやすい夜間および家族が目を離す時間帯のみ，ミトンの手袋の使用を考慮する※
- 綿やメッシュ素材のものを用いると，通気性がよく，蒸れを防止できる
- 手袋を使用していない時間帯は手浴を行い，手の清潔保持に努める．また，手指の拘縮予防のため，関節のストレッチを行う
- 極力抑制を実施しないようにするために，多職種カンファレンスの場で対応策について協議する
- 衣類の中をルートが通るようにし，本人の目が届かないようにする

※手袋をはめることも「抑制」であり，最善の方法とはいえないが，在宅の高齢者世帯では経鼻カテーテルの再挿入を家族に指導するのは困難なことが多い

経管栄養（小児）

1. 養育者への経鼻経管栄養チューブ挿入の指導のポイント

a. チューブ挿入の長さ

- 初回の挿入は医師と相談して長さを決める
- 乳児：眉間から胸骨剣状突起までの長さ＋1 cm（ⓐ）
- 幼児以降：鼻尖から耳介の上部を通り胸骨剣状突起までの長さ（ⓑ，ⓒ）
- 定めた長さのところに油性ペンで印をつける

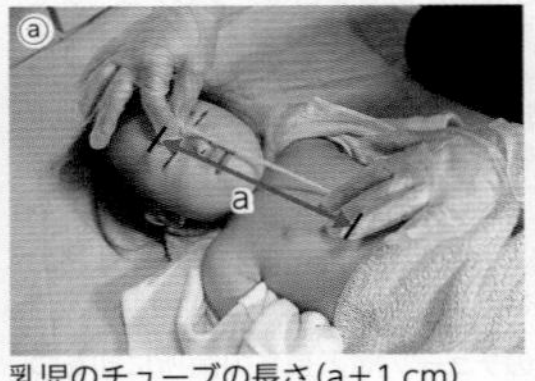

乳児のチューブの長さ（a＋1 cm）

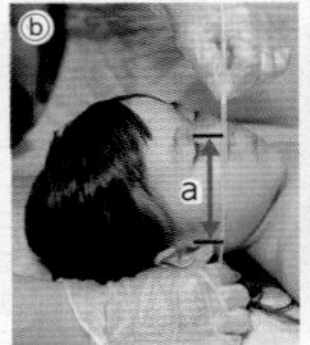

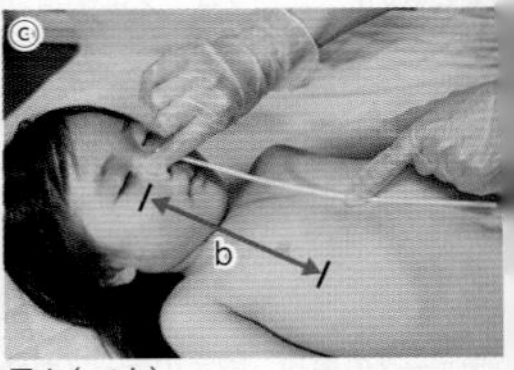

幼児以降のチューブの長さ（a＋b）

- 使用可能な（テープかぶれを起こさない）テープを確認し，予め貼りやすいように切っておく

b. チューブの鼻腔からの挿入

- 頸部を軽く前屈させ（後屈は気道が開放されて誤挿入リスクが増大するため厳禁），気道への誤挿入を防ぐ
- 子どもに声をかけながら，チューブを鼻腔から挿入する
- 長期に使用している場合は，前回と反対側に入れる
- チューブを鼻から耳方向へ進め，咽頭後壁に突き当ったら（図 A），チューブを下方に向ける
- チューブが止まったら（図 B），子どもに唾液を「ごっくん」と飲みこむようにしてもらうと入りやすい
- 悪心や咳き込みがあったら無理をせず少しチューブを引き，子どもが落ち着くまで待つ

A
B

c. チューブの位置の確認

- チューブを測定しておいた長さまで挿入したら，カテーテルチップシリンジを接続し，空気を 3～5 mL 送り込み，聴診器で左上腹部の気泡音を確認するとともに，胃内容物を吸引してチューブの位置を確かめる
- 確認できない場合は，空気を 10 mL まで入れてみる．それでも確認できない場合は気管上部も聴診．気管上部の音が大きければ気管に入っている可能性があるため，チューブを抜き，再挿入する

・誤挿入リスクが高い子どもの場合，インジゴブルーを事前に注入したり，pH 試験紙で吸引物の酸性をチェックするなど，より強固な確認をする

1. チューブの交換

・チューブは 1 週間くらいで交換し，前回と反対側の鼻孔に挿入する

2. 経口経管栄養

a. 固定法

1 口腔内でチューブがたわんでいないことを確認する

2 口角どちらかに 1 か所上から押さえ止めする

3 押さえ止めの上に，口角に向かう方向で Y 字カットしたテープで，チューブを挟み込むようにして固定する

4 チューブのコシによってチューブがたわむのを防ぐために，胃管を顎下に向かせ，チューブにループをつくる

5 顎の部分に両側に Y 字カットしたテープでΩ貼りする

・小顎症などで顎の面積が小さい，皮膚トラブルがある，流涎が激しく固定が難しい場合には，頬に固定

6 固定が唾液で浮きやすいため，すべてのテープの上に，パーミロールなどの撥水性テープを貼り，唾液対策をする

※胃管は悪心・嘔吐，くしゃみなどの腹圧上昇刺激で容易に抜去されやすいため，注意する

3. 発達段階に応じた抜去予防法

・乳幼児の場合：チューブが気にならないよう，耳にかけたり，頭 (髪の毛) にとめるなど，子どもの視界に入らないように工夫する．また，玩具で遊べるようにするなどしてチューブが気にならないように配慮する

・固定を強化しても自分で抜いてしまう可能性のある子どもの場合，抑制 (ミトン手袋の使用) が必要なこともある

・注入中にチューブが抜けると誤嚥を起こす危険があるため，チューブの処理を工夫する

4. 発達段階別にみた栄養・水分量の目安 (文献 31 より転載)

	新生児	乳児	幼児	学童	成人
水分 (ml/kg/日)	80〜100	120〜150	100〜120	60〜80	40〜50
エネルギー (kcal/kg/日)	120	100〜120	80〜90	60〜70	30〜40
蛋白質 (g/kg/日)	2.5	1.5〜2.5	2.5〜3.0	2.0〜2.5	1〜1.2
(%エネルギー)	10	10〜15	10〜15	10〜15	10〜15
脂質 (g/kg/日)	5〜7	3〜6	2〜3	1.5〜2.5	0.6〜1.1
(%エネルギー)	40〜50	40〜50	20〜30	20〜30	20〜25
糖質 (g/kg/日)	11〜15	10〜18	10〜15	8〜12	4〜6
(%エネルギー)	40〜50	40〜60	50〜65	50〜65	50〜65

胃瘻

1. 種類と特徴

胃瘻カテーテルの種類	外部ストッパーによる分類	
	ボタン型 長所：目立たず動作の邪魔にならないために誤抜去が少ない．カテーテルの汚染が少ない．逆流防止弁がある 短所：ボタンの開閉がしにくい場合がある	**チューブ型** 長所：栄養チューブとの接続が容易 短所：露出したチューブが邪魔になり誤抜去しやすい．チューブの内側が汚染しやすい
内部ストッパーによる分類 **バルーン型** 長所：バルーン内の蒸留水を抜いて挿入・抜去するため交換が容易 短所：バルーンが破裂することがあり短期間で交換必要（月1回程度）	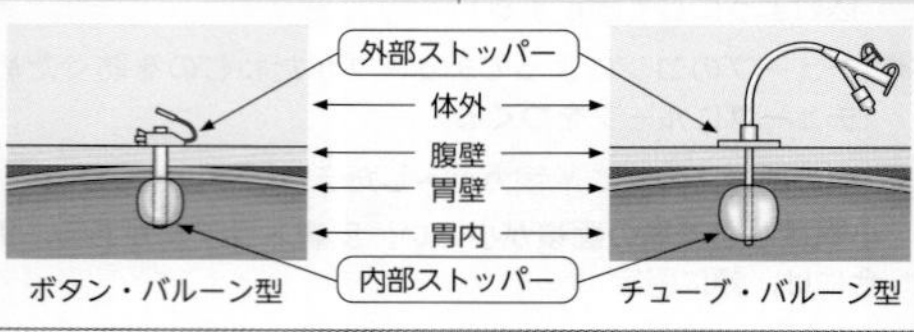	
バンパー型 長所：カテーテルが抜けにくく，交換までの期間が長い(4～6か月に1回) 短所：交換時に痛みや圧迫感を生じる	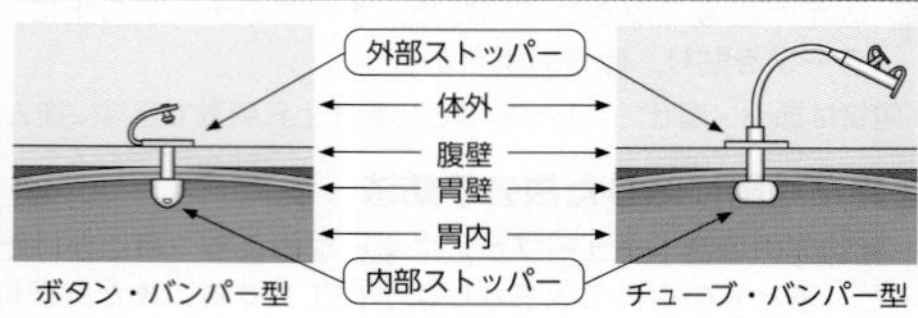	

2. バルーン固定水の交換

- 内部ストッパーがバルーンの場合は，固定水の量を確認．バルーン内の固定水を注射器で抜き，規定の量を注入する

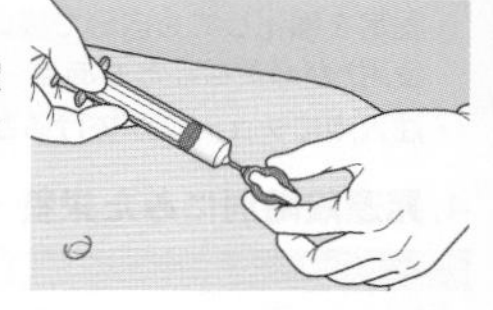

POINT

- 固定水が抜け，バルーンが縮むとカテーテルの自然抜去に直結する．そのため，1週間に1回程度，定期的に水量の確認を行い，常にバルーンの水量を適正に保つ
- 固定水を抜いた際，抜去のリスクが高くなるため，固定水を交換する時は必ず片方の手で胃瘻部を把持しながら行う
- バンパー型は基本的に病院での交換となるため，通院が必要である
- 本人・家族の負担を考慮し，種類を検討する

3. 肉芽の処置と予防

原因	・瘻孔部周囲の摩擦による ・発生頻度は高く，出血を伴うこともあるが，多くの場合，緊急性はない
処置	・硝酸銀を綿棒につけ，肉芽腫に押し当てて焼灼する ・ステロイド軟膏を塗布する ・外科的に切除する
予防	・カテーテルの固定法を変えてみる ・瘻孔を清潔に保ち，保湿 ・瘻孔に皮膚保護パウダーをつけ，経過観察する ・胃瘻を定期的に回転させる ・適度に緩みをもたせる

4. よくあるトラブルと対応

問題	原因	対応
カテーテルの詰まり	注入後の洗浄が不十分	栄養剤の注入後，パルシングフラッシュ法※で洗浄する．長期留置する場合，10%酢水または1%重曹水を充填する
カテーテルの抜去	バルーン型で固定水が抜け，自然に抜去	瘻孔形成後，在宅管理の場合，再挿入できるタイプのカテーテルはそのまま再挿入するように，再挿入できないタイプでは吸引チューブなど柔らかい材質のもので代用して挿入するように指導する ➡いずれの場合も直ちにかかりつけの医療機関に連絡し，受診するように指導する
皮膚の発赤，びらん，潰瘍	胃内容物が漏れることによる強い胃酸の影響で生じる	漏れを発見した場合は拭き取るとともに継続的に観察し，皮膚保護剤などを用いる

※シリンジを少し押す→止めるを繰り返し，カテーテル内に水の乱流を起こし，内腔の物理的洗浄効果を高めるフラッシュ法

5. 胃瘻からの経管栄養

- 胃瘻から経管栄養をする際は，一度空のシリンジを接続し，吸引．胃内の残渣がないことを確認してから投与する．いつもより残渣が多い場合，消化管機能が低下している可能性があるため，嘔吐や下痢，便秘などの消化器症状に注意する
- 胃には貯留能があるため，半固形化した濃厚流動食であればボーラス投与が可能．一方，空腸には貯留能がないため，ボーラス投与を行うとダンピング症候群を引き起こす可能性があり，チューブの先がどこにあるのか確認しておくことが重要
- 胃アクセスを用いてボーラス投与を行う場合，経管栄養にかかる時間も短縮できるため，家族の介護負担をアセスメントし，経管栄養剤を選択する

呼吸ケアが必要な人

基本事項

1. 呼吸音の聴診

a. 呼吸音の特徴（正常呼吸音）（文献 32 より転載）

音	吸気と呼気の長さ	音の図示*	音調	強度	正常存在部位
気管（支）音	吸気<呼気 1：2		高調	大きい	気管直上とその周囲
気管支肺胞音	吸気＝呼気 1：1		中音調	中程度	前胸部：第 2，3 肋間の左右の胸骨縁 背部：第 1～4 肋間の正中から肩甲骨内側縁にかけて
肺胞音	吸気>呼気 2.5：1		低調	軟らか	肺野末梢

※線の長さが音の長さ，太さが音の強さ，傾斜が音の高さ（右上がりは吸気，右下がりは呼気）を表す

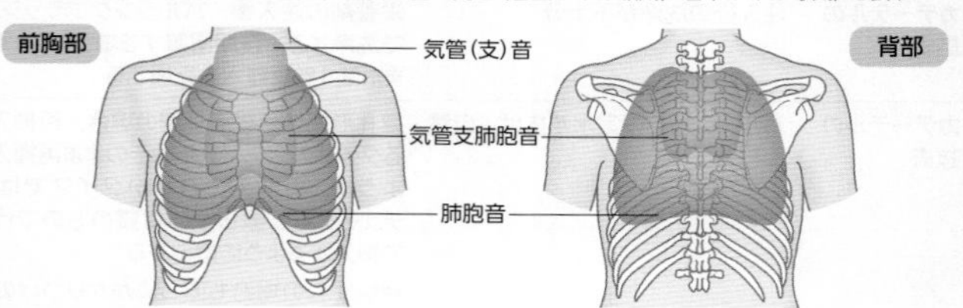

b. 聴取の順序

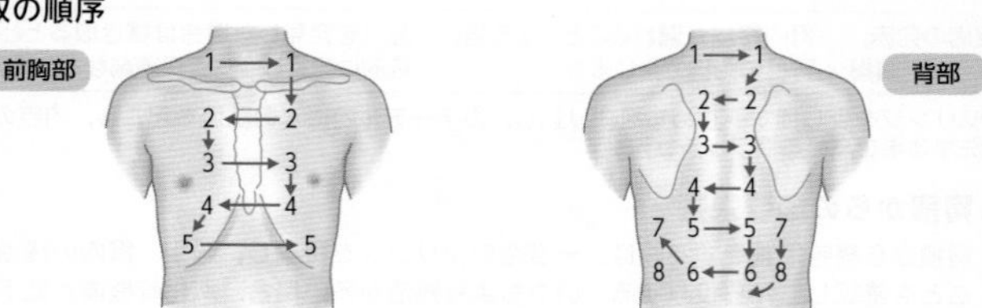

POINT

- 聴診器のチェストピースは膜型を用いる
- 左右交互に対称的に聴取する
- まわりが静かな環境で行い，最低でも 1 か所で 1 呼吸以上は聴取する
- 利用者には口をあけ，やや大きめな呼吸を繰り返してもらう
- 同様に背中側も聴取する

. 呼吸音の異常 (文献33より転載)

性状	説明	代表的な疾患
呼吸音の減弱・消失	肺局所の気流速度や換気量の低下により生じる．左右差を比較することが大切	気胸，胸水，COPD，気道内腫瘍，異物，無気肺
呼吸音の増強	肺局所の気流速度の増加や換気量の増大，または肺胞胸壁への伝播亢進により生じる	間質性肺炎による呼吸困難，気管支炎
呼気延長	末梢の気道が狭窄・閉塞しているような病態では，空気を速やかに呼出することができないため呼気が延長する	COPD，肺気腫，気管支喘息，右心不全
気管支呼吸音化	含気量の低下により肺実質の音の伝播が亢進する	胸水，肺炎，無気肺，肺うっ血

3. 副雑音（異常呼吸音）

a. 分類

副雑音		名称	音の性質	原因	音のパターン※
連続性副雑音（ラ音）	高音	ウィーズ（笛声音）	ヒューヒュー，ピーピー	COPD，気管支喘息，心不全，気管支れん縮	
	低音	ロンカイ（いびき音）	グーグー，ボーボー	気管支炎，肺炎（分泌物の存在）	
断続性副雑音（ラ音）	粗い	コース・クラックル（水泡音）	ブツブツ	気管支拡張症，慢性気管支炎，肺水腫	
	細かい	ファイン・クラックル（捻髪音）	ベリベリ，パチパチ，プツプツ	肺線維症，間質性肺炎	
非肺性副雑音		胸膜摩擦音	音の特徴が一定しない（ギューギュー）	胸膜炎	

※線の長さが音の長さ，太さが音の強さを示す．傾斜は音の高さで，右上がりは吸気を，右下がりは呼気を表す．線の上に示した波線や小さな丸は，音の性状を模式的に表している

POINT

- 聴診音からはさまざまな情報が得られる．多くの音を聞き，聞き分けられるようになるよう努める
- 音と原因は一対一ではないため，他の情報も合わせて検討し，対応する

4. 呼吸数・深さの異常

タイプ	状態	呼吸のパターン	疑われる疾患・状態
正常	回数：14〜20 回/分 1 回換気量：500 mL 規則的		
頻呼吸	回数：24 回以上/分 深さ：変化なし		肺炎，肺線維症，発熱，呼吸不全
徐呼吸	回数：12 回以下/分 深さ：変化なし		頭蓋内圧亢進，麻酔時，脳卒中
多呼吸	回数：増加 深さ：増加		呼吸窮迫症候群，過換気症候群，肺血栓塞栓症
少呼吸	回数：減少 深さ：減少		死戦期（死亡直前），薬剤，脳血管障害
過呼吸	回数：変化なし（原則的に） 深さ：増加		過換気症候群，精神的興奮，もやもや病
減呼吸（浅呼吸）	回数：変化なし（原則的に） 深さ：減少		呼吸筋麻痺
無呼吸	安静時呼気相で呼吸が一時的に停止した状態		睡眠時無呼吸症候群

5. 呼吸のリズムの異常

タイプ	状態	呼吸のパターン	疑われる疾患・状態
クスマウル呼吸	ゆっくりとした深く粗い規則的な呼吸		糖尿病ケトアシドーシス，尿毒症
チェーン・ストークス呼吸	無呼吸（数秒〜数十秒）→過呼吸→減呼吸→無呼吸のパターンを繰り返す		脳出血，脳腫瘍，死戦期（死亡直前），心不全，尿毒症
ビオー呼吸	呼吸の深さに異常はないが，促迫した呼吸の後に無呼吸時期がある		脳炎・髄膜炎，脳腫瘍，脳挫傷

POINT

- 呼吸器のアセスメントでは，バイタルサインや聴診も大切だが，呼吸運動やリズムなど視診による第一印象の把握が非常に重要．アセスメントのきっかけにもなるため，安定している時の状態と比較できるよう，日々の観察が大切
- 終末期で呼吸の変化が予測される時は，パンフレットなどを活用し，事前に家族へ説明しておくとよい

血液ガスデータ

項目	基準値
pH	7.35〜7.45
Pa_{O_2}（動脈血酸素分圧）	80〜100 Torr (mmHg)
Pa_{CO_2}（動脈血二酸化炭素分圧）	36〜44 Torr (mmHg)
Sa_{O_2}（動脈血酸素飽和度）	96〜99%
HCO_3^-（重炭酸イオン）	22〜26 mEq/L
BE（塩基過剰）	−2.2〜+2.2 mEq/L
乳酸	0.5〜1.6 mmol/L
血糖	70〜110 mg/dL
O_2Hb（酸素化ヘモグロビン）	95〜98%
Na^+	135〜149 mEq/L
K^+	3.6〜5.0 mEq/L
アニオンギャップ	12 mEq/L

7. 酸素飽和度・酸素解離曲線

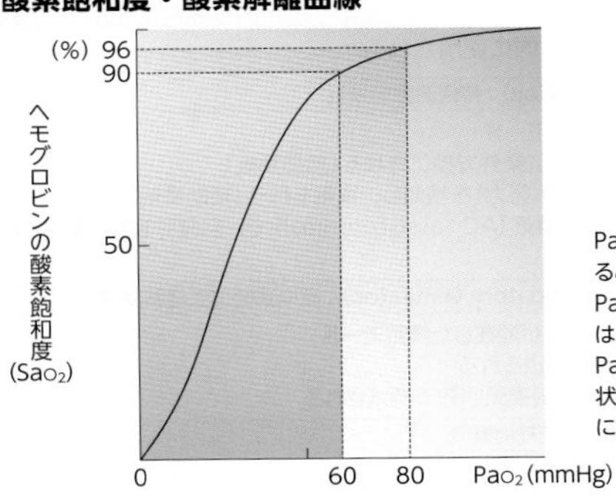

Pa_{O_2} が 80 mmHg 以上（正常値）になると，酸素解離曲線はほぼ平坦になり，Pa_{O_2} がさらに上昇しても Sa_{O_2}（Sp_{O_2}）はほとんど変化しない．これに対し，Pa_{O_2} が 60 mmHg 以下（呼吸不全）の状態では，Sa_{O_2} は Pa_{O_2} の変化を鋭敏に反映する

POINT

- 赤血球中のヘモグロビンの何%が酸素と結合しているかを酸素飽和度という
- 血液中ではほとんどの酸素がヘモグロビンと結合した状態で存在しているため，酸素飽和度が高ければ動脈血酸素分圧（Pa_{O_2}）は高く，酸素飽和度が低ければ Pa_{O_2} は低い
- ただし，酸素飽和度と Pa_{O_2} の関係は直線関係ではないことに注意（上図参照）

人工呼吸器管理

1. 換気様式

・人工呼吸器で吸気時にガスを送る様式のことで，送り込むガス量を一定にする従量式換気（volume controlled ventilation：VCV）と，圧を一定にする従圧式換気（pressure controlled ventilation：PCV）がある

・VCV では 1 回換気量，換気回数，吸気流速などを，PCV では最高気道内圧，換気回数，吸気時間などを設定

POINT

- VCV では呼気回路のリークやカフ圧低下によるリークがある場合，設定した換気量が供給されないため，注意する
- PCV ではコンプライアンスや気道抵抗の変化があった場合に，1 回換気量が変動することに留意する

2. 換気モード

・一般的に用いられる換気モードは，CMV，SIMV，PSV，CPAP の 4 つ

・基本的に，換気モードは自発呼吸の有無や強さに応じて選択する

・自発呼吸がない場合は CMV という調節換気が，自発呼吸がある場合は SIMV，PSV，CPAP という部分的補助換気が一般的に使用される

CMV (continuous mandatory ventilation)：持続的強制換気

・すべての換気が強制的に行われる換気モード

・自発呼吸がない場合は，設定された換気条件で換気される（調節換気）

・自発呼吸がある場合は，自発呼吸（吸気努力）を検知し，換気を行う（補助換気）

・この 2 つが混合したものが補助/調節換気（AC：assist/control）で，自発呼吸がなくなると，自動的に調節換気となる

SIMV (synchronized intermittent mandatory ventilaton)：同期式間欠式強制換気

・自発呼吸と強制換気（設定された回数）が混在した換気モード

・自発呼吸（吸気努力）に同期してガスが送られる

・自発呼吸が停止すると，設定された強制換気回数で換気される

PSV (pressure support ventilation)：圧補助換気

・自発呼吸（吸気努力）をトリガーした時に設定した吸気圧（気道内圧）を維持するように換気が行われる

・利用者の吸気努力や体位などによって 1 回換気量，吸気流量，吸気時間が変化する．すなわち，利用者の自発呼吸の強さによって 1 回換気量が異なる

・自発呼吸が停止すると，強制換気（バックアップ換気）に自動的に移行する

CPAP (continuous positive airway pressure)：持続的気道陽圧

・自発呼吸に PEEP（呼気時の気道内圧がゼロにならないように一定の圧をかける機能）を付加した換気モード

・肺胞の虚脱の防止や酸素化能の改善が期待される

アラームの原因と対処法 (文献 34 より転載，一部改変)

	状況	考えられる原因	対応，留意点
気道内圧上限アラーム	気道内圧が設定値より上昇し，高くなっている ➡肺の圧障害，挫傷の危険が高くなる ※適切なアラームレベル：通常の最高気道内圧の+10～20%，または+5～10 cmH_2O	痰の貯留	・気管吸引，排痰援助をする ・家族・介護者の吸引技術を確認し，必要時は対応策を講じる
		回路がねじれている，押しつぶされている	・確認し，対処する
		呼気弁の動きが悪い（呼気弁の接続が悪い，結露，呼気弁の劣化，など）	・確認し，対処する
		バクテリアフィルターの詰まり	・交換日を確認する．疑わしい場合は新しいものと交換する
		ファイティング，咳き込み	・頻回な場合は呼吸器の設定変更の必要あり．医師に連絡する
		高圧アラーム設定値の不適切	・頻回な場合は呼吸器の設定変更の必要あり．医師に連絡する
気道内圧下限アラーム	気道内圧が設定値に達しない ➡必要とされる換気量が供給されない ※適切なアラームレベル：通常の最高気道内圧の−10～20%，または−5～10 cmH_2O	呼吸器回路の外れやゆるみ，接続ミス，呼吸器回路破損（蛇管の穴や亀裂，加温加湿器チャンバーのひびや破損，など）	・回路を確認し，つなぎ直す（①気管カニューレと回路，②各回路間，③加温加湿器と回路接続部，加温加湿器のひび割れ，④呼吸器本体と回路，⑤呼気弁チューブ・気管内圧チューブの外れ） ・回路破損は目に見えないピンホールの場合もあるため，確認が困難なことがある ➡回路一式と加温加湿器の滅菌蒸留水入れを交換し，変化をみることも解決策の 1 つ ・小さい穴は，気道内圧低下の変化が少なく，アラームが鳴らないこともあるため，注意が必要
		気管カニューレカフ圧の低下（カフのエア漏れや破損）	・確認し，カフエアを定量まで再注入する ・たびたびカフエアが抜ける場合は，カフの不良や破損と考え，カニューレの交換が必要 ・医師に連絡を入れる
		呼気弁チューブ・気道内圧チューブの外れ，結露水の貯留	・確認し，対処する
		低圧アラーム設定値の不適切	・気道内圧アラームの設定値の見直しが必要 ・医師に連絡する
分時換気量下限アラーム	1 分間の換気量が設定した値に達していない ※適切なアラームレベル：通常の分時換気量最高気道内圧の−10～30%	気道内圧下限アラーム参照（自発呼吸がある場合）自発呼吸の減少	・頻回な場合は呼吸器の設定変更の必要あり．医師に連絡する

	状況	考えられる原因	対処方法
I：E比アラーム	吸気：呼気の割合が逆転している	不適切な人工呼吸器の設定（不適切な吸気流速など）	・医師に連絡する
		呼吸器の設定が意図せずに変更されていた（何かの拍子に動いたなど）	・呼吸器の設定値を確認し，医師に連絡し，もとに戻す
		呼気弁に水滴が付着，あるいは呼気弁の不具合・不調	・水滴を除去し，確認する ・改善しない場合は呼気弁を交換する ・それでも改善しない場合は医師に連絡する
作動不良（全アラーム）		電源を入れた時のアラームテスト	・1〜2秒で鳴り止み，作動を開始すれば，正常反応
		ブレーカーが落ちた	・ブレーカを確認し，復旧させる
		呼吸器本体の故障	・医師および機器供給会社に連絡
連続音のアラームが鳴る電源に関するアラーム		プラグが抜けていた（プラグが抜けているのに気づかず，外部または内部バッテリーで作動しており，バッテリーを使い切ってしまった）	・プラグを再挿入する（呼吸器作動中に内部バッテリーは自動的に再充電される．外部バッテリーを呼吸器に接続しておくと，外部バッテリーも自動充電される）
		コードの破損	・考えられる場合は医師および機器供給会社に連絡
		AC電源のヒューズ切れ	・説明書を見てヒューズを取り替える，あるいは医師および機器供給会社に連絡
		（バッテリーで駆動している場合）バッテリーの電圧低下（外・内）	・AC電源に切り替える，あるいは蘇生バッグで対応する ・外・内部バッテリーは容量を点検し，充電する ・外部バッテリーは耐用年数を確認する ・内部バッテリーは呼吸器のメンテナンス時に機器供給会社で点検している

POINT

- バイタルサインのチェックとフィジカルアセスメントを行う．人工呼吸器の設定，実測値を確認し，異常の早期発見に努める
- カニューレの抜去，機械トラブル，災害などの緊急事態に備え，家族・介護者に日頃から指導を行っておくことが大切（バッグバルブマスクの指導，物品確認，人工呼吸器チェックリストの作成など）

.人工呼吸器のトラブルシューティング (文献35より転載，一部改変)

問題内容	原因と考えられるもの	対処方法
全アラームが同時点灯	・機器内部の異常	①用手的換気（バッグバルブマスク）で呼吸確保 ②メインスイッチの確認 ③人工呼吸器本体の異常を確認．各機種のマニュアルを用いて，原因究明と対処 ④解決しなければ，医師への報告と医療機器供給会社への連絡
低圧アラームが点灯	・設定換気量の間違い ・人工呼吸器回路の接続間違い，外れ ・回路の破損による空気の漏れ ・通常の気道内圧より低い値を示す場合は，回路の外れ・閉塞・水の貯留 ・気管カニューレカフの異常（空気漏れ，均等にふくらんでいない） ・指定された気管カニューレが入っていない	①用手的換気で呼吸確保 ②人工呼吸器本体の異常（設定換気量など）を確認．各機種のマニュアルを用いて，原因究明と対処 ③回路の異常の確認と対処（異常の修正，回路交換，部品の交換） ④気管カニューレの異常の確認と対処（カフ圧の修正，気管カニューレの交換） ⑤解決しなければ，医師に報告．必要時に医療機器供給会社に連絡
高圧アラームが点灯	・気道内に痰貯留 ・人工呼吸器回路の接続間違い ・回路のねじれ，圧迫，閉塞 ・回路内に水が貯留 ・フィルターの目詰まり ・気管カニューレの閉塞（内腔に分泌物付着など） ・バッキング ・ファイティング	①用手的換気で呼吸確保 ②回路の異常の確認と対処（異常の修正，回路交換，部品の交換） ③本体の異常（設定換気量など）を確認．各機種のマニュアルを用いて，原因究明と対処 ④解決しなければ，医師に報告．必要時に医療機器供給会社に連絡
聴診で異常呼吸音あり	・痰の貯留 ・呼吸器感染 ・気胸 ・気道狭窄	①呼吸理学療法の実施，ネブライザー，十分な吸引 ②解決しなければ，医師に報告（バイタルサイン，全身状態の確認）

問題内容	原因と考えられるもの	対処方法
チアノーゼ，呼吸困難，経皮的酸素飽和度の低下	・人工呼吸器本体の異常（作動しない，送気しない） ・人工呼吸器回路の異常 回路の接続間違い/回路のねじれ・圧迫/回路内に水貯留/呼気弁のふくらみ，不調，破損/回路の破損 ・気管カニューレの異常（カフ空気の減少，ふくらみのかたより） ・痰の貯留 ・呼吸器感染 ・気胸	①用手的換気で呼吸確保 ②本体の異常を確認．各機種のマニュアルを用いて，原因究明と対処 ③回路の異常の確認と対処（異常の修正，回路交換，部品の交換） ④気管カニューレの異常の確認と対処（カフ圧の修正，気管カニューレの交換） ⑤呼吸理学療法の実施，ネブライザー，十分な吸引 ⑥解決しなければ，医師に報告．必要時に医療機器供給会社に連絡
「吸入空気の乾燥」「温度が高い」との訴え	・加温加湿器に滅菌蒸留水が入っていない ・温度設定が設定どおりでない ・電源が入っていない ・電源を切らずにプラグを抜いた場合，次回作動しない ・加温加湿器本体と加湿モジュールの設置固定が不完全（人工呼吸器と加湿モジュール間の回路の接続のゆるみ，破損） ・室内温度が高い	①加温加湿器の異常（左項）を確認し，対処 ②室温の調整 ③解決しなければ，医師に報告．必要時に医療機器供給会社に連絡

5. 在宅で起こりやすいトラブル，注意

人工鼻と加温加湿器の併用	併用は禁忌．併用すると，過度の吸湿により人工鼻が閉塞し，換気が困難になる．外出時に人工鼻による人工呼吸管理を行っていたが，自宅で加温加湿器に変更する際に人工鼻を外し忘れるなど，回路上に 2 つが併存しないように注意する
回路内の結露	特に冬場の在宅環境では過剰な結露が生じる．結露がマスク内に流れ込まないよう，機器をベッドよりも低い位置に設置する．また，部屋の温度・湿度を適切に調整したり，回路を保温し，結露の発生防止に努める
回路リークによる過剰送気	回路の接続の外れやゆるみ，エアチューブの亀裂，マスクのゆるみなどによる回路リークは過剰送気を生じる．送気時の音がいつもより大きい場合はリークが発生している可能性が高いため，原因を注意深く探る
停電	➡「発災時における在宅人工呼吸器使用者への対応」(p296) を参照

吸引

1. 必要物品

a. 口腔内・鼻腔内吸引

- 吸引カテーテル
- ウェットティッシュまたはアルコール綿（カット綿）
- 吸引器
- 消毒液
- ディスポーザブル手袋
- ペットボトル容器 2 本（1 本は吸引カテーテルの内腔を洗浄するための水道水を入れる）

b. 気管吸引

- 吸引カテーテル（成人に使用するカテーテルの太さは 12〜14 Fr，気管切開用と口・鼻咽頭用は区別）
- ディスポ手袋
- 消毒用ガーゼまたはアルコール綿（カット綿）
- 精製水
- 消毒液
- 吸引器
- （必要時）ネブライザー

2. 口腔内・鼻腔内吸引カテーテルサイズと吸引圧の目安

	カテーテルサイズ（Fr）	内径（mm）	吸引圧（mmHg）	吸引圧（kPa）
新生児	5〜7	1.5〜2.5	90	12
乳幼児	7〜10	2.5〜3.5	100〜120	13〜26
学童	10〜12	3.5〜4.0	200〜300	26〜40
成人	12〜14	4.0〜	200〜300	26〜40

（1 mmHg＝133.32 Pa）

3. 喀痰吸引等研修の枠組み

- 第 1 号，第 2 号研修は，不特定多数に対して喀痰吸引と経管栄養が実施できるようになる研修で，主に施設職員などが受講
- 第 3 号研修は，特定の者（例：在宅の利用者）に対して喀痰吸引と経管栄養が実施できるようになる研修で，主にヘルパーが受講
- 研修受講の申し込み→基本研修→実地研修を経て，認定証が交付される

<table>
<tr><th rowspan="2" colspan="2">研修類型</th><th colspan="2">基本研修</th><th rowspan="2">実施研修</th></tr>
<tr><th>講義</th><th>演習（シミュレータ演習）</th></tr>
<tr><td rowspan="2">不特定多数</td><td>第 1 号</td><td>50 時間</td><td>・各行為 5 回以上
・救急蘇生法 1 回以上</td><td>・口腔内の喀痰吸引 10 回以上
・鼻腔内の喀痰吸引，気管カニューレ内部の喀痰吸引，胃瘻または腸瘻による経管栄養・経鼻経管栄養を各 20 回以上</td></tr>
<tr><td>第 2 号</td><td>50 時間</td><td>・各行為 5 回以上
・救急蘇生法 1 回以上</td><td>・第 1 号研修より，気管カニューレ内部の喀痰吸引および経鼻経管栄養を除き，各 20 回以上</td></tr>
<tr><td>特定の者</td><td>第 3 号</td><td>8 時間</td><td>・回数についての定めはない</td><td>・指導看護師などによる評価（所定の判断基準）により，問題ないと判断されるまで実施</td></tr>
</table>

気管カニューレ

1. 気管カニューレの種類

・気管カニューレは，6 つの機能〔①カフ，②内筒，③上部吸引，④発声用バルブ（スピーチバルブ），⑤側孔，⑥ 15M コネクタ〕の有無によって分類できる

①カフ	カニューレのパイプに付いているバルーン．カフによって，呼吸ルートの 1 本化や，誤嚥物や分泌物の気管下部・肺への流入抑制を図る
②内筒	内筒を装備しているカニューレを二重管カニューレという．内筒を交換することで，カニューレ本体の交換頻度を下げられる
③上部吸引	カフ上部に貯留した分泌物や誤嚥物，血液を吸引するもの
④発声用バルブ（スピーチバルブ），⑤側孔	発声を目的としたもの．専用のカニューレに発声用バルブを取り付けることで，側孔を介し，呼気が声帯に送られ，発声が可能となる
⑥ 15M コネクタ	直径 15mm の円柱形状で，呼吸回路との接続を行うもの

【①カフ，②内筒】

カフ
内筒

【③上部吸引】

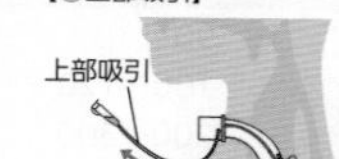

【④発声用バルブ】　【⑥ 15M コネクタ】

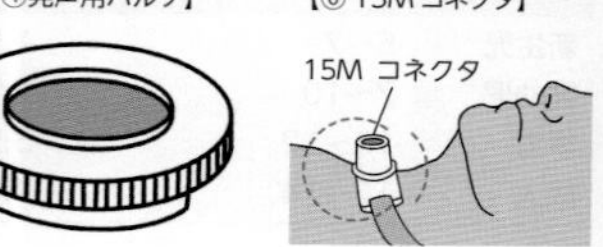

2. 気管カニューレの交換

a. 交換時期の目安

・気管カニューレの交換は，カフの損傷やカニューレの閉塞などの異常がなければ，月に 1〜2 回の訪問診療の際に医師が交換する

b. 交換の手順

❶ 交換用のカニューレのチェック（カフ漏れや破損の有無，など）
❷ 気管内の吸引
❸ カフ上の分泌物の吸引
❹ カニューレのカフの空気を抜く
❺ カニューレの抜去
❻ 気管切開孔の観察と消毒（肉芽の形成や出血の有無などの確認）
❼ カニューレの挿入
❽ カフに空気を入れる
❾ カニューレと頸部をバンドなどで固定する

POINT

・気管切開孔周囲の痰などによる汚れは綿棒などで拭き取る
・Y ガーゼの交換時に汚染の程度や性状を観察する

c. 交換前後に必要な観察項目

観察項目	主な原因	予防・対応
出血	・カニューレの不適合（気管切開孔より大きい，固定の不良） ・粗暴な，高圧での吸引	・カニューレを適切なサイズに交換 ・吸引は丁寧に行う．出血の有無は常に確認する ・しばらく出血が続く，出血量が改善しない場合は，速やかに医師に報告
気胸・皮下気腫・縦隔気腫	・気管切開時に誤って肺を損傷する ・カニューレが前縦隔に誤挿入される	・予防には，観察が重要 ・速やかに主治医へ報告し，対応策の指示を受ける
肉芽形成	・カニューレが気道粘膜に刺激を与えその部位に肉芽を形成する ➡肉芽形成はカニューレの抜去困難にも関連する	・カニューレの先端が気管に接しない適切なものに交換する ・ガーゼで厚みをつけて角度を調節するなどの工夫をする
気管カニューレの逸脱・誤挿入	・挿入直後で皮膚から気管までのカニューレの通り道が形成されていない	・カニューレの入れ替えが終了したら，正しく換気させれているか常に確認する

POINT

- 皮下気腫では疼痛を認めることはほぼないため，症状に気づきにくい．ある程度の空気が皮下組織内に漏れれば，患部を触った時に握雪感（ザクザクと雪を握るような感触）を感じることができる

3. カニューレ装着に伴う異常・トラブルへの対応と予防

トラブル	主な原因	予防・対応
カニューレの抜去	固定が外れることによる自然抜去，事故抜去	抜けたカニューレのカフの空気を抜いてそのまま挿入し，医師に報告して指示に従い対処する（新しいカニューレに交換する） 予防：原因を精査し，再発を防止
カニューレの閉塞	分泌物や血液などにより閉塞する	気道を加湿して痰を吸引し，カニューレの内筒を外して洗浄する．それで開通しなければ医師に報告し，カニューレを交換する
カフ漏れ	カフ圧の低下	カフエアの量を確認し，定量まで不足分を補給する．たびたびカフエアが抜ける場合はカフの不良や破損の可能性あり．医師に報告し，カニューレを交換 予防：1 日 1 回はカフ圧を確認し，再発を防止

POINT

- 本人・家族・主治医と緊急時の連絡先や対応方法について予め取り決めをしておくと，トラブル時にスムーズに対応できる
- 緊急時に備え，予備物品を準備しておく

4. バンド・紐の固定方法

a. 紐（綿テープ）による固定法

- 気管カニューレの両端に通した紐を，ほどけないようにしっかりと結ぶ
- ただし，結んだ紐と皮膚とが摩擦を起こさない程度のゆるみをもたせ（首と紐の間に指が1本入るように）結ぶ
- ゆるすぎるとカニューレの固定が悪く，咳嗽が誘発され抜去することもある

b. バンド（マジックテープつき固定ベルト）による固定法

- 市販品．手作りのものなどを用いてもよい
- 固定の際は指1本が入るくらいの余裕をもたせる
- 切り込みを入れたY字ガーゼをカニューレと皮膚の間に挿入する

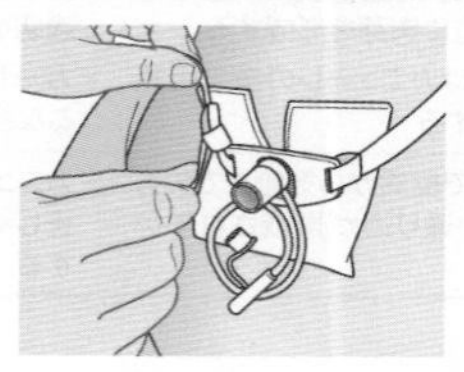

POINT

- 密着が不十分だとカニューレの逸脱をきたし，致命的となるため，注意が必要
- カニューレ，バンド接触部の皮膚トラブルに注意する

5. カフ圧

a. 適正カフ圧

- 20〜30 cmH_2O

b. カフ圧が過度な場合

- カフと接触している気道粘膜の壊死，出血や肉芽形成を生じ，食道や周囲血管との瘻孔をつくることがある．予防として，少なくとも1日1〜2回のカフエア抜きを行うとよい
- また，気管狭窄や反回神経麻痺，嚥下障害を招くこともあるため，必要に応じてカフ圧をチェックする

c. カフ圧が低すぎる場合

- 20 cmH_2O よりカフ圧が低い場合，人工呼吸器関連肺炎（VAP）との関連性が指摘されている．このため，カフ圧は適正に設定する

POINT

- カフ圧計は単位が cmH_2O のものが多いが，mmHg，hPa が併記されているものもある
  1 mmHg ≒ 1.36 cmH_2O，1 hPa ≒ 1 cmH_2O
- 在宅では，カフ圧計がないことが多く，シリンジで対応する場合もある．そのため，事前に病院などで適切な量（mL）を確認しておくとよい

6. スピーチカニューレ・スピーチバルブの取り扱いのポイント

- 痰を適宜吸引し，スピーチカニューレの閉塞を防止する
- 利用者の体動や接触によりパイプが偏位し，カニューレの先端が気管内壁と密着して呼吸障害が生じることがあるため，パイプとフレームの角度が適切かこまめに観察する．フレームと皮膚の間にガーゼを挟むことで，ある程度角度は調整可能

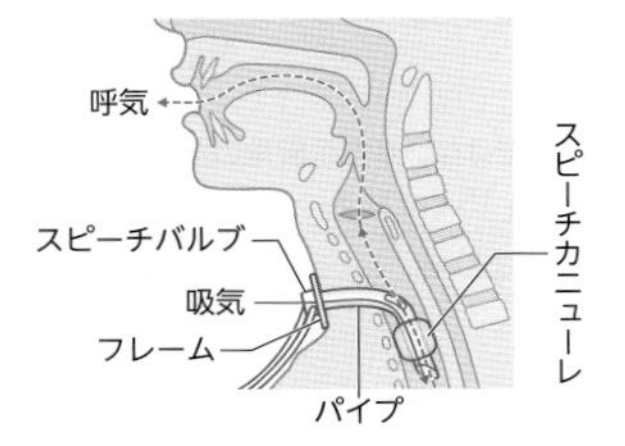

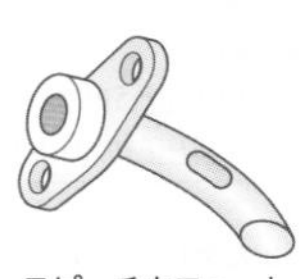

- スピーチバルブの弁に痰などの分泌物やホコリが入り込むと，異音が生じたり弁機能が損なわれることがあるため，定期的にバルブシートまたはバルブを交換する
- 発声訓練を目的としているため，睡眠時はバルブを外す

Memo

在宅酸素療法 (HOT)

1. 適応基準

- HOT 適応の対応疾患：高度慢性呼吸不全例，肺高血圧症，慢性心不全，チアノーゼ型先天性心疾患
- 高度慢性呼吸不全例のうち，対象となる人：動脈血酸素分圧 (Pa_{O_2}) 55 mmHg 以下の者，および Pa_{O_2} 60 mmHg 以下で睡眠時または運動負荷時に著しい低酸素血症をきたす者であって，医師が HOT が必要であると認めた者．なお，適応条件の判定には，パルスオキシメータによる経皮的動脈血酸素飽和度 (Sp_{O_2}) から推測した Pa_{O_2} を用いることが可能で，Sp_{O_2} 換算で 55 mmHg＝88%，60 mmHg＝90%となる

2. 管理上の注意事項（酸素供給装置の設置場所）

酸素濃縮器

- ごみの多い部屋は避ける
- タコ足配線を避ける
- 火気は 2 m 以内に近づけない場所（法的規制ではないが安全確保のため望ましい）
- 機器の吸入口・排出口の前後左右は少なくとも 15 cm 離す

液体酸素

- 親容器は重いためしっかりした土台の上に置く
- 通気性があり，高温にならない場所
- 火気は 2 m 以内に近づけない場所（法規制で指摘されている）．したがって，玄関が選択されることが多い
- 充填時の注意：親容器から子容器への充填の際はドアや窓を開けて通気をよくし，火気から 5 m 以上離れた場所で実施する．また，凍傷予防のため皮手袋を着用する

酸素ボンベ

- 通気性や環境温を 40℃以下に保つことや，近くに可燃物や火気を置かないことは液体酸素と同様
- 酸素ボンベは転倒しないように鎖などで固定しておく

POINT

- 酸素濃縮器を設置するのは，上述のように火気がなく，生活時間が長い場所．かつ，20 m まで延長できるチューブを用いれば，トイレ，洗面所，浴室など身体に負荷がかかる場面で酸素吸入が確実に行える場所とする
- ボンベ残量や残数の確認方法を指導しておく
- 緊急時や災害時の対応方法の確認・指導をしておく

3. 酸素ボンベ残量早見表（500 L酸素ボンベの場合）

圧力表示値 Mpa	14	13	12	11	10	9	8	7	6	5
kgf/cm²	140	130	120	110	100	90	80	70	60	50
酸素流量（L/分） 0.5	12時間40分	11時間40分	10時間50分	9時間50分	9時間	8時間	7時間10分	6時間20分	5時間20分	4時間30分
1	6時間20分	5時間50分	5時間20分	4時間50分	4時間30分	4時間	3時間30分	3時間10分	2時間40分	2時間10分
2	3時間10分	2時間50分	2時間40分	2時間20分	2時間10分	2時間	1時間40分	1時間35分	1時間21分	1時間8分
3	2時間	1時間50分	1時間40分	1時間39分	1時間30分	1時間21分	1時間12分	1時間3分	54分	45分
4	1時間35分	1時間28分	1時間21分	1時間14分	1時間8分	1時間1分	54分	47分	40分	34分
5	1時間16分	1時間10分	1時間5分	59分	54分	48分	43分	38分	32分	27分
6	1時間3分	58分	54分	49分	45分	40分	36分	31分	27分	
7	54分	50分	46分	42分	38分	34分	31分	27分		
8	47分	44分	40分	37分	34分	30分	27分			
9	42分	39分	36分	33分	30分	27分				
10	38分	35分	32分	29分	27分					

使用可能時間
- 46〜59分以下
- 30〜45分以下
- 30分未満（使用不可，ボンベ交換）

※酸素流量を表す数字は，1時間40分（100分）以上では整数一の位を切り捨て，1時間40分（100分）以下では小数点以下を切り捨てている

POINT

- 「いつの間にか残量が減っていた」「流量を設定しても開栓されていない」などのインシデントがよく見受けられる．アラームがないため，利用者・家族への十分な説明・指導が必要

4. 酸素投与器具

器具	特徴，注意点	酸素流量・吸入酸素濃度 (%)
鼻カニューレ	・安全・簡便で，食事や会話，痰の喀出が可能 ・常時，口呼吸をしている人には適さない ・流量が 6 L を超えても吸入酸素濃度の上昇は期待できない ・装着中の違和感が少なく，長時間の使用が可能 ・カニューレの閉塞や屈曲に注意する ・鼻腔が詰まっていると効果的な酸素投与が行えない	1 L/分・24% 2 L/分・28% 3 L/分・32% 4 L/分・36% 5 L/分・40% 6 L/分・44%
簡易酸素マスク	・酸素流量 5 L/分以下ではマスク内にたまった呼気ガスを再呼吸してしまうため，それ以上の流量で使用する ・Pa_{CO_2} 上昇の心配のない人に使用する ・顔面に密着させないと効果が得られない	5〜6 L/分・40% 6〜7 L/分・50% 7〜8 L/分・60%
開放型酸素マスク	・マスク本体が大きく開放されている ・圧迫感が少なく，会話がしやすい ・少ない流量でも CO_2 の再呼吸を防止できる ・開放型とはいえ，顔面に密着させないと効果は得られない	3 L/分・40% 5 L/分・50% 10 L/分・60%
リザーバ式酸素供給カニューレ (「オキシマイザー®」写真提供：日本ルフト株式会社)	・酸素供給がやわらかく，陽圧感がない ・マスクのような圧迫感がなく，装着したまま食事や会話が可能 ・標準カニューレより酸素を節約でき，酸素濃縮器に接続することもできる	1 L/分・32% 2 L/分・35% 3 L/分・39% 4 L/分・42% 5 L/分・45% 6 L/分・49% 7 L/分・52%
高流量鼻カニューレ(ハイフローネーザルカニューレ；HFNC) (「F & P Optiflow™ ＋鼻カニューレ」写真提供：Fisher & Paykel Healthcare 株式会社)	・総流量 60L/分まで酸素を供給できる ・在宅での使用においては 20〜30L/分で開始されることが多い ・マスクのような圧迫感がなく，装着したまま食事や会話が可能 ・きつく締めすぎないように注意し，発赤やびらん，潰瘍などの皮膚障害を防止する ・ストラップなどを用いて，鼻カニューレが適切な位置からずれないようにする．ずれた場合に備え，利用者自身が適切な位置に調整できるように指導しておく ・ボンベで対応できない ・専用の機器が必要	

5. 指導したい工夫 (文献 36 より転載)

a. 息切れを軽くするための日常生活動作

・労作前に腹式呼吸を行う．歩行や労作は呼気時に行う．労作後，再度，腹式呼吸で呼吸を整えるよう，一連の労作と呼吸法を指導し，実際に行えるようにする

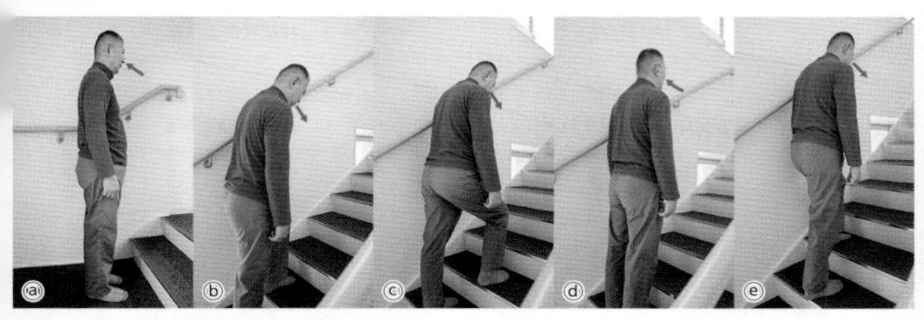

■エネルギーを節約する階段の昇降

ⓐ階段を上る前に息を深く吸い込む，ⓑ呼気の開始とともに 1 段上る，ⓒ 2 回目の呼気でもう 1 段上る，ⓓ一度上がるのをやめて両足をそろえる．再度息を深く吸い込む，ⓔ呼気に合わせ，再び 1 段上る．この動作を繰り返す

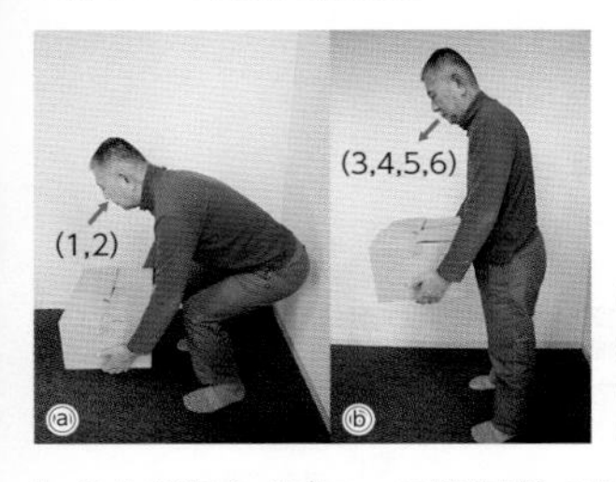

■労作と呼吸法

ⓐなるべく身体に近い所から荷物に手をかけ，1，2 のカウントで息を吸い込みながら持ち上げる，ⓑ 3～6 のカウントで息を吐きながら立ち上がる

b. 急な息切れ（パニック発作時）の対応法

・パニック発作時には，パニックコントロール呼吸が行えるように練習してもらう

➡座位の場合：やや前傾姿勢をとり，両手を両膝あたりに置いて身体を支える．発作的な呼吸困難がおさまるまで，口すぼめ呼吸または腹式呼吸を続ける (ⓐ)

➡立位の場合：壁などに上肢を付けてもたれかかり，頭部と身体を支える．呼吸困難をコントロールできるまで，口すぼめ呼吸または腹式呼吸を続ける (ⓑ)

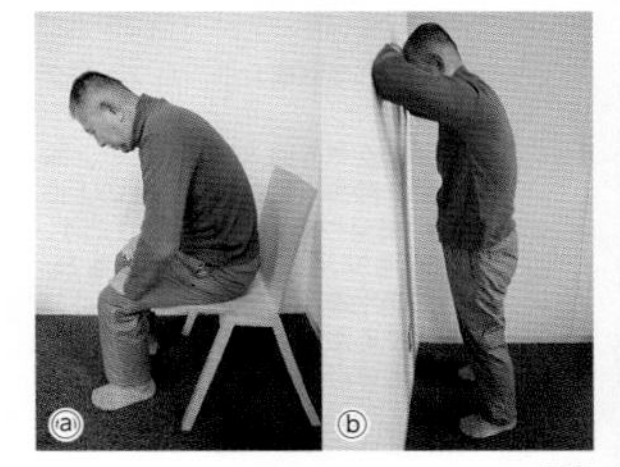

排痰ケア

1. 排痰ケアを実施するアルゴリズム (文献 37 より転載)

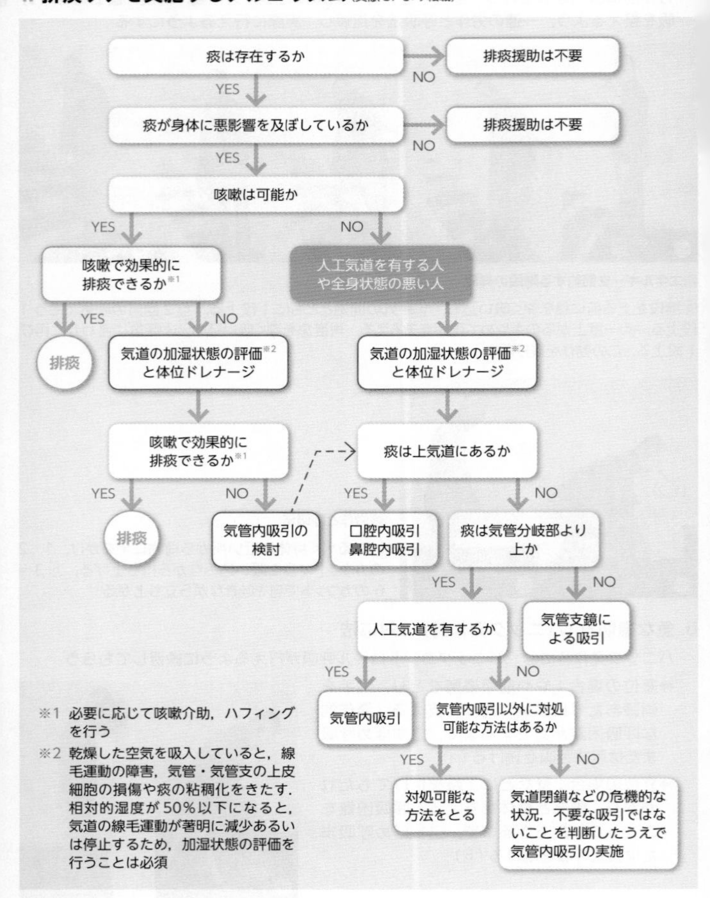

2. 体位ドレナージ

- 重力を利用して効率よく痰を喀出する方法．痰が貯留している部位を上部にもっていく体位を 5～15 分保持し，痰を中枢に移動させる（小児での注意点は次頁）

ドレナージの体位	分泌物の貯留部位	
	〈正面〉	〈側面〉
①左右の上葉肺尖区 S^1 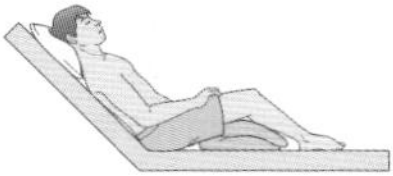	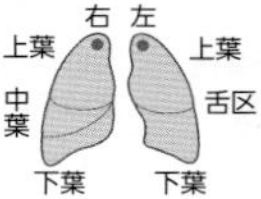 右 左 上葉 上葉 中葉 舌区 下葉 下葉	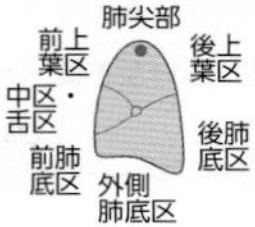 肺尖部 前上葉区 後上葉区 中区・舌区 後肺底区 前肺底区 外側肺底区
②右上葉～後上葉区 S^2 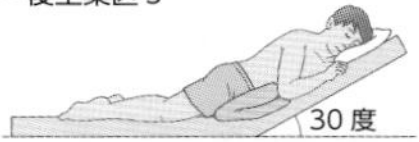 30 度	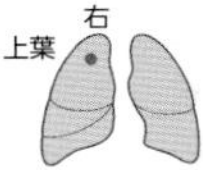 右 上葉	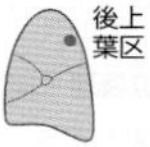 後上葉区
③右および左上葉～前上葉区 S^3 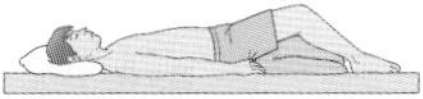	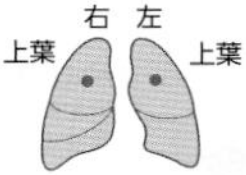 右 左 上葉 上葉	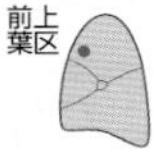 前上葉区
④右中葉～外側および内側中葉区 S^4，S^5 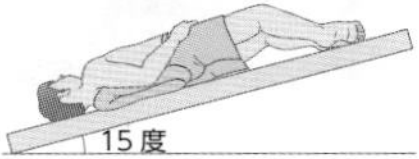 15 度	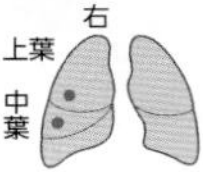 右 上葉 中葉	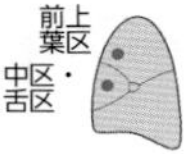 前上葉区 中区・舌区
⑤右および左下葉～上・下葉後上区 S^6 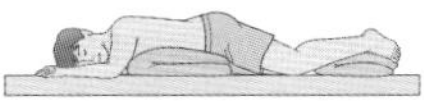	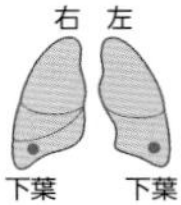 右 左 下葉 下葉	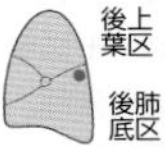 後上葉区 後肺底区
⑥左右下葉～前肺底区 S^8 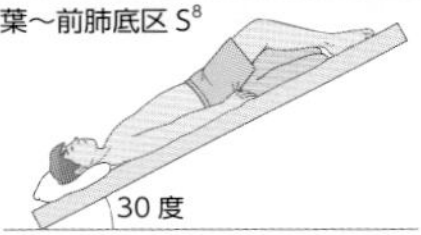 30 度	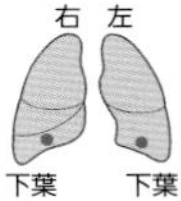 右 左 下葉 下葉	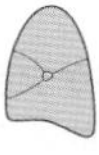
⑦右および左下葉～後肺底区 S^{10} 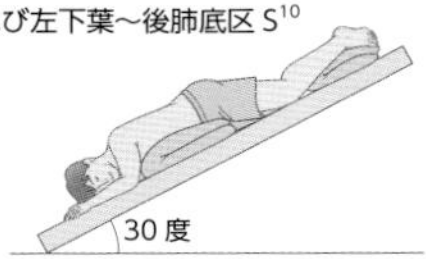 30 度	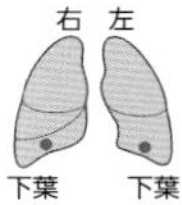 右 左 下葉 下葉	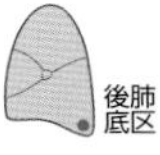 後肺底区

a. 小児

■体位ドレナージ実施上の注意

※表内の丸数字は前頁の図の番号を示す

体位ドレナージの体位	注意点
④右中葉〜外側および内側中葉区	脳内出血や嘔吐の危険が高いと判断される場合は頭低位を避け，左側臥位でスクイージングを併用
⑤右および左下葉〜上・下葉区	腹臥位にすると，特に乳児では窒息の危険があるため，必ず看護師の監督下で行う
⑥左右下葉〜内側肺底区	脳内出血や嘔吐の危険が高いと判断される場合は頭低位を避け，スクイージングを併用
⑦右および左下葉〜後肺底区	⑤・⑥に同じ

■体位管理－腹臥位の例

- 関節可動域に注意し，筋緊張がとれた安楽なポジショニングを心がける
- 肺が広がるようにし，胸郭周りが縮こまらないよう注意する

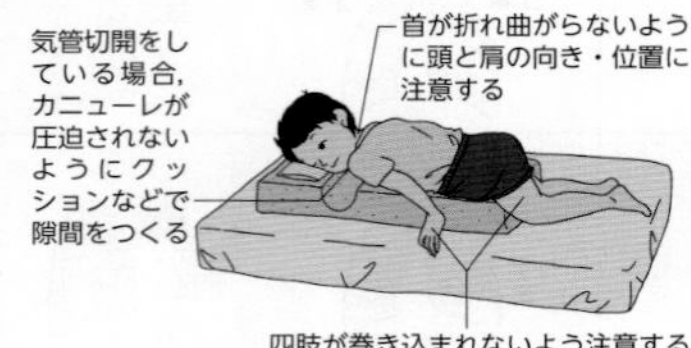

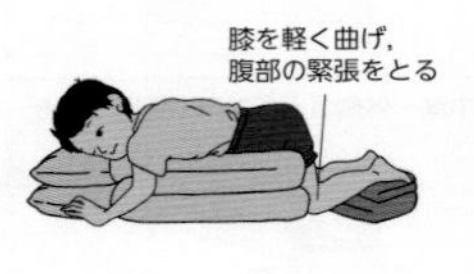

■腹臥位で体位ドレナージを行う場合の注意点

- 必ずモニター管理または直接監視下で行う
- 気道管理，気管切開カニューレや呼吸回路，医療デバイスでの皮膚損傷に注意する
- 頸部や肩などに可動域制限がある場合には，無理して頭を横に向けなくてよい
- 開眼したままの場合，ワセリンやラップ保護をして角膜・結膜が傷つかないようにする

3. 排痰ケア手技

a. 徒手的咳嗽介助法

- 咳嗽のタイミングに合わせて，呼息時に下部胸部を圧迫する

b. ハフィング

1 座位をとり，前かがみの姿勢をとる（ⓐ）

2 深く吸気を行い，そのまま 2〜3 秒息を止める（ⓑ）

3 口を軽く開け，下腹部に力を入れて「ハーッ」「ハーッ」と 2〜3 回強く息を吐き出す（ⓒ）

4 上記 2 3 を 2〜3 回繰り返し，咳が出たら休んで呼吸を整える

ⓐ
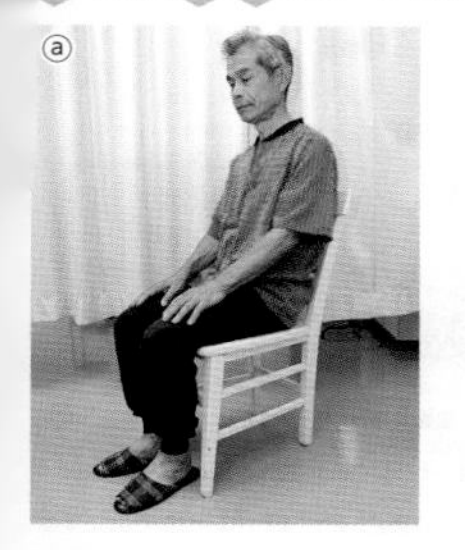
ⓑ
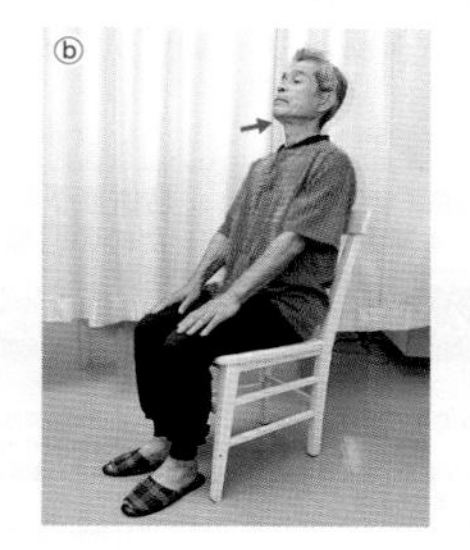
ⓒ
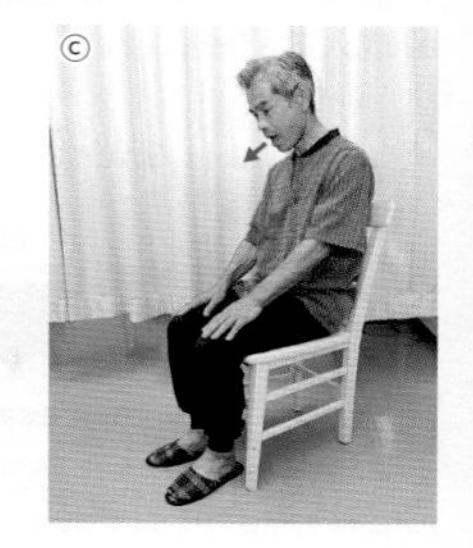

- 注意点として，術後の手術創がある場合は介助者が創部を押さえ，保護しながら行う

c. スクイージング

- 体位ドレナージと同様に，気道分泌物の貯留位置を把握したうえで排痰体位をとり，適切な部位に実施する

①上葉へのスクイージング		③中葉へのスクイージング	
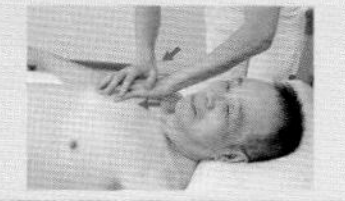	仰臥位．第 4 肋骨より上部に手を重ね置く．斜め下方に圧迫する	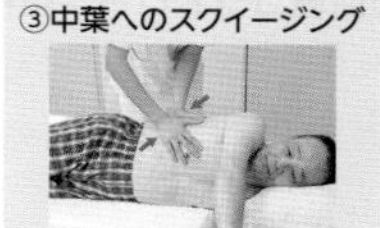	②と同じ体位．前胸部側の手は第 4 肋骨から第 6 肋骨に挟まれた部位に，背部側の手は肩．吸気時に緩める
②下葉へのスクイージング		④後肺底区へのスクイージング	
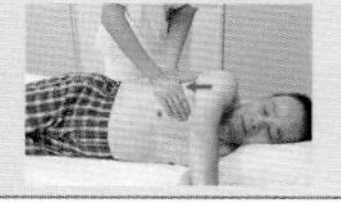	患側を上にした側臥位． 中腋窩線と第 8 肋骨の交点より上に手を置く．呼気時に押し下げ，吸気時に緩める	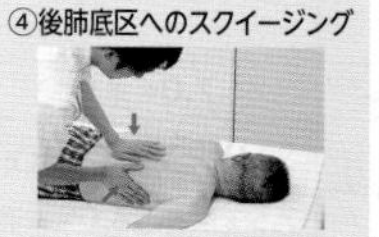	背側の手は第 10 肋骨より上，側胸部の手は中腋窩線と第 8 肋骨の交点より上に置く．背側は背中に垂直に圧迫し，側胸部は横方向

4. 排痰補助装置

- 在宅人工呼吸療法（HMV）を行っている利用者は，気管切開の刺激や陽圧換気の影響で痰が増えるとともに，咳嗽能力が低下し，痰の喀出が困難であることが多い
- 体位ドレナージや咳嗽補助などで排痰できない場合，排痰補助装置（MAC）を用いる方法がある．MAC は，肺に一定時間陽圧をかけて肺胞を拡張させた後，急激に陰圧に切りかえることで咳嗽と同じような空気の流れを発生させ，末梢側にあった痰を中枢側に移動させる
- 機種によっては高頻度胸壁振動法の設定を入れることができるものもあり，組み合わせることでより高い排痰効果が得られやすい

糖尿病治療が必要な人

生活習慣の見直し（食事療法，運動療法）

1. 血糖コントロール目標（HbA1c 値）

a. 成人の糖尿病（文献 38 より転載）（※ 65 歳以上の高齢者については，見出し b を参照）

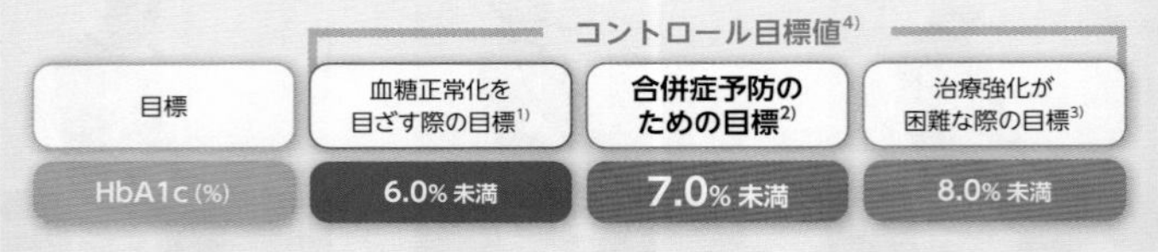

治療の目標は，年齢，罹病期間，臓器障害，低血糖の危険性，サポート体制などを考慮して個別に設定する．

注1）適切な食事療法や運動療法だけで達成可能な場合，または薬物療法中でも低血糖などの副作用なく達成可能な場合の目標とする．

注2）合併症予防の観点から HbA1c の目標を 7%未満とする．対応する血糖値としては，空腹時血糖値 130 mg/dL 未満，食後 2 時間の血糖値が 180 mg/dL 未満をおおよその目安とする．

注3）低血糖などの副作用，その他の理由で治療の強化が難しい場合の目標とする．

注4）いずれも成人に対しての目標値であり，また妊娠例は除くものとする．

POINT

- 目標血糖値を設定する計算式は下記のとおり

▶平均血糖値（mg/dL）＝28.7×目標の HbA1c（%）－46.7 ≒（目標の HbA1c－2）×30

b. 高齢者糖尿病の血糖コントロール目標（HbA1c 値）（文献 39 より転載）

		カテゴリーⅠ		カテゴリーⅡ	カテゴリーⅢ
患者の特徴・健康状態注1)		① 認知機能正常 かつ ② ADL 自立		① 軽度認知障害～軽度認知症 または ② 手段的 ADL 低下，基本的 ADL 自立	① 中等度以上の認知症 または ② 基本的 ADL 低下 または ③ 多くの併存疾患や機能障害
重症低血糖が危惧される薬剤（インスリン製剤，SU 薬，グリニド薬など）の使用	なし注2)	7.0% 未満		7.0% 未満	8.0% 未満
	あり注3)	65 歳以上 75 歳未満 7.5% 未満（下限 6.5%）	75 歳以上 8.0% 未満（下限 7.0%）	8.0% 未満（下限 7.0%）	8.5% 未満（下限 7.5%）

治療目標は，年齢，罹病期間，低血糖の危険性，サポート体制などに加え，高齢者では認知機能や基本的 ADL，手段的 ADL，併存疾患なども考慮して個別に設定する．ただし，加齢に伴って重症低血糖の危険性が高くなることに十分注意する．

注 1：認知機能や基本的 ADL（着衣，移動，入浴，トイレの使用など），手段的 ADL（IADL：買い物，食事の準備，服薬管理，金銭管理など）の評価に関しては，日本老年医学会のホームページ（http://www.jpn-geriat-soc.or.jp/）を参照する．エンドオブライフの状態では，著しい高血糖を防止し，それに伴う脱水や急性合併症を予防する治療を優先する．

注 2：高齢者糖尿病においても，合併症予防のための目標は 7.0%未満である．ただし，適切な食事療法や運動療法だけで達成可能な場合，または薬物療法の副作用なく達成可能な場合の目標を 6.0%未満，治療の強化が難しい場合の目標を 8.0%未満とする．下限を設けない．カテゴリーⅢに該当する状態で，多剤併用による有害作用が懸念される場合や，重篤な併存疾患を有し，社会的サポートが乏しい場合などには，8.5%未満を目標とすることも許容される．

注 3：糖尿病罹病期間も考慮し，合併症発症・進展阻止が優先される場合には，重症低血糖を予防する対策を講じつつ，個々の高齢者ごとに個別の目標や下限を設定してもよい．65 歳未満からこれらの薬剤を用いて治療中であり，かつ血糖コントロール状態が図の目標や下限を下回る場合には，基本的に現状を維持するが，重症低血糖に十分注意する．グリニド薬は，種類・使用量・血糖値等を勘案し，重症低血糖が危惧されない薬剤に分類される場合もある．

【重要な注意事項】

糖尿病治療薬の使用にあたっては，日本老年医学会編「高齢者の安全な薬物療法ガイドライン」を参照すること．薬剤使用時には多剤併用を避け，副作用の出現に十分に注意する．

POINT

- 重症低血糖が危惧される場合，目標下限値を設定し，より安全な治療を行う

2. 適正エネルギー量の計算

- 糖尿病をもつ人は1日に摂取するエネルギー量を必要最小限に抑える必要があり，1日に必要な最小エネルギー量を「適正エネルギー量」という
- 適正エネルギー量の求め方の手順は以下のとおり

1 標準体重を算出する

▶計算式：22×〔身長 (m)〕^{2}＝標準体重 (kg)

【例】身長が 170 cm の場合→ 22×〔1.7〕^{2}＝63.58 (kg)

2 「日常の労作の程度と消費エネルギー」の表で，最も該当する「1日の消費エネルギー/標準体重 (kg)」を選択

【例】高齢者の場合→表の「1日の消費エネルギー/標準体重 (kg)」は 25～30 kcal

■日常の労作の程度と消費エネルギー (文献 40 より転載)

労作の強度	職種や状態	1日の消費エネルギー/標準体重 (kg)
軽い	高齢者，専業主婦 (乳幼児保育なし)，管理職，一般事務職 (短距離通勤)，研究職，作家	25～30 kcal
中等度	主婦 (乳幼児保育)，外交・集金員，一般事務職 (長距離勤務)，教員，医療職，製造業，小売店主，サービス業，販売業，輸送業	30～35
やや重い	農耕作業，造園業，漁業，運搬業，建築・建設業	35～40
重い	農耕・牧畜・漁業のハイシーズン，建築・建設作業現場，スポーツ選手	>40

3 「標準体重」に「1日の消費エネルギー/標準体重 (kg)」をかけ，適正エネルギー量を算出

▶計算式：「標準体重 (kg)」×「1日の消費エネルギー/標準体重 (kg)」＝適正エネルギー量 (kcal)

【例】身長が 170 cm の高齢者で，「標準体重」が 63.58 kg，「1日の消費エネルギー/標準体重 (kg)」は 25 kcal の場合→ 63.58×25＝1589.5 (kcal)

POINT

- 標準体重と利用者の理想体重は必ずしも一致しない．在宅の現場では，現在の体重，20歳前後の頃の体重，既往最大体重，体脂肪率，骨格筋の発達具合をもとに，総合的かつ柔軟性をもって目標体重，理想体重を決定する
- 肥満の人では，数 kg の減量で耐糖能が正常化することもまれではなく，目標体重と理想体重が一致しないことが多い
- 日本糖尿病学会では，「適正エネルギー量の 50～60%を炭水化物から摂取し，さらに食物繊維が豊富な食物を選択する．タンパク質は標準体重 1 kg あたり 1.0～1.2 g とし，残りを脂質とすることが望ましい」としている (※タンパク制限をしている人もいるため，その場合，個別に調整が必要)

3. 運動療法

- 食後の血糖値を下げる「急性効果」とインスリン抵抗性を改善する「慢性効果」がある
- 適切な運動量については，一般に，最大酸素消費量の 40%前後，自覚的運動強度（RPE）10〜12 の運動を 1 回 15〜30 分，週 3 回以上行うことが望ましいとされている

■運動エネルギー交換表（文献 41 より転載）

運動の強さ	1 単位あたりの時間	該当する運動とエネルギー消費量（kcal/kg/分）
非常に軽い	30 分間程度	散歩 0.0464，乗り物（電車・バス立位）0.0375，炊事 0.0481，家事（洗濯・掃除）0.0471〜0.0499，一般事務 0.0304，買い物 0.0481，草むしり 0.0552
軽い	20 分間程度	歩行（70 m/分）0.0623，階段（降りる）0.0658，雑巾がけ 0.0676，自転車（平地）0.0658，入浴 0.0606，ラジオ体操 0.0552〜0.1083
中等度	10 分間程度	ジョギング（軽い）0.1384，階段（昇る）0.1349，自転車（坂道）0.1472，登山 0.1048〜0.1508，スケート 0.1437，バレーボール 0.1437，歩くスキー0.0787〜0.1348
強い	5 分間程度	バスケットボール 0.2588，水泳（平泳ぎ）0.1968，マラソン 0.2959，縄跳び 0.2667，ラグビー（フォワード）0.2234，剣道 0.2125

※ 1 単位は 80 kcal 消費相当

■運動処方のための運動強度の捉え方（文献 42 をもとに作成）

自覚的運動強度（RPE※）（強度の感じ方，その他の感覚を参考に RPE 点数を決める）		
強度の感じ方	その他の感覚	RPE 点数
最高にきつい	身体全体が苦しい	20　19
非常にきつい	無理，100%と差がないと感じる，若干言葉が出る，息がつまる	18　17
きつい	続かない，やめたい，のどが渇く，がんばるのみ	16　15
ややきつい	どこまで続くか不安，緊張，汗びっしょり	14　13
やや楽である	いつまでも続く，充実感，汗が出る	12　11
楽である	汗が出るか出ないか，フォームが気になる，もの足りない	10　9
非常に楽である	楽しく気持ちよいがまるでもの足りない	8　7
最高に楽である	じっとしているより動いたほうが楽	6　5

※ RPE：rate of percevied exertion

- 運動療法について，『糖尿病治療ガイド 2022-2023』では「有酸素運動は中強度（3METs）で週に 150 分かそれ以上，週に 3 回以上，運動をしない日が 2 日間以上続かないように行い，レジスタンス運動は連続しない日程で週に 2〜3 回行うことがそれぞれ勧められ，禁忌でなければ両方の運動を行う」と記載されている[43]

※ METs の詳細については p174 を参照

薬物療法

主な内服薬 (文献 44，45 をもとに作成)

薬剤名(商品名)	副作用	注意点	投与忘れ
1. スルホニル尿素(SU)薬			
グリベンクラミド(オイグルコン®)，グリメピリド(アマリール®)	薬剤量が極少量でも低血糖を起こすことがあり，SU 薬の低血糖は遷延しやすい．使用継続の中で二次無効が起こる	低血糖が遷延しやすいため，対応の指導に十分な注意が必要．特に高齢者や肝・腎障害のある人では注意	飲み忘れた回をとばし，次回 1 回分を服用
2. 速効型インスリン分泌促進薬(グリニド系)			
ミチグリニドカルシウム水和物(グルファスト®)	低血糖に注意．特に肝・腎障害のある人では低血糖を起こすおそれがあるため，慎重に使用	1 日 3 回，必ず食直前に投与．食前 30 分投与では食事開始前に低血糖を起こす可能性がある	食事を始めた後に飲み忘れに気づいた場合は，飲み忘れた回をとばし，次の食直前に服用
3. DPP-4 阻害薬			
ビルダグリプチン(エクア®)，アログリプチン安息香酸塩(ネシーナ®)，リナグリプチン(トラゼンタ®)	単独投与では低血糖は起こしにくいが，SU 薬との併用で重篤な低血糖を起こす．急性膵炎，腸閉塞，高度な便秘に注意	SU 薬で治療中の人に DPP-4 阻害薬を追加投与する場合，SU 薬の減量が望ましい．特に高齢者(65 歳以上)，軽度腎機能低下(Cr 1.0 mg/dL 以上)，あるいは両方が併存する場合は減量が必須	気づいた時に 1 回分を服用．次回の服用時間が近い場合は服用せず，次の服用時間に 1 回分を服用
4. α-グルコシダーゼ阻害薬			
ボグリボース(ベイスン®)，ミグリトール(セイブル®)	腹部膨満感，放屁の増加，下痢などが認められる．高齢者や開腹手術のある人では，腸閉塞などの重篤な副作用が起こることがある	食後では効果が大きく減弱するため，必ず食直前に内服する．二糖類から単糖類に分解する過程を阻害しているため，低血糖時には必ずブドウ糖で対応	食後，時間が経っている場合は，飲み忘れた回をとばし，次回に 1 回分を服用
5. SGLT-2 阻害薬			
イプラグリフロジン L-プロリン(スーグラ®)，カナグリフロジン水和物(カナグル®)	尿路感染症・性感染症(特に女性)の発現に注意．頻尿・多尿による体液量の減少，脱水症	高齢者や痩せ型の人ではサルコペニアが進み，体重が減少してしまう．シックデイ時には服用を中止．血糖値が高くないケトアシドーシスに注意が必要	飲み忘れた回をとばし，次回に 1 回分服用
6. チアゾリジン薬			
ピオグリタゾン塩酸塩(アクトス®)	浮腫の出現や体重増加．膀胱がんリスクの増加	水分貯留を示す傾向にあり，心不全がある人，心不全の既往者には使用しない．体重増加しやすいため，食事療法を確実に実施することが大切	昼までにできるだけ早く 1 回分を服用．昼過ぎに気づいた場合は，飲み忘れた回をとばし，次の時間に 1 回分を飲む．激しい運動後や空腹時は低血糖のおそれがあるため，服用をとばす

薬剤名(商品名)	副作用	注意点	投与忘れ
7. ビグアナイド(BG)薬			
メトホルミン塩酸塩(メトグルコ®)	重篤な副作用は，乳酸アシドーシス．肝・腎・心・肺機能障害のある人，循環障害を有する人，脱水，大量飲酒者，手術前後，インスリンの絶対適応のある人，栄養不良，下垂体・副腎機能不全者には使用しない	発熱や下痢など脱水のおそれがある時には休薬．ヨード造影剤投与2日前から投与を中止し(緊急検査時は除く)，検査後48時間は投与再開しない	飲み忘れた回をとばし，次回に1回分を服用
8. 配合薬			
ミチグリニドカルシウム水和物・ボグリボース(グルベス®)		第一選択薬として用いることができない	飲み忘れた回をとばし，次回に1回分を服用

※1と2はインスリン分泌促進薬，3はインクレチン関連薬，4と5は糖吸収・排泄調節薬，6と7はインスリン抵抗性改善薬に分類される

2. GLP-1受容体作動薬，配合薬

薬剤名(商品名)		用法・用量	主な副作用
GLP-1受容体作動薬	デュラグルチド(トルリシティ®皮下注0.75 mgアテオス®)	0.75 mgを週に1回皮下注射	低血糖，急性膵炎，腸閉塞，便秘，悪心，下痢
	セマグルチド(オゼンピック®皮下注0.25・0.5・1.0 mg SD)	週1回0.5 mgを維持用量とし，皮下注射．週1回0.25 mgから開始し，4週間投与した後，週1回0.5 mgに増量	低血糖，急性膵炎，食欲減退，悪心・嘔吐，下痢，便秘
	リラグルチド(ビクトーザ®皮下注18 mg)	0.9 mgを維持用量とし，1日1回朝または夕に皮下注射．1日1回0.3 mgから開始し，1週間以上の間隔で0.3 mgずつ増量	低血糖，急性膵炎，便秘，悪心，食欲減退，下痢，甲状腺結節
	エキセナチド(バイエッタ®皮下注5 μg・10 μgペン300)	1回5 μgを1日2回朝・夕食前に皮下注射．投与開始から1か月以上の経過観察後，1回10 μg，1日2回投与に増量可能	低血糖，腎不全，急性膵炎，アナフィラキシー，悪心・嘔吐，食欲減退，便秘，下痢，頭痛
商品名		**用法・用量**	**主な副作用**
配合薬	ゾルトファイ®配合注フレックスタッチ®(トレシーバ®/ビクトーザ®)	一定の時刻に1日1回皮下注射．初期は1日1回10ドーズ※1．最大用量は50ドーズ/日以下	低血糖，アナフィラキシー，急性膵炎，便秘，食欲減退，悪心・嘔吐，下痢
	ソリクア®配合注ソロスター®(ランタス®/リキスミア®)	1日1回朝食前に皮下注射．初期は1日1回5～10ドーズ※2．最大用量は20ドーズ/日以下	

※1 1ドーズ＝トレシーバ®1単位：ビクトーザ®0.036 mg
※2 1ドーズ＝ランタス®1単位：リキスミア®1 μg

.インスリン製剤

分類	商品名	作用発現時間	最大作用時間	作用持続時間	注射時間
超速効型	ノボラピッド注フレックスタッチ	10〜20 分	1〜3 時間	4〜5 時間	食直前
	ノボラピッド注イノレット				
	ヒューマログ注ミリオペン	15 分未満	1〜3 時間	約 5 時間	
	アピドラ注ソロスター				
速効型	ノボリン R 注フレックスペン	約 30 分	1〜3 時間	約 8 時間	食前 30 分
	ヒューマリン R 注ミリオペン	30 分〜 1 時間		5〜7 時間	
配合溶解	ライゾデグ配合注フレックスタッチ※1	10〜20 分	1〜3 時間	>42 時間	食直前 1 日 1〜2 回
混合型 (超速効 +中間)	ノボラピッド 30・50 ミックス注フレックスペン	10〜20 分	1〜4 時間	約 24 時間	食直前
	ヒューマログミックス 25 注ミリオペン	15 分未満	1〜6 時間	18〜24 時間	
	ヒューマログミックス 50 注ミリオペン		1〜4 時間		
混合型 (速効 +中間)	ノボリン 30 R 注フレックスペン	約 30 分	2〜8 時間	約 24 時間	食前 30 分
	イノレット 30 R 注				
	ヒューマリン 3/7 注ミリオペン	30 分〜 1 時間	2〜12 時間	18〜24 時間	
中間型	ノボリンN注フレックスペン	約 1.5 時間	4〜12 時間	約 24 時間	1 日 1〜2 回 一定時刻
	ヒューマリンN注ミリオペン	1〜3 時間	8〜10 時間	18〜24 時間	
持効型 溶解	レベミル注フレックスペン	約 1 時間	3〜14 時間	約 24 時間	1 日 1 回 一定時刻
	レベミル注イノレット				
	トレシーバ注フレックスタッチ	該当なし (定常状態)	明らかな ピークなし	>42 時間	
	ランタス注ソロスター	1〜2 時間		約 24 時間	
	インスリングラルギン BS 注ミリオペン「リリー」				
	ランタス XR 注ソロスター※2			>24 時間	

※1 トレシーバ7：ノボラピット 3 の割合で配合された製剤
※2 このインスリンは唯一 1.5 mL=450 単位含有製剤で，他のインスリンと濃度が異なるため，シリンジでインスリンを抜き取らないこと (作用時間がランタスよりも安定的)

(参考：日本糖尿病学会インスリン一覧)

POINT

- 在宅療養でインスリン量を調整していく場合，低血糖症状の観察や対応を正しく指導することが非常に大切．本人・家族のみならず，ヘルパーなどの他職種にも周知し，チームで関わっていくことが重要

対応

1. 急性合併症

- 糖尿病の急性合併症には，低血糖，糖尿病ケトアシドーシス，高浸透圧高血糖状態がある
- 意識障害がみられたら，血糖値の測定を確実に行う

a. 低血糖（症状とその対策）（文献 46 より転載）

血糖値の目安（mg/dL）	症状	対策
40〜50	空腹感，軽い頭痛，あくび	ジュースを 1/2〜1 本飲んで様子をみる．5 分経っても症状が改善しない時は，クッキーやスナック菓子を食べる
30〜40	あくび，だるい，無表情，会話の停滞，学習力減退，冷汗，脈が多い，腹痛，ふるえ，顔面蒼白または紅潮	グルコース 10 g 相当の食べ物とクッキーや小さなおにぎりをとる．20〜30 分経っても低血糖症状が続く時は，グルコース 20〜40 g 相当の食べ物（ジュース，ブドウ糖，クッキーなど）をとる
25〜30	（低血糖昏睡前期）奇異な行動，意識消失	グルカゴン注射，意識がある時はブドウ糖 20〜40 g を補う．グルカゴンで回復しない時は病院へ搬送
25 以下	けいれん，深い昏睡	病院でグルコースの注射と点滴を受ける

※血糖値と症状の関係は症例によって異なっており，この表は平均的な場合を示している

b. 糖尿病ケトアシドーシス，高浸透圧高血糖状態

- 糖尿病ケトアシドーシスの病態は，インスリンの極度の欠乏とそれに伴う高血糖・高ケトン血症．高浸透圧高血糖状態の病態は，脱水とインスリンの不足

糖尿病ケトアシドーシス	
身体所見	脱水（皮膚，口腔粘膜の乾燥），血圧低下，頻脈，アセトン臭，クスマウル大呼吸
前駆症状	激しい口渇，多飲，多尿などの高血糖症状，悪心・嘔吐，腹痛などの消化器症状
鑑別を要する疾患	脳血管障害，低血糖，他の代謝性アシドーシス，急性胃腸障害，肝膵疾患，急性呼吸障害
注意すべき合併症（治療経過に起こりうるもの）	脳浮腫，腎不全，急性胃拡張，低カリウム血症，急性感染症
高浸透圧高血糖状態	
身体所見	脱水（皮膚，口腔粘膜の乾燥），血圧低下，循環虚脱，けいれん，振戦
前駆症状	明確かつ特異的なものに乏しい，倦怠感，頭痛，消化器症状
鑑別を要する疾患	脳血管障害，低血糖，けいれんを伴う疾患
注意すべき合併症（治療経過に起こりうるもの）	脳浮腫，脳血管障害，心筋梗塞，肺動脈血栓症，横紋筋融解症，肺炎，消化管出血，腎不全

- シックデイ（急性感染症や消化器障害によって急激に代謝異常をきたし，良好な血糖コントロールが得られなくなること）への対処法について十分に指導し，未然に防ぐ

■シックデイへの対処法（文献 47 より転載）

❶通常量のインスリン注射を継続すること．食事ができないからといってインスリンを中止しない

❷血糖または尿糖を 4～6 時間ごと（毎食前および就寝前）に確認する

❸尿糖が陽性（+）または血糖値が 200 mg/dL の場合は，尿中ケトン体も確認する．ケトン体が陽性の場合はインスリン量を増やす．その場合は，6 時間ごとに速効型（超速効型）インスリンを 4～6 単位（1 日の指示インスリン量の 1/5 程度）追加注射する

❹水分を 2 時間ごとに摂取する．1 日に 1,500～2,000 mL の水分を摂取する．水・お茶・スポーツドリンク・ジュース・果汁など，どのようなものでもかまわない．悪心や下痢のある場合でも少量（100～200 mL）ずつ頻回に水分を摂取する．悪心のない場合は，おかゆ・おじやなど，消化のよいものを摂取する

❺安静を保つ

❻摂取水分量・血糖値を記録する

POINT

- 外出先で低血糖が起こる場合に備え，常に糖尿病手帳とブドウ糖・砂糖を携帯するように指導する
- 日々の自己血糖測定で高血糖や低血糖がみられた場合には，訪問看護師や主治医に報告するように伝える

2. 行動変容のステージに応じた関わり方

■ Prochaska-石井のセルフケア行動の 5 段階の変化ステージ（文献 48，49 をもとに作成）

ステージ	状況	発言の例	介入・関わり
前熟考期	6 か月以内に行動を変えようと考えていない	考えてみたこともない，全く知らない	問題の認識を援助し，関心を高める．社会教育，マスコミによって一般的知識を高める
熟考期	6 か月以内に行動を変えようと考えている	やったほうがいいかな?	正しい知識を十分供給する．家族や他の影響力を利用し，本人に健康行動の実行を促すようにする（社会資源の利用）
準備期	1 か月以内に行動を変えようと考えている	まだ十分ではないけど，ちょっとだけやってみた	この時期は心が揺れ動き，自己効力が弱いため，それを高めるようにする．行動学的手法を用いる
行動期	行動を変えて 6 か月未満である	いよいよやることにした（一方，毎日がやめたい誘惑との闘い）	この時期では比較的積極的に自己管理の技術と知識を獲得しようとするため，学習の機会を設ける．また，実行を妨げる要因を 1 つずつ解決できるように話し合う（問題解決技術の提示）
維持期	行動を変えて 6 か月以上である	だいぶ慣れた（一方，誘惑との闘いは続いている）	本人にとって，維持期の始まりは最も エネルギーを要する．自己効力を高めるために医療チームなどによるサポートを十分に行う
再発	以前の状態に戻る		

※行動目標を食事順守，運動，服薬，インスリン療法など，個別に適用する必要がある

透析治療を受けている人

基本事項

1. CKD の重症度分類

- 慢性腎臓病 (CKD) の重症度は，原因 (Cause：C)，腎機能 (GFR：G)，蛋白尿 (アルブミン尿：A) による CGA 分類で評価する
- CKD における死亡，末期腎不全，心血管死亡発症のリスクは，緑■のステージを基準に，黄■，オレンジ■，赤■の順にステージが上昇するほど高くなる

蛋白尿　右へいくほど悪化

腎機能 (GFR区分)　下へいくほど悪化

原疾患		蛋白尿区分		A1	A2	A3
糖尿病		尿アルブミン定量 (mg/日)		正常	微量アルブミン尿	顕性アルブミン尿
		尿アルブミン/Cr 比 (mg/gCr)		30 未満	30〜299	300 以上
高血圧・腎炎・多発性嚢胞腎・移植腎・不明・その他		尿蛋白定量 (g/日)		正常	軽度蛋白尿	高度蛋白尿
		尿蛋白/Cr 比 (g/gCr)		0.15 未満	0.15〜0.49	0.5 以上
G1	GFR 区分 (mL/分/1.73 m^2)	正常または高値	≥90	低	軽	中
G2		正常または軽度低下	60〜89	低	軽	中
G3a		軽度〜中等度低下	45〜59	軽	中	高
G3b		中等度〜高度低下	30〜44	中	高	高
G4		高度低下	15〜29	高	高	高
G5		末期腎不全 (ESKD)	<15	高	高	高

重症度別の対策のポイント

G1　G2

軽症：生活習慣を改善し，進行を食い止める
- ステージ G1，G2 では症状はない
- 定期的に尿・血液検査を行い，検査値の悪化がないことを確認
- 禁煙，運動，食事療法など，生活習慣の改善に努める

G3a　G3b

中等症：G3 以降は専門医による治療が必要
- ステージ G3a では症状はほとんど認めない
- G3b になると，CKD に関連するさまざまなリスク（全死亡，心血管死亡，末期腎不全への進行，急性腎障害）が急激に増加
- G3b では尿毒症に伴う合併症を発症しはじめる．CKD の一般的な治療を強化するとともに，心血管障害などの合併症の有無を検査

G4　G5

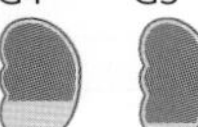

重症：腎機能が著しく低下した場合は腎代替療法の準備も検討する
- ステージ G4，G5 では上記に加え，腎性貧血，アシドーシス，高リン血症などに対して治療を行う
- 腎代替療法（血液透析，腹膜透析，腎移植）の説明を行う

3. 腎代替療法（血液透析，腹膜透析）（文献 50 より転載，一部改変）

- 血液透析は，バスキュラーアクセスを使用し，血液を体外循環させ，ダイアライザー内で老廃物および水分の除去を行う
- 腹膜透析は，腹膜を利用して老廃物の除去，除水を行う．腹腔内にカテーテルを埋め込み，透析液を注入し，一定時間滞留後に排液する

血液透析（HD）

血液を体外のダイアライザーに通した後，体内に戻す

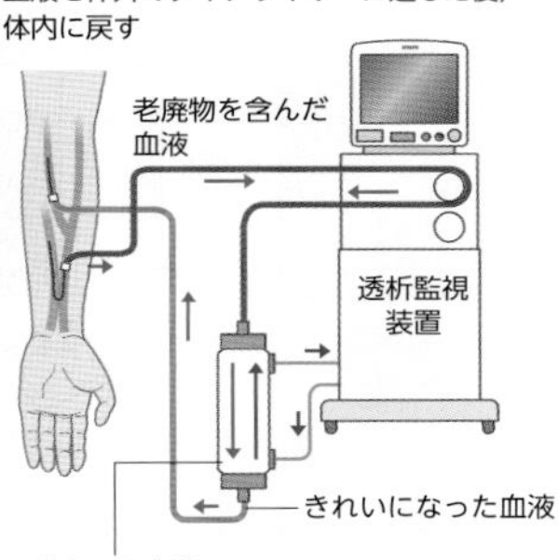

腹膜透析（PD）

①透析液を注入する
②4～8時間後，透析液を体外へ出す

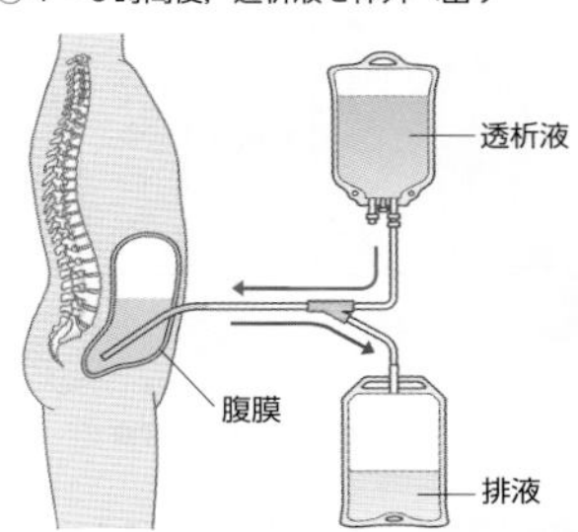

	血液透析（HD）（例）	腹膜透析（PD）（例）
透析場所	医療施設（家庭で実施する場合も）	自宅・職場
透析操作	透析室スタッフ	利用者自身（+介助者）
通院回数	週 3 回程度	月 1～2 回
治療頻度	週 3 回程度	毎日
手術	シャント造設術	PD カテーテル留置術
社会復帰	可能	有利
食事管理	重要	自尿があれば緩和
残存腎機能	早期に低下	保持されやすい
循環動態への影響	大きい	少ない
旅行	自由（通院透析施設の確保が必要）	自由（透析液・装置の準備が必要）
スポーツ	シャントに負担がかからないように	腹圧がかからないように
妊娠・出産	困難を伴う	困難を伴う
感染の注意	必要	必要
入浴	・透析後はシャワーが望ましい ・非透析日は自由 ・カフ型カテーテルでは保護が必要	カテーテルの保護が必要
その他の留意点	・バスキュラーアクセスの問題（閉塞，感染，出血，穿刺痛，ブラッドアクセス作製困難） ・除水による血圧低下	・腹部症状 ・カテーテル感染・異常 ・腹膜炎の可能性 ・蛋白の透析液への喪失 ・腹膜の透析膜としての寿命（約 10 年）

4. 腹膜透析の原理（拡散と浸透）

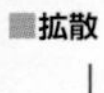

■拡散

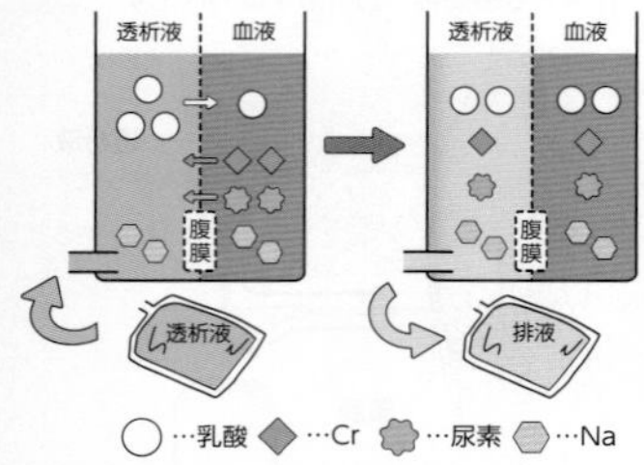

身体の電解質濃度より低い透析液を入れておくと，浸透圧により不要な物質が透析液側に移動する

■浸透

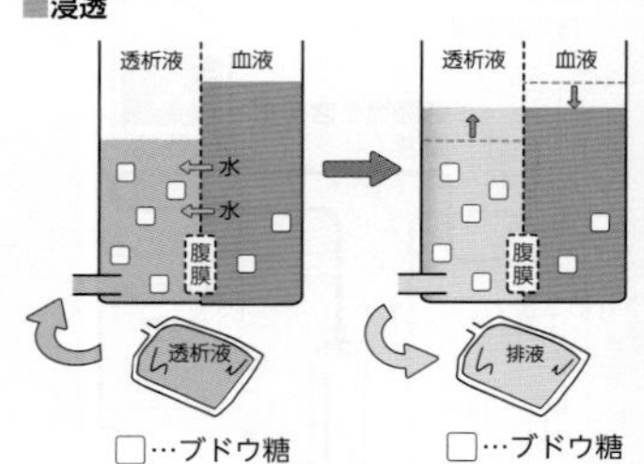

身体の糖濃度より高い透析液を入れておくと，浸透圧により余分な水分が透析液側に移動する

管理

バスキュラーアクセス（シャント）の合併症と管理 （文献51をもとに作成）

- 血液透析において体外循環に必要な十分な血液を確保するための血液の取り出し経路を，バスキュラーアクセス（かつての呼称はシャント）という

	病態，原因	徴候	処置・ケア	指導のポイント
狭窄	止血による過度な外的な圧迫，同一穿刺部の血管壁の膨張，急激な血圧低下，循環血液量の低下，吻合部近くに起こりやすい	透析時の血流の低下（脱血不良など），瘤の形成，静脈圧の上昇，血中尿素窒素（BUN）の異常高値，シャント音の高音・金属音（キューキュー音）や断続音（ザッザ音），スリルの低下，止血時間の延長	穿刺前のシャント肢の観察，同一部位の反復穿刺を可能な限り避ける（広範囲な穿刺部の選定），穿刺の失敗を避ける	①圧迫を避ける（シャント肢で腕時計をしない，腕枕をしない，かばんをかけない，血圧を測らない，シャント肢を冷やさない），②朝晩など最低1日2回はシャント音を聴取する，③狭窄音を実際に聴かせて狭窄の徴候を知ってもらい，注意を促す，④徴候をみたら，早めに専門医を受診するように指導する
感染	皮膚の乾燥，毒素の蓄積，瘙痒感による搔破，テープかぶれ，シャント肢の不十分な清潔保持，グラフトや長期・短期カテーテルの留置	シャント肢の皮膚状態の変化（発赤，疼痛，腫脹，熱感，膿），発熱，炎症反応の上昇	穿刺・止血時に十分な清潔操作と消毒をする，穿刺後の針調整や再挿入はしない，グラフトは感染が起きやすいため，止血後，再度消毒を行って滅菌医材で穿刺部を保護する	①透析前に手指とシャント肢を水洗いする，②広範囲な消毒と清潔操作を行う，③ガーゼに血液が付着したり，濡れたりした場合は，清潔なガーゼと交換する，④適宜保湿クリームを塗布し，皮膚の乾燥を防ぐ，⑤透析日の入浴はできるだけ避ける（入浴する場合は穿刺部を覆い，シャワー浴），⑥左記の徴候があった場合は，透析日まで待たずに，すぐに受診するよう指導する
閉塞・瘤形成	低血圧，脱水，過凝固能（血栓），外傷，穿刺部圧迫，感染，脂質異常	シャント音が聞こえない，スリルが触れない，血管に沿って痛みがある，血管が硬く触れる，シャント肢が普段より冷たい	専門医を受診し，再建や血栓除去，PTA（経皮的血管形成術）などの専門的処置を進める	①体重を適正範囲内にコントロールし，急激な除水，血圧低下を防ぐ，②血管が細い人は，ゴムボールなどで掌握運動を行い，血管の発達を促す，③リンのコントロール（石灰化予防），④徴候を発見した場合は，すぐに専門医を受診するように指導する
スチール症候群	シャント血流量が多くなりすぎたことによる，吻合部から末梢側への血流量の著しい低下	末梢側の冷感，しびれ，疼痛，壊疽	血流を減らす手術を行うか，アクセスを閉鎖する必要がある	症状がある場合は，専門医の受診を勧める

2. 腹膜透析（PD）カテーテルの管理

a. 観察のポイント

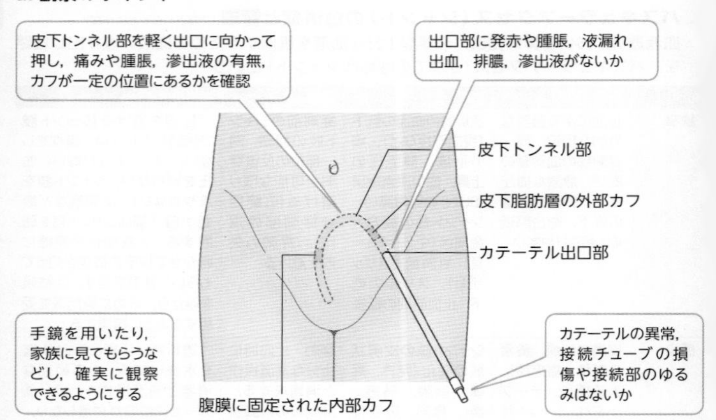

b. セルフマネジメントのポイント

- 観察が終了したら，液体弱酸性石けんをよく泡立て，カテーテル周囲の皮膚を洗浄し，シャワーで十分に洗い流す
- 清潔なタオルで水分を拭き取り，乾燥させる
- カテーテル出口部周囲を消毒液で消毒した後，カテーテルを直接皮膚に固定し，ガーゼで保護する
- カテーテルの向きに注意し，緩やかなカーブをつけて固定する
- 腹帯やポシェットなどを利用し，カテーテルをしまっておく

c. 持続携行式腹膜透析（CAPD）の主な合併症と対処法

合併症	特徴・原因	症状	対処法
PDカテーテル出口部，トンネル部の感染（カテーテル感染症）	主な起炎菌は黄色ブドウ球菌と緑膿菌．出口部を不潔にすると，細菌が繁殖し，トンネル部位にまで侵入	出口部に発赤，腫脹，熱感，痛み，排膿，出血，肉芽が出現，トンネル部の発赤，腫脹，圧迫時の痛み，排膿	病院受診，抗菌薬投与，出口部の洗浄・消毒
CAPD腹膜炎	カテーテル感染症からの併発やバッグ交換時の不潔操作	排液の混濁，腹痛（腹部全体の圧痛），発熱，悪寒，悪心，下痢など	混濁した排液を持って病院受診，抗菌薬投与，難治性の場合はカテーテル抜去が必要

Memo

注射・輸液をしている人

基本事項

1. 在宅医療廃棄物の廃棄方法（利用者・家族への説明用）（文献52，53をもとに作成）

・在宅医療廃棄物は，①鋭利なもの（医療用注射針，点滴針），②鋭利であるが安全な仕組みをもつもの（ペン型自己注射針），③鋭利でないもの（注射針以外）に分類される

①鋭利なもの（医療用注射針，点滴針）

・訪問診療や病院などの医療機関で回収し，適正に処分する

②鋭利であるが安全な仕組みをもつもの（ペン型自己注射針）

・インスリン自己注射針が代表的なもの

【インスリン自己注射針の廃棄方法】

1. 針ケースを装着し，注射針を針ケースごと回して引き抜く

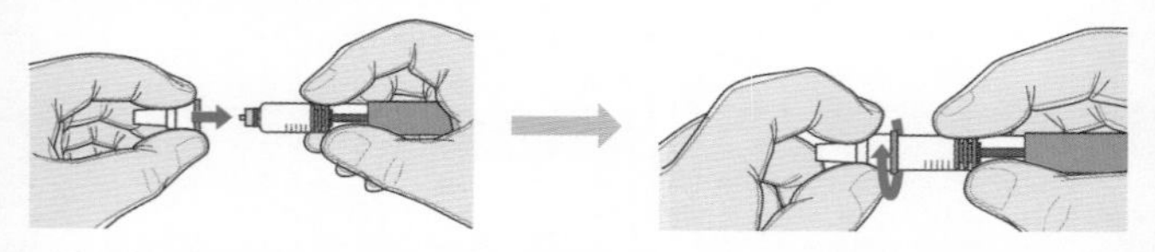

2. 注射針が収納された針ケースをプラスチック容器（蓋をしっかり締められるタッパーなど）の中に入れる．そのプラスチック容器をごみ用のポリ袋に入れ，他の廃棄物とともに処分する

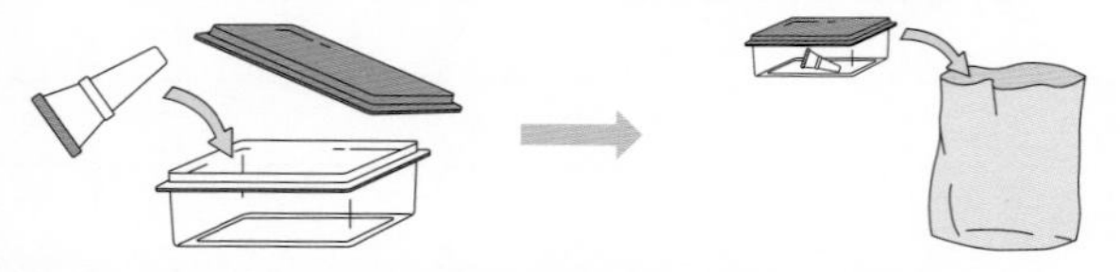

・医療機関で回収に応じている．多くの調剤薬局でも自主的に回収に応じている

③鋭利でないもの（注射針以外）

・バッグ類，チューブ類，カテーテル類，注射筒（ペン型自己注射カートリッジ），ガーゼ類，脱脂綿類，紙おむつ類などが該当

・一度ポリ袋に入れた後，それを大きなごみ袋に入れ，他のごみとともに“燃えるごみ”として廃棄する．原則，市区町村が収集

・ビン類・缶類（栄養剤容器，点滴ボトルなど）も該当する．残液を捨て，“不燃ごみ/リサイクル”として廃棄する．原則，市区町村が収集

※②と③の廃棄物の取り扱いは，各自治体で対応が異なる場合がある．確認し，各自治体の決まりに従う

2. 滴下 (文献 54 より転載)

a. 滴下数の計算方法

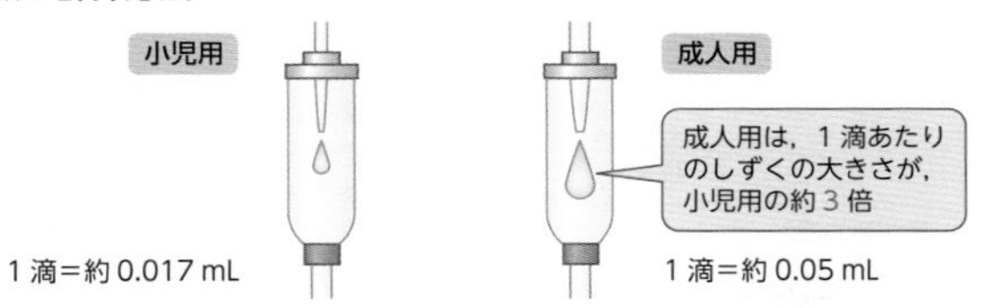

❶ 成人用輸液セット (20 滴/mL) の場合

$$1\text{ 分間の滴下数} \fallingdotseq \frac{\text{輸液セットの 1 mL あたりの滴下数 (20 滴)} \times \text{指示輸液量 (mL)}}{\text{指定時間 (時)} \times 60\text{ (分)}}$$

❷ 小児用輸液セット (60 滴/mL) の場合

$$1\text{ 分間の滴下数} \fallingdotseq \frac{\text{輸液セットの 1 mL あたりの滴下数 (60 滴)} \times \text{指示輸液量 (mL)}}{\text{指定時間 (時)} \times 60\text{ (分)}}$$

b. 滴下数の合わせ方 (簡易的な考え方)

指定速度＼ルート	小児用ルート (60 滴/mL)	成人用ルート (20 滴/mL)
20 mL/時	3 秒に 1 滴	9 秒に 1 滴
40	3 秒に 2 滴	9 秒に 2 滴
60	3 秒に 3 滴 (1 秒に 1 滴) ↑これを基本に考えると考えやすい！	9 秒に 3 滴 (3 秒に 1 滴)
80	3 秒に 4 滴	9 秒に 4 滴
100	3 秒に 5 滴	9 秒に 5 滴
120	3 秒に 6 滴 (1 秒に 2 滴)	9 秒に 6 滴 (3 秒に 2 滴)
180	3 秒に 9 滴 (1 秒に 3 滴)	9 秒に 9 滴 (1 秒に 1 滴)

120 mL/時は 60 mL/時の 2 倍の速度．つまり，滴下速度を 2 倍にすればよい

成人用ルートの 1 回滴下量は小児用ルートの 3 倍．つまり滴下間隔を 3 倍のばせばよい

80 mL/時は 60 mL/時の 4/3 倍の速度．つまり滴下速度を 4/3 倍にすればよい．
3 秒に 3 滴⇒3×4/3＝4　3 秒に 4 滴！

POINT

- 滴下後，血管外漏出や発赤などの刺入部の異常が観察できるように本人・家族へ指導する
- 在宅療養の場合，看護師などが訪問する時間以外は本人・家族の管理下となるため，滴下の調整などは次の訪問時間も予測して行う
- 本人・家族へ滴下終了時の対応を予め指導しておくことが大切

3. 輸液

a. 輸液剤の種類

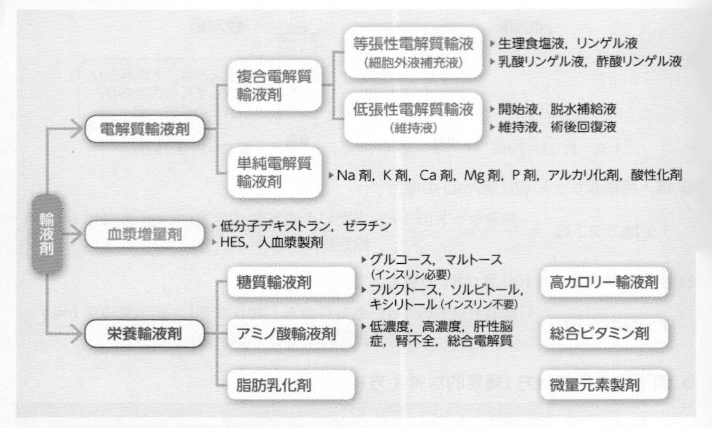

b. 低張性電解質輸液の種類・適応・特徴

・生理食塩液と 5%ブドウ糖液をベースとして，1〜4 号液に分類される

種類	適応，使い分け	特徴
1 号液 (開始液)	脱水，病態不明時の水分・電解質補給	病態不明での適応のため，カリウムが入っていない
2 号液 (脱水補給液)	脱水，手術前後の水分・電解質補給	1 号液にカリウムを追加
3 号液 (維持液)	水分・電解質補給，維持エネルギー補給	2,000 mL/日でナトリウム， クロール，カリウム，水分の補給が可能
4 号液 (術後回復液)	術後早期，腎機能低下の乳幼児・高齢者に対する水分・電解質の補給	カリウムを取り除き，電解質濃度が低く，細胞内への水分補給の効果が大きい

4. 皮下輸液

a. 適応となる状態

・意識障害や嚥下困難，悪心・嘔吐，消化管障害などにより経口摂取ができず，輸液が必要だが，末梢静脈ルートの確保が困難または医学的に不適当と考えられる場合

b. 穿刺部位

・皮下脂肪が厚く，日常生活に支障を及ぼさず，固定しやすい部位 (前胸部，腹部，大腿部，上腕外側) を選択

. 投与量と投与速度

- 投与量は 1,500 mL/日（投与部位が 2 か所の場合は 3,000 mL/日）までで，同一部位に 2,000 mL 以上投与しない，投与速度は 500 mL/時を超えない，120 mL/時以内，などとされているが，個人差がかなり大きいことに留意する

d. 開始後の注意点

- 刺入部の痛みや皮膚障害の有無を確認する
- 留置針は 1 週間ごとに交換し，交換時に穿刺部位を変更する

e. 皮下輸液剤の選択（文献 55 より転載，一部改変）

		製品例	Na (mEq/L)	K (mEq/L)	糖質 (%)	pH	浸透圧比	適応
細胞外液補充液								
生理食塩液		大塚生食注®	154	—	—	4.5〜8.0	1	◎
リンゲル液	乳酸加	ソルラクト®	131	4	—	6.0〜7.5	約 0.9	△
		ソルラクト®D	131	4	5	4.5〜7.0	約 2	×
	酢酸加	ソルアセト®F	131	4	—	6.5〜7.5	約 0.9	△
		ソルアセト®D	131	4	5	4.0〜6.5	約 2	×
低張性電解質輸液								
1 号液（開始液）		ソルデム®1	90	—	2.6	4.5〜7.0	約 1	○
3 号液（維持液）		ソルデム®3A	35	20	4.3	5.0〜6.5	約 1	○
		ソルデム®3AG	35	20	7.5	5.0〜6.5	約 2	×
糖質輸液剤								
5%ブドウ糖液		大塚糖液 5%®	—	—	5	3.5〜6.5	約 1	△
10%ブドウ糖液		大塚糖液 10%®	—	—	10	3.5〜6.5	約 2	×
末梢静脈栄養輸液剤		ビーフリード®	35	20	7.5	約 6.7	約 3	×
高カロリー輸液剤		エルネオパ®NF1 号	50	22	12	約 5.2	約 4	×
脂肪乳化剤		イントラリポス®	—	—	—	6.5〜8.5	約 1	×

適応：◎保険適用あり　○皮下輸液可　△皮下輸液可だが，注意事項あり　×皮下輸液不可

5. 6R

6R	内容
1. 正しい患者	同姓同名，似たような名前の患者と間違えないように確認
2. 正しい薬物	似たような名称，似たような剤形に注意．同じ名称でも濃度の違う薬物もある
3. 正しい目的	何を目的にして，薬の指示が出されているかを確認し，理解する
4. 正しい容量	指示された薬物の単位（g，mg，μg，mL，mEq，IU など）を確認．同じ薬剤でも 1 錠，1 アンプル，1 バイアル当たりの薬物量が違うものもある
5. 正しい方法	与薬方法により薬効が異なるため，指示された正しい方法を確認
6. 正しい時間	指示どおりの日時・曜日かどうかを確認

在宅中心静脈栄養法（HPN）

1. CV ポート管理のポイント

- ヒューバー針と創傷被覆材は，24 時間持続投与の場合，輸液セットとともに交換．間欠的投与の場合，輸液セットと同時にそのつど交換
- 輸液セット（二次輸液セットや追加器具を含む）は，4～7 日ごとに交換する必要がある
- ポートへのアクセスはスタンダードプリコーションおよび無菌的操作を遵守することが原則
- 刺入部の消毒では，クロルヘキシジンやポビドンヨードを使用し，中心から外側に円を描くように 2 回消毒
- シャワー浴や入浴は，抜針し，止血を十分に行えば可能
- ヒューバー針は，刺入部が観察できるように固定する．行動をなるべく制限せず，安全に更衣ができるような配慮が必要
- ヒューバー針は，血栓形成によるカテーテル閉塞を防止するために，フラッシュ後に抜去する．ポートの種類により，生理食塩液とヘパリンロックのどちらを使用するかが変わるため，確認する必要がある

2. 起こりうるトラブルへの対策・対応（文献 56 をもとに作成）

トラブル	原因	対策・対応
閉塞	生理食塩液でのフラッシュ・ロックが不十分，血液逆流の放置，脂肪乳化剤の凝固	フラッシュは，注入を数回に分けて実施するパルシングフラッシュ法で行う．ロック後にヒューバー針を抜く場合，シリンジに 1 mL ほど生理食塩液を残した状態で抜くことにより，微量の血液逆流を防げる．脂肪乳化剤の注入後は，必ず決められた量の生理食塩液でフラッシュする
カテーテル・ラインへの血液の逆流	輸液ポンプへのライン装着ミス，輸液ポンプの停止，ラインをクランプにしたままにしている	原因を確認し，逆流直後であれば注入速度を一時的に速め，血管内に戻す．時間が経過している場合は，カテーテルの閉塞が予測される
事故抜去	ラインを引っかけたり，引っ張ってしまった時に，抜去しないようにするための工夫がなされてない	穿刺部近くでループをつくり，固定する．固定部に力が加わりすぎないようにするために，安全ピンやクリップでラインを衣服に固定する
カテーテル由来血流感染症（CRBSI）	主な感染経路は，カテーテル刺入部，注入ラインの連結部，輸液の汚染．原因不明の発熱が生じた場合に疑う	スタンダードプリコーションと無菌的操作の遵守，クロルヘキシジンなどによる刺入部や周囲皮膚の毎日の清拭，ヒューバー針・創傷被覆材・輸液セットの適切な交換．感染を疑った場合は直ちに報告

3. 輸液ポンプ

a. アラーム時の対処方法の例（カフティー® ポンプ S の場合）(文献 57 をもとに作成)

音声メッセージ	原因	対処方法
ポンプが故障しました．緊急連絡先に連絡してください．ポンプは操作しないでください	ポンプが故障してエラー表示した	修理を依頼
カセットが入っていません．スイッチを停止側にした後，ポンプにカセットを入れてください	カセットを正しく装着していない	①カバーを開け，カセットのイラストに従ってカセットを装着し，カバーを閉める ②チューブセットのクレンメを開く ③流量の設定値を確認し，輸液を開始する ④ランプが緑色の点滅になっていることを確認する
輸液剤が空になっているか，カセットのチューブに空気が入っています．ご使用の手引きや取扱説明書を見て対処してください	空液警報	①[開始/停止・消音] スイッチを停止側にし，警報音を消音にする ②チューブセットのクレンメを閉じる ③輸液を終了する場合は，カセットを取り出し，チューブセットを外す．輸液を継続する場合は，新しい輸液剤とチューブセットに交換し，使用方法に従って輸液を再開
輸液が流れていません．チューブが折れていないか，クレンメが閉じていないか，確認してください．対処が終わったらスイッチを一旦停止側にした後，開始側にしてください．チューブが折れていない，クレンメが閉じていない場合は，緊急連絡先へ連絡してください	閉塞警報	①[開始/停止・消音] スイッチを停止側にし，警報音を消音する ②チューブセットのクレンメを閉じる ③チューブセットを点検し，閉塞している要因を取り除く ④チューブセットのクレンメを開く ⑤流量の設定値を確認し，輸液を再開する
カフティーポンプ専用の電源アダプタを接続してください	不適切な電源アダプタを接続した	専用の電源アダプタを接続する．専用の電源アダプタを使用している場合は電源アダプタの故障．修理を依頼

POINT

- アラーム時に，電話対応で家族や利用者自身が操作できるかが非常に重要なポイントとなる．「画面に何のアラームの表示がでているか」「クレンメなどのチェックはどうか」「機器の操作は可能か」など，在宅療養開始時に予め確認しておくことが大切

患者自己調節鎮痛法（PCA）

1. PCA の設定

・利用者が痛みを感じた時に自らの意志で，鎮痛薬を注入投与する方法
・PCA の実施にあたっては，鎮痛効果と作用時間を考慮したうえで，持続投与，ボーラス投与，ロックアウト時間を設定する

項目	内容
持続投与（ベース）	安静時痛を抑える最低限の薬液投与．利用者が機器を操作しなくても自動的に投与される
ボーラス投与	利用者が PCA ボタンを操作した時の投与．持続投与に上積みされることで強い痛みにも対応可能となる．1 時間あたりの持続投与量をボーラス投与の 1 回量とすることが多い
ロックアウト時間	ボーラス投与の連続による過剰投与を防止するために，実際にボーラス投与が行われる間隔．この時間内では PCA ボタンを何回操作しても，1 回しか投与されない

・在宅では，投与経路として持続皮下投与を選択することが多い．皮下投与は点滴ルートの確保が困難な場合にも実施可能で，鎮痛効果は静脈内投与と同等．ただし，血中濃度の変化は静脈内投与ほど鋭敏ではなく，効果発現により時間がかかる

2. 指導・説明のポイント

・PCA ボタンを押すタイミングは，“痛みに我慢できなくなったら”ではなく，痛みを感じた時，痛みが強くなりそうな時，痛みを伴う動作をする前とするように説明する
・ただし，「痛くなりそうな気がするから」や「痛くなるのが怖いから」などの理由で頻繁に使用することは避け，「全く痛くなければ使わないこと」も指導する
・PCA ボタンを 1 回押すと，その後一定時間（ロックアウト時間）はボタンを押しても薬液が注入されない安全な仕組みになっており，安心して使用できることを伝える
・ルートを身体の下に引き込んだり，絡ませたりすると流量が減少し，適切に投与されないことがあるため，注意するよう指導する

3. PCA に用いる機器の比較（文献 58 より転載）

・在宅で使用できるポンプには，①電動式輸液ポンプ型，②ディスポーザブル式ポンプの 2 種類がある
・後者のほうが安価で軽量であることから普及しているが，在宅では持続投与量や PCA ドーズ量を自由に調節できる前者を用意することが望ましい

	電動式輸液ポンプ型	ディスポーザブル式ポンプ
利点	・流量が正確 ・アラーム機能がある ・設定を自由に変更可能 ・投与記録が保存され，コンピュータに接続すれば，投与回数，投与時刻がわかる	・操作が簡便 ・軽量で携帯しやすい ・駆動電源を必要としない ・駆動音やアラーム音がない
欠点	・電源を要する ・操作がやや煩雑 ・比較的大きく，携帯しにくい ・駆動音やアラーム音をうるさく感じることがある	・設定を自由には変更できない ・電動式ポンプと比較すると，流量の正確性が劣る ・アラーム機能がない（投与が計画どおりなのかわかりにくいことがある） ・ロックアウト時間とボーラス投与量が電動式ポンプのそれとやや異なるものが多い ・投与履歴や要求回数を正確には把握できない

4. アラーム対応のポイント

- モルヒネやオキシコドンなどの麻薬製剤を使用している際は，薬液残量に特に注意する．病院のようにすぐには準備できないこともあるため，医師へ処方を早めに依頼し，薬局に準備しておいてもらう必要もある
- 本人・家族だけでなく，ホームヘルパーなど介入する他職種にも予測されるアラームについて説明し，早期対応へつなげられるよう連携していくことが大切

5. PCA がうまくいかないと思った時の対処（文献 59 より転載）

鎮痛効果	症状	判断	対処
なし	悪心・嘔吐や眠気なし	オピオイドの効果がみられていない状態，血中濃度の上昇が不十分	・対処の要点はオピオイドをさらに追加して，オピオイドの効果（鎮痛効果，悪心・嘔吐，眠気）がみられるまで血中濃度を上昇させる ・具体的な方法は，① PCA による鎮痛を繰り返す（目安は 30〜60 分），②ロックアウト時間内に痛みが強くなる場合や 30〜60 分でも解決しない場合，レスキュー投与やタイトレーションを行う
	悪心・嘔吐や眠気あり	悪心・嘔吐や眠気が出現しているため，オピオイドの作用は発現している．しかし，鎮痛効果は乏しいことから，オピオイドでは鎮痛効果が得られにくい痛みが存在している可能性がある	・対処の要点は，この時点でオピオイドを増量するのではなく，他の作用機序の鎮痛薬を併用すること ・最も簡単な対処法は，アセトアミノフェンや非ステロイド性抗炎症薬をオピオイドに併用すること．両方を投与してもよい
あり	悪心・嘔吐や眠気あり	オピオイドは鎮痛には有効であるが，副作用が出現している状態	・対処の要点は，鎮痛には有効で副作用は出現しにくくなるようにオピオイドを減量すること ・具体的には，① PCA の 1 回投与量を減らす，②非オピオイドを併用してオピオイドの必要量を減らす

在宅がん化学療法を受けている人

抗がん薬，副作用と対策

1. 副作用と発現時期（文献 60 より転載）

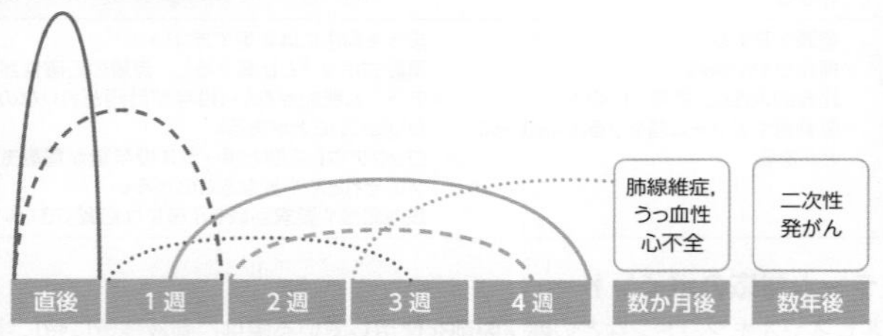

―― アレルギー反応，血圧低下，発熱，血管痛，急性の悪心・嘔吐
－－－ 関節痛，筋肉痛，倦怠感，食欲不振，悪心・嘔吐（遅発性）
…… 口内炎，下痢，胃部不快感
―― 血液毒性（白血球減少，好中球減少，貧血，血小板減少）
－－－ 肝障害，腎障害
…… 臓器障害，皮膚異常，脱毛，神経障害

2. 主な抗がん薬と代表的な副作用（文献 61 より転載，一部改変）

分類			代表的な薬剤	代表的な副作用〔太字は DLT（用量制限毒性）〕
殺細胞性抗がん薬	DNAに作用する薬剤	アントラサイクリン系薬	ダウノルビシン	**骨髄抑制**，**心毒性**，粘膜障害，悪心・嘔吐
			ドキソルビシン	
			アクラルビシン	
			イダルビシン	
		その他の抗菌薬	ブレオマイシン	**肺毒性**，**骨髄抑制**，アナフィラキシー
			マイトマイシン	骨髄抑制，溶血性貧血，HUS
		アルキル化薬	シクロホスファミド，イホスファミドなど	**骨髄抑制**，**出血性膀胱炎**（シクロホスファミド，イホスファミド），**悪心・嘔吐**
		白金化合物	シスプラチン	**腎毒性**，**悪心・嘔吐**，倦怠感，末梢神経障害，聴覚障害，過敏症
			カルボプラチン	骨髄抑制（特に血小板減少），悪心・嘔吐，過敏症
			オキサリプラチン	末梢神経障害，過敏症，悪心・嘔吐
		エピポドフィロトキシン	エトポシド	骨髄抑制（**白血球減少**），悪心・嘔吐，粘膜障害
		カンプトテシン誘導体	イリノテカン	**下痢**，**骨髄抑制**，腸管麻痺，間質性肺炎，悪心・嘔吐

分類			代表的な薬剤	代表的な副作用〔太字は DLT（用量制限毒性）〕
殺細胞性抗がん薬	代謝拮抗薬	ピリミジン拮抗薬	フルオロウラシル	**骨髄抑制**（特にボーラス），**粘膜障害**，**手足症候群**（特に持続点滴），下痢
			S-1	骨髄抑制，粘膜障害，色素沈着，流涙，悪心・嘔吐，下痢，口内炎
			カペシタビン	手足症候群，骨髄抑制，悪心，下痢，口内炎
			シタラビン	**骨髄抑制**，**中枢神経症状（大量療法）**，悪心・嘔吐，下痢，肝障害，シタラビン症候群
			ゲムシタビン	**骨髄抑制**，間質性肺炎，HUS
		プリン拮抗薬	メルカプトプリン	**血液毒性**，肝障害
			フルダラビン	**骨髄抑制**，間質性肺炎
			ペントスタチン	**骨髄抑制**，悪心
			クラドリビン	**骨髄抑制**，**肝障害**，腎障害，悪心
		葉酸拮抗薬	メトトレキサート	骨髄抑制（白血球減少），肝障害，粘膜障害，腎障害，神経障害，悪心・嘔吐
			ペメトレキセド	間質性肺炎，腎障害，血液毒性，粘膜障害，悪心・嘔吐，皮疹
	その他の薬剤	微小管阻害薬	ビンクリスチン	末梢神経障害，便秘，SIADH
			ビンブラスチン	好中球減少，脱毛，末梢神経障害，粘膜炎
			ビンデシン	好中球減少，脱毛，末梢神経障害
			ビノレルビン	好中球減少，末梢神経障害，悪心，便秘，粘膜炎
		タキサン系薬	パクリタキセル	末梢神経障害，好中球減少，悪心・嘔吐，脱毛，筋肉痛，関節痛，過敏症
			ドセタキセル	好中球減少，悪心・嘔吐，脱毛，皮膚・爪障害，浮腫，末梢神経障害，過敏症
分子標的治療薬	小分子化合物	Bcr-Abl-TKI KIT-TKI	イマチニブ，ニロチニブ，ダサチニブ	悪心・嘔吐，下痢，骨髄抑制，肝障害，浮腫，皮疹
		EGFR 阻害薬	ゲフィチニブ，エルロチニブ，アファチニブ	急性肺障害，間質性肺炎，皮疹，肝障害，下痢
		HER2 阻害薬	ラパチニブ	下痢，皮疹，口内炎，肝障害
		ALK 阻害薬	クリゾチニブ，アレクチニブ，セリチニブ	悪心・嘔吐，視覚異常，下痢，便秘
		マルチキナーゼ阻害薬	レゴラフェニブ，スニチニブ，ソラフェニブなど	骨髄抑制，食欲不振，肝障害，高血圧，手足症候群，皮疹
		プロテアソーム阻害薬	ボルテゾミブなど	末梢神経障害，肺障害，発熱，骨髄抑制，下痢

分類			代表的な薬剤	代表的な副作用〔太字は DLT（用量制限毒性）〕
分子標的治療薬	抗体治療薬	抗 CD20 抗体薬	リツキシマブなど	infusion reaction，腫瘍崩壊症候群，皮膚粘膜炎，間質性肺炎，肝障害
		抗 HER2 抗体薬	トラスツズマブ，ペルツズマブ	心障害，infusion reaction，肝障害
		抗 EGFR 抗体薬	セツキシマブ，パニツムマブ	ざ瘡様皮疹，爪周囲炎，皮膚乾燥，下痢，低 Mg 血症
		抗 VEGF 抗体薬	ベバシズマブ，ラムシルマブ，アフリベルセプト	infusion reaction，消化管穿孔，出血，高血圧
	分化誘導薬	分化誘導薬	トレチノイン	レチノイン酸症候群（発熱，呼吸困難，胸水貯留など），高 TG 血症
	その他の薬剤	mTOR 阻害薬	エベロリムス	間質性肺炎，口内炎，高血糖
内分泌療法薬	ホルモン生産阻害	LH-RH アゴニスト	ゴセレリン，リュープロレリン	更年期様症状，骨量低下
		LH-RH アンタゴニスト	デガレリクス	血管部位障害，ほてり
		アロマターゼ阻害薬	アナストロゾール，レトロゾール，エキセメスタン	ほてり，関節痛，悪心
	ホルモンレセプター機能阻害	SERM	タモキシフェン，トレミフェン，ラロキシフェン	肝障害，血栓症，静脈炎，高 TG 血症
		SERD	フルベストラント	血管部位障害，ほてり
		抗アンドロゲン薬	ビカルタミド，フルタミド	肝障害，女性化
	その他の薬剤	エストロゲン薬	エチニルエストラジオール	血栓症，浮腫，女性化
		プロゲステロン薬	メドロキシプロゲステロン	体重増加，浮腫，血栓症
がん免疫療法薬		抗 PD-1 抗体薬	ニボルマブ，ペムブロリズマブ	間質性肺炎，甲状腺機能異常，劇症 1 型糖尿病，自己免疫性腸炎，重症筋無力症
		抗 CTLA-4 抗体薬	イピリムマブ	

POINT

- 副作用の症状や発生時期を把握し，その予測や対策に努める
- 主治医らと予め対応などを検討したり，本人・家族と共有しておくことで，早期発見・早期対応が可能になり，安定した在宅での療養生活を支援できる

3. 主な副作用への対策・対応（文献62をもとに作成）

副作用	考えられる対策・対応
悪心・嘔吐	食事量を減らす，氷などの冷たいものを口に含む，室内を換気する，苦手なにおいを避ける，ウエスト周りにゆとりのある衣類を選択する，嘔吐時は服を緩めて右側臥位で安静にする
倦怠感	睡眠を含めた休息の確保（必要に応じて睡眠導入薬や抗不安・抗精神薬などの使用を検討），少量のステロイド投与，貧血の改善（輸血など），電解質の補正，などが有効な場合がある
下痢	可能な限り水分を摂取し，スポーツドリンクなどの電解質を補給できるものを選択する，食事を数回に分けて少量ずつ摂る，消化のよい食材を選択する，カリウムを含む食品を摂取する，肛門周囲を清潔に保つ
口腔粘膜炎	主な症状は，痛みやしみる感じ，歯肉の腫脹，びらん，出血，舌の異常．口腔内の観察，こまめな含嗽と歯磨きによる保清，食事の温度をぬるめにする，のど越しのよいものを選択する，柑橘系の果物類や塩分・酸味・香料の強いものを避ける，水分摂取（スポーツドリンクなどはしみにくい）をする，タバコを避ける
造血機能低下	・好中球減少：発熱，痛み（咽頭，歯，肛門，腹部，排尿時），おりものの変化などの観察を行い，清潔保持（手洗い，スキンケア，爪のケア），排便コントロール，口腔ケアに努める ・赤血球減少：貧血やそれに伴う全身倦怠感が出現．十分な休息の確保，動き出し時の転倒などへの注意，蛋白質やビタミンB_{12}を多く含む食品の摂取 ・血小板減少：鼻や歯肉からの出血などが出現．身に覚えなの内出血や血便が出現した場合は，速やかに医師に報告する
手足症候群	手足における物理的刺激部位の異常感覚（ピリピリ，チクチク感），びまん性発赤・紅斑，（熱傷様）疼痛，浮腫，色素沈着，皮膚肥厚，水疱，潰瘍，爪甲の変形・粗糙化などが出現．予防的に物理的刺激（日光，着衣や靴による圧迫，化粧など）を避ける，熱刺激を避ける，皮膚保護などを行う
末梢神経障害	手・足・口周囲のしびれや痛み，深部腱反射消失などの症状が出現．悪化要因である冷気や冷たいものを避け，保温に努める，転倒などによる二次障害への予防策をとる
便秘	下剤や整腸薬を使用する，十分に水分を摂取する，食物繊維を含む食事を摂取する，腹部マッサージを行う，排泄時間を一定にする，適度に運動する

指導のポイント

1. インフューザーポンプの管理

・万が一，投与中にポンプのバルーンが破損してしまった場合は速やかに報告し，薬液に直接触れないようにする
・ポンプのルートとヒューバー針の接続部は，なるべく外さないようにする
・抜針時は手袋を装着して速やかに抜針し，ジッパー付きプラスチックバッグに入れ，医療機関に持参するようにする．一般ごみとして廃棄しないよう説明する
・使用した手袋は使い捨てにし，再利用しないようにする
・操作の最後には石けんと流水で手洗いする

2. 内服管理

・経口薬の場合，子どもやペットの手の届かない場所に，家族とは別に保管する
・薬袋や薬箱には薬剤の種類や量がわかるように記載しておく
・与薬の際は一層手袋を装着し，薬剤に直接触れないようにする
・使用した手袋は使い捨てにし，再利用しないようにする
・最後に石けんと流水で手洗いする
・薬剤は砕かないようにし，飲みにくい場合は相談するように伝える

3. 排泄

・周囲への飛散を最小限にするために，洋式トイレを使用し，可能であれば，排尿時は男性も座位で行うようにする
・水洗便器の蓋を閉めてから水を流し，水量や水圧が不十分の場合は，2 回流すようにする
・排泄物により衣類が汚染された場合，2 度洗いするようにする．1 回目は他の洗濯物とは区別し，一層手袋を装着して予洗い，2 回目は通常の洗濯を行う

4. 放射線治療の副作用と指導のポイント（部位別）（文献 63 をもとに作成）

頭部	
副作用	・脱毛（治療開始 2～3 週），頭皮の皮膚炎，頭痛，悪心・嘔吐，耳閉塞感・耳漏（照射後期）
指導のポイント	・直射日光に当たらないよう，帽子やスカーフ，かつらなどで頭部を保護する ・頭の毛を染めたり，パーマをあてるのは控える ・洗髪の可否を医師に確認する．洗う場合はブラシや一般のシャンプーを使用せずに，ぬるま湯で，あるいは刺激の少ないベビーシャンプーなどを用いる

頭頸部（口腔，舌，鼻腔，咽頭，喉頭）	
副作用	・皮膚炎・粘膜炎，口内炎，唾液腺の一過性腫脹（照射1〜2日目），口腔乾燥（照射中早期），嗄声，咳
指導のポイント	・含嗽により口腔内の清潔を保つようにする．ただし，市販のうがい薬は使用しない ・歯ブラシにより口の中が損傷するおそれがある場合は，柔らかいガーゼなどで代用する ・熱いもの，香辛料，柑橘類，酸味の強いものは避ける ・化粧品は使用しない ・照射を受けている皮膚は泡で洗い，ぬるま湯で，強くこすらないようにする ・喉への負担となること（大声を出す，カラオケ，長時間の会話）は避ける
肺	
副作用	・食道炎による嚥下痛（照射開始3週頃），放射線肺炎に伴う乾性の咳（照射後2〜3か月頃），息切れ
指導のポイント	・咳などが出現した場合は，発熱がなくても連絡する
食道	
副作用	・悪心・嘔吐，胸痛，食道粘膜炎（びらん），食欲不振，体重減少，食道炎による嚥下痛，嚥下困難，放射線肺炎に伴う咳，呼吸困難
指導のポイント	・治療部位をきつく締め付けるような衣類は避ける ・急激な温度差に注意する．特に冬の外出時にはマスクを着用する ・熱いもの，酸味の強いもの，辛いものなどの摂取は控える ・常に誤嚥の可能性を念頭におき，固形物よりも流動性の高いものを摂取する
乳房	
副作用	・皮膚炎，発汗障害，放射線肺炎に伴う咳，呼吸困難
指導のポイント	・照射部分や創部を刺激しない柔らかい素材の下着や衣類を着用する ・腋窩など，擦れやすい部分の清潔に努める．石けんで泡洗浄し，ぬるま湯で洗う．タオルで押さえるようにして拭く ・カミソリによる腋毛の剃毛は避ける
腹部（直腸など）	
副作用	・軟便，下痢，脱水，悪心・嘔吐，体重減少，疲労感，頻尿
指導のポイント	・食事は油を控えた調理を行い，低残渣食に変更する ・脱水にならないように水分を十分に摂取する ・過度に熱いものや冷たいものの摂取は避ける

在宅輸血をしている人

在宅輸血が必要か否かの判断

1. 在宅輸血が必要か否かの判断のフローチャート（文献64をもとに作成）

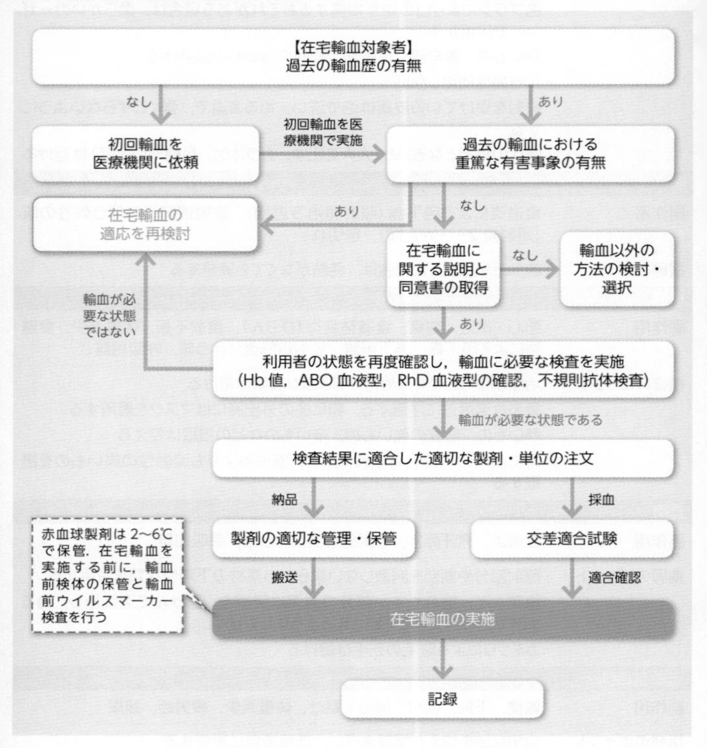

基本事項

1. 在宅輸血の対象疾患と実施の条件

1. 対象疾患

- 慢性疾患（血液・悪性疾患，腎疾患，消化器疾患，通院困難で在宅療養中の貧血など）
- 終末期病態（個々の利用者の状況による）

2. 条件

- 原則として，今回輸血が必要となった病態に対しての輸血歴があり，重篤な有害事象がなかったことが確認されていること
- 輸血によって重大な有害事象を引き起こす可能性が高い疾患（心不全，腎障害，循環器疾患，強度のアレルギー体質など）を有していないこと

3. 実施すべき検査

1) 血液型検査：ABO 血液型（オモテ検査・ウラ検査），RhD 血液型検査
2) 不規則抗体検査（間接抗グロブリン試験による）
3) 交差適合試験
4) 輸血感染症対策（最低限行うべき項目）：輸血前検体保管，輸血後ウイルスマーカー検査，使用済み輸血バッグの保管/廃棄

4. 利用者の付添人について

- 輸血前から輸血開始後 1 時間は少なくとも医療従事者（看護師など）1 名が同席することに加え，輸血開始時から輸血後数時間（可能であれば翌日）まで観察を担当する医療従事者以外の成人（家族など）が同席することが必須

2. 在宅輸血の実際の流れ

1. 有害事象発生時の対応方法，緊急連絡先，医師の同席時間と退席後の連絡先を確認
2. 利用者の確認：血液製剤を割り付けられた利用者と実際に輸血する利用者が同一人物か
3. 血液製剤の確認：血液型・交差適合試験の検査結果，製造番号，製剤名称・規格，最終有効年月日，放射線照射の有無，を医療従事者 2 名で確認
4. 血液製剤に応じた輸血セットを準備する
   - 赤血球製剤用輸血セットのメッシュが入っている濾過点滴筒は 2/3 以上を赤血球液で満たす．ルート確保に使用可能な輸液剤は生理食塩液のみ
5. 輸血前にバイタルサイン確認：体温，脈拍，血圧，酸素飽和度
6. 輸血速度の調節：開始 10～15 分間は 1 mL/分，その後は状況に応じて 5 mL/分まで可能

3. 輸血実施中の有害事象の有無の観察の流れ

1 輸血開始後5分間は利用者のそばにいて容態を確認

2 輸血開始15分後に容態を観察し，異常の有無を確認して記録する

3 輸血前，開始5分後，15分後，その後は適宜，終了時または有害事象発現時にバイタルサインを確認し，記録する

輸血開始後に観察または利用者が訴えることが多い症状

- 発熱
- 悪寒・戦慄
- 熱感・ほてり
- 瘙痒感
- 発赤・顔面紅潮
- 発疹・蕁麻疹
- 呼吸困難
- 悪心・嘔吐
- 胸痛・腹痛・腰背部痛
- 頭痛・頭重感
- 血圧低下
- 血圧上昇
- 動悸・頻脈
- 血管痛
- 意識障害
- 赤褐色尿（ヘモグロビン尿）

輸血開始後早期～6時間以内に診断される重篤な有害事象

- 血液型不適合輸血
- アナフィラキシーまたは重症アレルギー反応
- ショック
- 輸血関連循環過負荷（TACO）
- 輸血関連急性肺障害（TRALI）

4. 有害事象への医療従事者の対応の流れ

1 輸血を中止する（クレンメを閉じるが抜針はせず，ルートは確保したままにする）

2 ルートのできるだけ身体に近い位置から生理食塩液の輸液を開始する

3 医師の指示により適切な対応を行う

Memo

小児緩和ケアが必要な子ども

基本事項

1. 小児緩和ケアが必要となる可能性のある疾患 (文献65より転載)

種類	疾患の例	特徴
治癒を目指した治療はあるが，奏効しない可能性もあるため，生命を脅かす疾患	がん，回復不能な心不全，肝不全，または腎不全	生命の危機に至るまでの期間などに関係なく，治療の効果がなかった時，または急性期の危機的状態にある時に，緩和ケアが必要になる場合がある
早期の死亡が避けられない疾患	嚢胞性線維症，筋ジストロフィー	延命が可能で，日常的な活動に参加させることを目的とした長期にわたる高度な治療が必要になる場合がある
治癒を目指した治療のない進行性の疾患	バッテン病，ムコ多糖症	緩和的治療が数年以上にわたることがある
不可逆的ではあるが，非進行性の状態で，重度の障害を引き起こし，合併症や早期死亡の可能性のある疾患	重度の脳性麻痺，脳や脊髄損傷による重複障害	複雑なヘルスケアの必要性，予期せぬ生命を脅かす事態や症状発現のリスクが高い

➡つまり，訪問看護を利用する多くの子どもが，緩和ケアを必要とする状況にある

2. 症状マネジメント (文献66〜68をもとに作成)

痛み

アセスメント

- 痛みが児に及ぼしている影響（行動や活動の変化など）について養育者から情報を得る
- 痛みと関連する，表情（泣く，うめき声を上げる，表情が乏しい）や行動（身体を曲げる，足を蹴る，身体を動かされることを嫌がる），筋緊張がないか観察する．また，食事の変化（量が減る，好きな物を食べなくなる）や睡眠-覚醒状態の変化（眠れない，集中力低下）がないかなども確認する
- フェイススケールやNRS，VASを用いて，痛みの程度の把握が可能 (p162) ※
- 発語がない児では，PPP（Paediatric Pain Profile）やFLACC（Face，Legs，Activity，Cry，Consolability）スケールを用いて，痛みの頻度から程度を推測する方法もある

ケア

- 医師と共同し，麻薬，NSAIDsなどでの鎮痛を行う．抗不安薬，筋弛緩薬などを補助的に使うことが有効なこともある
- 痛みの評価とともに治療方針を共有し，事前指示・包括指示を得ておく（これにより，即時に痛みに対応できる）
- 温冷罨法やマッサージ，ポジショニングの工夫など，痛みに対する一般的なケアを検討する
- 痛みを引き起こす身近な原因（硬いマットレス，長期臥床による筋肉の虚血，骨折など）がないか確認し，原因の除去・調整を行う
- 特有の体位により痛みが生じることも多いため，理学療法士や作業療法士と連携し，体位の調整や関節のケア，拘縮の予防を行う
- （可能であれば）ベッド上でできる遊びや工作，ゲームなどを児とともに行う

⇒疼痛を身体・心理・社会・スピリチュアルの側面から多角的・包括的にアセスメントし，介入することは児の緊張を和らげ，痛みの緩和につながる場合もある

悪心・嘔吐	**アセスメント** ・悪心・嘔吐に関連する児の過去の行動パターンについて養育者から情報を得る ・NRS や VAS を用いて，悪心の程度および嘔吐に伴う苦痛の程度の把握が可能 (p162) ※ ・嘔吐の回数や嘔吐物の量，性状なども評価する
	ケア ・制吐薬，抗不安薬の使用を検討する ・食べ物が見えたり匂ったりしない環境に整えるなど，嘔吐中枢を刺激する物理的な要因を除去する ・ファウラー位をとり，腹部の緊張を和らげる ・嘔吐した場合は含嗽などで口腔内を清潔し，不快感を減らす (含嗽の際，冷水や氷片などを用いると，爽快感を得られやすい) ・食事の 1 回量を減らし，一度にたくさん食べないように調整する ・排泄管理する
倦怠感	**アセスメント** ・倦怠感に関連する児の過去の行動パターンや，倦怠感の日内変動，日常生活への支障，活動量の変化などについて養育者から情報を得る ・NRS や VAS を用いて，程度の把握が可能 (p162) ※
	ケア ・倦怠感が強い・弱い時間帯を把握し，弱い時間帯に 1 日の中で優先度の高い活動をするようにする ・やりたい活動を 1 日ですべてするのではなく，何日かに分けて行うように提案する (体力の温存・配分) ・部屋の温度・湿度，照度が適切か，騒音となるものがないかを確認し，十分な睡眠がとれるようにする ・足浴やマッサージなど，児がリラックスできるケアを行う

※一般にフェイススケールは 3 歳以上，NRS と VAS は 7～8 歳以上から使用できるとされる．ただし，小児緩和ケアが必要となる児の場合，言葉を話せない，または話す前の段階であることも多いため，スケールの使用の可否は児の発達状態に応じて判断する

3. 子どもの ACP

- 子どもの ACP とは，子どもと家族と医療者の話し合いのプロセスを通じて，その子どもと家族の信念や価値観を共有し，「その子どもの最善の治療やケア，暮らし」の計画を一緒に立て，実践してくこと
- 具体的な内容については，『重篤な疾患を持つ子どもの医療をめぐる話し合いのガイドライン』(日本小児科学会) や『子どものエンドオブライフケア指針』(日本小児看護学会) などを参照
- 生命の危機に面してからではなく，退院支援の際から ACP を共有することが重要

子どもとの関わり方

・発達段階ごとの死の概念の理解度や対応・支援のポイントを把握しておく．関わる際は，何気ない雑談や遊びも多く取り入れ，そこから子どもの意見を引き出すようにする

1. 発達段階ごとの死の概念の理解と対応のポイント（文献 69～71 をもとに作成）

年齢	乳幼児	1～3歳	3～5歳	5～10歳	10～13歳	14～18歳
死の概念の理解	死の認識はもたない．自身を取り巻く環境や人の感情を感じとる	生と死を交互に起きる状態と考えることが多い	死の不可逆性の理解が未熟であり，現実と空想を区別できないことがある．自分の考えや行為が死を招く原因になったと考えがち	死を現実的で永続的なものとして理解し始める	死を現実的で最終的で普遍的なものとして理解し始める	死の理解がさらに成熟した大人らしいものになる
看護師にできることの例	・児に対する安心感を与える声かけ（例：「ママがずっとそばにいてくれるから大丈夫だよ」） ・養育者の支援（社会資源の活用など）		・遊びを取り入れ，表現はそのまま受け止める ・児からの繰り返される質問に対して安心させるような態度で応える（例：児「嘘をついたから病気になっちゃのかな?」→看護師「病気は誰のせいでもないよ」）	・会話や行動面の変化から心情を読み取り，寄り添う ・死についての質問が出た時には，返答しながら，児の思いを引き出す（例：児「この病気は治らないんだよね」→看護師「何か気になっていることがあるの?」）		・どんな感情でも表出してよいことを伝える ・死についての質問が出た時には，返答しつつ，児の思いを引き出す（例：児「この治療を受けても死ぬかもしれないんだよね?」→看護師「どうしてそう思ったの?」）

2. 発達段階ごとの支援のポイント（文献 72 より一部抜粋，改変）

乳・幼児期（0～5歳）	養育者，または児が安心できる大人とのスキンシップや一緒にいる環境の提供/年齢相応の遊びができる場所や物の提供/子どもなりにできたことへの称賛/したいこと・できることを提案/プレパレーション（p195）が効果的
学童期（6～12歳）	学習や運動の機会を最大限に確保する/学校と情報共有し，仲間とのつながりを支える/選択肢を用意し，児の意思を最大限尊重する/身体の仕組みや病気，治療について，本人が理解できるように十分説明する/気持ちを傾聴し，受け止める
思春期・青年期（12～22歳）	同年代の子ども同士の交流を促す/プライバシーに配慮する/病気や治療について，本人が理解できるように十分に説明する/選択肢を用意し，自己決定を尊重する/児の気持ちを確認してから，養育者の同席や参加の有無を決める

家族・きょうだい児へのケア

1. 家族へのコミュニケーション，ケアのポイント

- 家族の発達段階や，子どもが生まれる前，生まれて疾患や障害がわかってからの家族の歩みを理解することが重要
- 子どもと死別していなくとも，家族は“あいまいな喪失”を抱えている場合もあり，トラウマインフォームドケア（p149）に基づいて接する必要がある
- 話し合いでは，まず家族（養育者）が何を考え，何を心配しているのかを明確にし，そのうえで誠実で事実に即した受け答えをすることが重要．話した内容が理解されたか否かを確かめるために養育者に振り返ってもらうとよい
- 話し合いを進めていくなかで，家族の希望を尋ねていく．その際，なぜそれを望んでいるか，それをすることで何を叶えたいのかを聴いていくと，家族・児にとって本当に大切にしたいことがみえる場合もある
- 児に対する自責の念や無力感，後悔などから精神的に不安定になる家族は多い．理不尽な言動や攻撃的な言動が家族から出ることもあるが，ただそれを訂正するのではなく，まずは家族の複雑な感情を受け止めるようにする

2. きょうだい児へのケアのポイント

- 養育者や医療者の目が病気の児に重点的に向けられることで，健康なきょうだい児は自身の要求が満たされず，孤独や不安を感じたり，時には養育者や患児に敵意を表すことがある．きょうだい児の感情を受け止め，「1 人ひとりが大切な存在であること」「“一緒のチーム”として病気のきょうだいを支えてほしいこと」などを伝える
- 父親に患児の世話をしてもらっている間に母親ときょうだい児に外出を勧める，看護師がきょうだい児にとって特別な日（誕生日，運動会，授業参観など）を把握し，養育者が付き添いを離れてきょうだい児と過ごせるように調整するなど，きょうだい児と家族がともに過ごせる時間をとれるように取り計らう
- 保育園・幼稚園や学校，習い事など，きょうだい児にとって安心できる家庭以外のコミュニティがあるかを確認する．家族の希望・同意があれば，看護師からこうしたコミュニティの支援者に情報提供を行い，きょうだい児を見守る環境を強化することが必要な場合もある
- 患児の症状や状態が悪化した時，さらには自宅での看取りを考える場合には，状況と予測をきょうだい児に説明することが重要となるが，説明内容とタイミングは養育者と入念に相談を重ねたうえで決める必要がある．看護師がきょうだい児の発達段階に応じた説明ツールを作成し，養育者から説明をしてもう方法なども考えられる
- NPO 法人しぶたねが，「きょうだいさんのための本」という小冊子を作成している．きょうだい児が自分の気持ちを書き込み，養育者に思いを伝えるのに活用できる

看取り，ビリーブメント・グリーフケア

1. 看取り

- 家族の意向を確認したうえで，抱っこする，身体をやさしくさする，手を握る，声をかけるなど，最後のケアに関われるようにする
- 呼気時にゴロゴロと不快な音を立てる（死前喘鳴），顔色が変わる，手足や顔をバタバタさせる，手足が冷たくなるといった身体的徴候（死亡前48時間以内にみられるもの）は，自然な経過のなかで起こるものだと説明し，不安の軽減に努める
- 死の3徴候（呼吸停止，心停止，瞳孔散大）が確認された場合，医師に報告する
- 死亡診断後，家族が最期のお別れのできる時間をもてるように配慮する．その後，家族の意向を確認したうえで，沐浴やお風呂，児の顔や手を拭くこと，口腔ケア，整髪などの死後の処置をともに行う．葬儀の方法を確認し，遺体の着替えを済ませ，処置終了とする

2. ビリーブメント（死別）・グリーフ（悲嘆）ケア

- 死別・喪失に伴う悲嘆を抱く家族に対しては，死別の直後から弔問に訪れ，医療者も家族とともに大切な子どもを喪ったことを悲しみ合うほうがよい．また，四十九日を過ぎたころから看取り後3年くらいまでの間に，その家族の宗教・宗派に則ったタイミンでビリーブメント・グリーフケアを行う．ケアの例として，以下が考えられる

手紙・カード・冊子の送付	医療者側からの家族へのメッセージや，悲嘆への対処の方法，地域で利用できる社会資源などの情報を記載したものを送る
追悼会（遺族会）の案内	送付する手紙などに追悼会やサポートグループの案内を同封しておくとよい．参加してもらうことで，切れ目のないサポートを提供できる
相談窓口の紹介	家族から「誰かに相談したい」などの訴えがあった場合は，話を傾聴したうえで，相談窓口につなぐことを検討する．窓口の一覧を記載した資料を作成しておくとよい
専門家との連携	複雑性悲嘆（悲嘆症状の持続期間と強度が通常の範囲を超え，社会的，職業的，他の重要な領域において深刻な影響を及ぼしているもの）へ移行するリスクが高いと考えられる場合には，精神科医や心理士などの専門家にコンサルトする

- 訪問看護は，家族にとって最も身近な存在であり，社会とのつながりでもある．家族は子どもそのものを喪失するばかりではなく，子どもに関連する自己像，社会とのつながりも同時に喪失する．このことから，子どもの死後も訪問看護師が家族とつながり続けること自体もグリーフケアとなる

3. グリーフサポートをしている団体

・子どもグリーフサポートステーション（http://150.60.7.162/support.html）	
遺族会	・小さないのち（https://chiisanainochi.org/） ・がんの子どもを守る会（https://www.ccaj-found.or.jp/） ・全国心臓病の子どもを守る会（https://www.heart-mamoru.jp/）

文献

1) 日本褥瘡学会（編）：褥瘡予防・管理ガイドライン　第5版．照林社，2022
2) 日本褥瘡学会（編）：褥瘡ガイドブック　第3版―褥瘡予防・管理ガイドライン（第5版）準拠．照林社，2023
3) 日本褥瘡学会（編）：在宅褥瘡予防・治療ガイドブック　第3版．pp101-119，照林社，2015
4) 前掲2），p81
5) 前掲2），p55
6) 日本創傷・オストミー・失禁管理学会（編）：ベストプラクティス　スキン-テア（皮膚裂傷）の予防と管理．p7，照林社，2015
7) 厚生労働省：褥瘡対策に関する診療計画書（平成18年3月6日保医発第0306002号厚生労働省保険局医療課長通知）
8) 前掲2），pp208-212
9) 日本創傷・オストミー・失禁管理学会（編）：IADベストプラクティス．照林社，2019
10) 前掲9），p21
11) 前掲9），p13
12) 前掲9），p19
13) 医療情報科学研究所（編）：看護がみえる　vol.2　臨床看護技術．p283，メディックメディア，2018
14) 谷崎幸枝：膀胱留置カテーテル，角田直枝（編）：知識が身につく！　実践できる！　よくわかる在宅看護　第2版．pp145-148，学研メディカル秀潤社，2016
15) 島田珠美：尿道留置カテーテル，河原加代子（著者代表）：系統看護学講座　統合分野　在宅看護論　第5版，尿道留置カテーテル．pp243-244，医学書院，2019
16) 前川厚子：在宅医療と訪問看護．介護のコラボレーション．pp246-258，オーム社，2009
17) 日本創傷・オストミー・失禁管理学会学術教育委員会（オストミー担当）（編）：ABCD-Stoma® に基づくベーシック・スキンケア　ABCD-Stoma® ケア．p15，日本創傷・オストミー・失禁管理学会，2014
18) 日本消化管学会：便通異常症診療ガイドライン2023―慢性便秘症．pp4-6，南江堂，2023
19) 榊原千秋：「気持ちよく排便する」ためのケアの考え方とアプローチ．訪問看護と介護25（10）：772-793，2020
20) 厚生労働省：日本人の食事摂取基準2020，参考表2．p84，2019
21) 日本摂食嚥下リハビリテーション学会嚥下調整食委員会：日本摂食嚥下リハビリテーション学会嚥下調整食分類2021．日摂食嚥下リハ会誌25（2）：135-149，2021
22) 日本摂食嚥下リハビリテーション学会医療検討委員会：発達期摂食嚥下障害児（者）のための嚥下調整食分類2018．日摂食嚥下リハ会誌22（1）：59-73，2018
23) Chalmers JM, King PL, Spencer AJ, et al: The oral health assessment tool-validity and reliability. Aust Dent J 50(3): 191-199, 2005
24) 松尾浩一郎，中川量晴．口腔アセスメントシートOral Health Assessment Tool日本語版（OHAT-J）の作成と信頼性，妥当性の検討．障害者歯科37（1）：1-7，2016
25) 牛山京子：特集　訪問歯科と連携しよう!高齢者の歯と口腔をケアする―今なぜ「訪問歯科」との連携が必要か?．訪問看護と介護16（6）：458-461，2011
26) 伊藤友恵：摂食嚥下アセスメントと訓練，北里大学病院看護部（編）：ナースポケットマニュアル　第2版．p67，医学書院，2024
27) 浅田摩紀：経腸栄養法，任　和子，井川順子（編）：根拠と事故防止からみた基礎・臨床看護技術　第3版．p64，医学書院，2021
28) 伊藤明美：経鼻経管栄養，東口髙志（編）：「治る力」を引き出す　実践!臨床栄養，JNNスペシャル87．p267，医学書院，2010
29) 前掲28），p269
30) 長谷川美津子：在宅経腸栄養法―経鼻を中心に．訪問看護と介護2（3）：199-205，2011
31) 武田英二：小児の栄養必要量，内山　聖（監）：標準小児科学　第8版．p28，医学書院，2013
32) 山内豊明：フィジカルアセスメントガイドブック　第2版．pp90-91，医学書院，2011

33) 古谷伸之(編)：診察と手技がみえる vol.1 第2版．p84，メディックメディア，2007
34) 原田典子：「肺実質の異常」と「器械トラブル」をどう見極めるか．訪問看護と介護 18(4)：293-298，2013
35) 東京都保健医療局：医療関係者のための神経難病患者在宅療養支援マニュアル．p190，東京都，2000（承認番号5保医保疾第1421号）
36) 亀井智子：在宅酸素療法，亀井智子(編)：根拠と事故防止からみた老年看護技術 第3版．pp414-415，医学書院，2020
37) 今井宏美：排痰ケア，任 和子(著者代表)：系統看護学講座 専門分野Ⅰ 基礎看護学〔3〕 基礎看護技術Ⅱ．p243，医学書院，2021
38) 日本糖尿病学会(編・著)：糖尿病治療ガイド 2022-2023．p34，文光堂，2022
39) 日本老年医学会・日本糖尿病学会(編・著)：高齢者糖尿病診療ガイドライン 2023．p94，南江堂，2023
40) 吉岡成人(著者代表)：系統看護学講座 専門分野 成人看護学⑥ 内分泌・代謝第 第15版．糖尿病の治療．p140，医学書院，2019
41) 佐藤祐造：新版 糖尿病運動療法のてびき．p130，医歯薬出版，2001
42) 伊藤 朗：図説・運動生理学入門．p129，医歯薬出版，1990
43) 前掲38)，p55
44) 愛媛大学医学部附属病院薬剤部(著)，荒木博陽(編)：知らないと危ない！ 病棟でよく使われる「くすり」．pp116-121，照林社，2018
45) 前掲38)，pp59-69
46) 前掲40)，p159
47) 前掲40)，p161
48) 石井 均：糖尿病医療学入門—こころと行動のガイドブック．医学書院，2011
49) NPO法人実践的糖尿病教育研究会ホームページ
https://asahina-clinic.jp/dm_education/contents2.html（2023年12月1日閲覧）
50) 石岡邦啓：末期腎不全と腎代替療法，小林修三(監)：やさしくわかる透析看護．p14，照林社，2018
51) 永井美裕貴，相澤 裕(監・著)：看護師のための早引き透析ケア BOOK．pp128-132，ナツメ社，2017
52) 日本医師会：在宅医療廃棄物適正処理ガイドライン．2008
53) 日本医師会：〔地域の協力で支えられる在宅医療〕在宅医療廃棄物の取扱いガイド．2008
54) 高尾真紀：輸液，北里大学病院看護部(編)：ナースポケットマニュアル第2版．p110，医学書院，2024
55) 矢吹律子：使用できる薬剤・気をつけるべき薬剤，久永貴之，矢吹律子(編)：症状緩和のための できる！使える！ 皮下投与．p23，南山堂，2020
56) 古橋聡子，当間麻子：在宅中心静脈栄養法(HPN)，角田直枝(編)：知識が身につく！ 実践できる！ よくわかる在宅看護 第2版．pp134-135，学研メディカル秀潤社，2016
57) カフティーポンプ・カフティーポンプS用—在宅中心静脈栄養法ご使用の手引き
58) 井上莊一郎：術後患者の鎮痛 鎮痛法と鎮痛薬の種類・特徴 ⑤PCA．看護技術 61(1)：56，2015
59) 前掲58)，p55
60) 吉村知哲，田村和夫(監)：がん薬物療法副作用管理マニュアル．p3，医学書院，2018
61) 吉村知哲，田村和夫(監)：がん薬物療法副作用管理マニュアル 第2版．pp8-10，医学書院，2021
62) 濱本千春：在宅がん化学療法，角田直枝(編)：知識が身につく！ 実践できる！ よくわかる在宅看護 第2版．pp228-230，学研メディカル秀潤社，2016
63) 高知医療センターがんセンター：放射線治療を受けられる方へ 改訂第4版
64) 北澤淳一，玉井佳子，藤田 浩，他：在宅赤血球輸血ガイド．日本輸血細胞治療学会誌 63(5)：664-673，2017
65) Harrop E, Edwards C: How and when to refer a child for specialist paediatric palliative care. Arch Dis Child Educ Pract Ed 98(6): 202-208, 2013
66) 日本緩和医療学会「緩和ケアチームの手引き」小児関連追記記載のための改訂WG：緩和ケアチームの活動の手引き(追補版)—成人患者を主に診療している緩和ケアチームが小児患者にかかわるためのハンドブック．日本緩和医療学会，2021

67) 武田文和，的場元弘(監訳)：トワイクロス先生の緩和ケア―QOLを高める症状マネジメントとエンドオブライフ・ケア．医学書院，2018
68) 森田達也：(エビデンスからわかる)患者と家族に届く緩和ケア．医学書院，2016
69) 岡林志穂：救急現場ではどうする!?患者家族の支えかた　終末期編(第3回)―悲嘆ケア．Emer Log 32(3)：434-437，2019
70) 小林真理子．知っていますか?子どものこと―子どもの発達段階と死の概念の理解．緩和ケア 24：157-158，2014
71) 前掲66)，p13
72) 前掲66)，p12

Memo

Part 2

健康障害別

認知症をもつ人

評価

1. 改訂長谷川式簡易知能評価スケール（HDS-R）（文献1より転載）

問	問題（採点基準）		得点
1	お歳はいくつですか？（2年までの誤差は正解）		0　1
2	今日は何年の何月何日ですか？ 何曜日ですか？ （年月日，曜日が正解でそれぞれ1点ずつ）	年 月 日 曜日	0　1 0　1 0　1 0　1
3	私たちがいまいるところはどこですか？（自発的にでれば2点，5秒おいて，家ですか？　病院ですか？　施設ですか？　のなかから正しい選択をすれば1点）		0　1　2
4	これから言う3つの言葉を言ってみてください．あとでまた聞きますのでよく覚えておいてください． （以下の系列のいずれか1つで，採用した系列に○印をつけておく） 1．a）桜　b）猫　c）電車 2．a）梅　b）犬　c）自動車		0　1 0　1 0　1
5	100から7を順番に引いてください．（100−7は？　それからまた7を引くと？　と質問する．最初の答えが不正解の場合，打ち切る）	93 86	0　1 0　1
6	私がこれから言う数字を逆から言ってください． （6-8-2，3-5-2-9を逆に言ってもらう．3桁逆唱に失敗したら打ち切る）	2-8-6 9-2-5-3	0　1 0　1
7	先ほど覚えてもらった言葉をもう一度言ってみてください．（自発的に回答があれば各2点，もし回答がない場合以下のヒントを与え正解であれば1点） a）植物　b）動物　c）乗り物		a：0　1　2 b：0　1　2 c：0　1　2
8	これから5つの品物を見せます．それを隠しますのでなにがあったか言ってください．（時計，鍵，タバコ，ペン，硬貨など必ず相互に無関係なもの）		0　1　2 3　4　5
9	知っている野菜の名前をできるだけ多く言ってください． （答えた野菜の名前を右欄に記入する．途中で詰まり，約10秒間待っても答えない場合はそこで打ち切る） 0〜5=0点，6=1点，7=2点，8=3点，9=4点，10=5点		0　1　2 3　4　5
		合計得点	

POINT

- 最高得点は30点で，20点以下だと認知症の可能性がある
- 本検査のみでは，診断とはならない
- 検査を実施する時はプライドを傷つけないよう十分に配慮する

簡易精神機能検査（MMSE）

設問	点数	質問内容	得点
1	(5点)	今年は何年ですか？（1点） 今の季節は何ですか？（1点） 今日は何曜日ですか？（1点） 今日は何月（1点）何日（1点）ですか？	
2	(5点)	ここは何県ですか？（1点） ここは何市ですか？（1点） この病院の名前は何ですか？（1点） ここは何階ですか？（1点） ここは何地方ですか？（1点）	
3	(3点) 正答1つにつき1点	相互に無関係な物品3つの名前を，検者が1秒間に1つずつ言い，その後，患者さんに繰り返してもらう （例：桜，猫，電車） 3例すべて言うまで繰り返してもらう（6回まで）	
4	(5点) 正答1つにつき1点	100から順に7を引き，答えてもらう（5回まで） あるいは「フジノヤマ」を逆唱してもらう	
5	(3点) 正答1つにつき1点	設問3で提示した物品名を再度復唱してもらう	
6	(2点)	（時計を見せながら）これはなんですか？ （鉛筆を見せながら）これはなんですか？	
7	(1点)	次の文章を繰り返してもらう 「みんなで，力を合わせて綱を引きます」	
8	(3点)	（患者さんに3段階の指示をする） 「右手にこの紙を持ってください」 「それを半分に折りたたんでください」 「それを私に渡してください」	
9	(1点)	（次の文章を読み，その指示に従ってもらう） 「右手をあげなさい」	
10	(1点)	（口頭で指示する） 「何か文章を書いてください」	
11	(1点)	「右の図形と同じものを描いてください」	

POINT

- 最高得点は30点で，認知症と非認知症のcut off pointは23/24点とするのが妥当とされる
- 本検査のみでは，診断とはならない
- 難聴で質問が聞き取りにくかったりすると，点数が低くなる場合がある

3. 認知症のある高齢者の日常生活自立度判定基準

ランク	判定基準	見られる症状・行動の例
Ⅰ	何らかの認知症を有するが，日常生活は家庭内および社会的にほぼ自立している	
Ⅱ	日常生活に支障をきたすような症状・行動や意思疎通の困難さが多少みられても，誰かが注意していれば自立できる	
Ⅱa	家庭外で上記Ⅱの状態がみられる	頻繁に道に迷う，買い物や事務，金銭管理などそれまでできたことにミスが目立つ
Ⅱb	（家庭外に加え）家庭内でも上記Ⅱの状態がみられる	服薬管理ができていない，電話対応や訪問者への対応などができず，1人で留守番できない
Ⅲ	日常生活に支障をきたすような症状・行動や意思疎通の困難さがときどきみられ，介護を必要とする	
Ⅲa	日中を中心として上記Ⅲの状態がみられる	着替え，食事，排便，排尿が上手にできない，時間がかかる，やたらに物を口に入れる，物を拾い集める，一人歩き，失禁，大声・奇声をあげる，火の不始末，不潔行為，性的異常行動など
Ⅲb	夜間を中心として上記Ⅲの状態がみられる	ランクⅢaに同じ
Ⅳ	日常生活に支障をきたすような症状・行動や意思疎通の困難さが頻繁にみられ，常に介護を必要とする	ランクⅢに同じ
M	著しい精神症状や周辺症状あるいは重篤な身体疾患がみられ，専門医療を必要とする	せん妄，妄想，興奮，自傷・他害などの精神症状や精神症状に起因する問題行動が継続する状態など

POINT

- 家族からの情報提供量や検査する側の捉え方次第で，評価結果にばらつきがでることがある
- 要介護認定の際の参考材料とはなるものの，そのランク付けはあくまで目安としての指標と捉える

症状のケア

1. 認知機能の障害，行動・心理症状（BPSD）

・認知症の症状は，記憶，言語，視空間認知などの認知機能の障害と，それに伴う認知症の行動・心理症状（BPSD）からなる

認知機能の障害	
・記憶障害	・全般性注意障害
・見当識障害	・失語，失行，失算
・思考・判断・遂行（実行）機能障害	・錯視，幻視　　など

行動・心理症状（BPSD）	
行動面の症状	心理症状
・焦燥性興奮	・不安
・攻撃性	・うつ状態
・脱抑制	・幻覚・妄想
・不活発	・情緒の欠如　　など
・異常行動〔例：徘徊（一人歩き）〕　　など	

2. 症状に応じた対応のポイント（文献2をもとに作成）

a. 認知機能の障害

認知機能の障害		対応のポイント
記憶障害	最近のことを忘れる場合	過ぎたことを言わない：数分前の出来事を覚えていないため，「さっきは○○でしたね」と話しかけると，混乱させる可能性がある．“覚えていない”という事実を指摘すると，不安の原因となったり，相手が自分に嘘を言っていると思い興奮する場合がある
		声かけを頻繁にする：歯磨きや洗髪，手洗いなどの連続した作業を1人で行ってもらうと，「まだやり始めたばかりですから」と言って，やめようとしない場合がある．いつから開始して，どれくらい時間が経過したのかがわかるように，介護者は開始した時間をチェックしたり，様子をうかがいながら頻繁に声かけする
		記憶への援助：大きなカレンダーを目立つところに用意し，日々の予定や出来事を書き込む．それを毎日見ることで，数日前の出来事を認識したり，予定を忘れずに実行でき，不安感を和らげることにつながる．また，服薬管理については，大きなカレンダーに薬を貼りつけたり，1週間分・朝・昼夕夜と区分けされた壁掛け服薬支援グッズ（お薬カレンダー）を活用するなどの工夫を行う
	同じ質問や行動を繰り返す場合	冷静に忍耐力をもって行動する：同じ言動を繰り返されても否定や説得はせず，その都度初めて聞いたように受け応えする．5W1Hの質問をし，何に最も不安を感じているかを把握し，可能なら原因を取り除き，対処する．一歩距離をおいて傾聴するゆとりをもち，冗談を言って笑わせたりするなどし，さりげなく話題を変える

認知機能の障害		対応のポイント
記憶障害	過去のいきいきとした時代に暮らしている場合	過去に生きていることを受容する：無理に現実に連れ戻そうとせず，まず本人の話を傾聴し，どの時代にいるのかをその言動から推測し，受容する
		本人の生きてきた生活歴や時代背景を理解する：これまでの生活歴や時代背景を身近な家族などから聞き，過去を受容する時に役立てる．過去の主要な出来事や家族の写真などを貼った“思い出ノート”を作っておくと，なじみの関係を早くつくれる．また，気分がよい時は，当時のことをはっきりと語ることがあるため，関係者同士で情報交換し，記録しておくとよい
		今の状況を心地よいものにする：認知症が進行してコミュニケーション能力が低下しても，音楽には反応し，唄はよく記憶している．本人の好きな唄を一緒に歌ったり，音楽を聴くことで，心地よい感情を持続できるようにする
見当識障害		受容と共感的な態度で接する：見当識障害により生じる強い不安や焦燥感，混乱などの感情を正確に把握し，「今，○○だから心配されているのですね」といったように，その心情に寄り添うようにする．また，カウンセリングにおける促しの技法（相槌を打つ，頷く，適切な質問をする）や繰り返しの技法（相手の言葉の一部または語尾を繰り返す）を用いるとよい
		なじみのある環境を保つ：身体の安全や介護の効率を考え環境を変えなければならない時は，不安や混乱を招かないように本人の生活歴を配慮したなじみのある環境を保つようにする
		関わりを保つ：名前や続柄の認識を維持できるように家族の関わりを保つようにする．遠方に住んでいて疎遠になりがちな家族には電話でのやりとりを勧める
思考・判断・遂行機能障害		整容：水を出す，手や顔を洗う，歯を磨くなどの一連の動作がわからない場合が多いため，1つずつ声をかけて納得してから行ってもらう
		更衣：看護師・介護者の都合で衣服を選択すると，本人の自主性や主体性が低下する．本人の好みを大切にし，目的・温度条件に適したものを選択できるように援助する．着る順番がわからなくなっている場合は，衣服を一枚ずつ順番に手渡し，自分でできるところまでやってもらうようにする
		家事：料理や掃除などの家事では，「できる活動」を見つけ，「している活動」にしていく．食事の準備を例にとると，献立を考え，必要な食材を揃え，段取りよく同時進行でいくつかの作業を遂行することが困難になるが，具材を切る，皮をむく，炒めるなどの1つひとつの作業はうまくできる場合が多いため，声がけや手順を目の前で示して援助する

. 行動・心理症状（BPSD）

心理症状		対応のポイント
幻覚（幻視・幻聴）		本人も不安を感じている場合が多いため，まず 5W1H の質問をし，本人が見えているもの，感じているものを把握する．不安材料がわかったら，否定や叱責はせず，その世界を受容する．状況に応じて“よき演出者”となり，対処する
妄想	被害妄想	「嫁にお金と通帳を盗られた」など，もの盗られ妄想を訴える場合は，まずは否定せず，話を聴いて受容し，5W1H の質問をする．それでも不安がるようであれば，「一緒に探しましょう」と提案してみる
	嫉妬妄想	配偶者の不貞を疑い，執拗に罵ったり暴力をふるうなど，嫉妬妄想を訴える場合は，不安や負い目が妄想となって表出されていることを理解したうえで，否定せず，いったんその場を離れるようにする．否定をすればするほど，相手を興奮させてしまい，収拾がつかなくなる可能性がある
行動面の症状		**対応のポイント**
徘徊（一人歩き）		その行動をとる理由を注意深く観察し，背景を読み取る必要がある．歩き回ることを責めたり，外出しないよう行動を制限することは状況を悪化させる．何をしようとして外出したのかについて傾聴し，その気持ちが安定する方法がないか検討する．最寄りの行政機関窓口や警察などで SOS ネットワークや見守りネットワークに登録しておくとよい
不潔行為（弄便（尿）や排泄物をまき散らすなど）	残便・便秘による不快感が原因の場合	①残便に対しては，水分摂取を増やし，腹部マッサージや温湿布で刺激を与え，残便を排出する，②便秘においては，食事を工夫したうえで，下剤を服薬
	排便後の汚物処理ができない場合	①見えるところにトイレットペーパーやティッシュペーパーを置いておく，②適切な排泄姿勢を確保できるように援助する，など
	トイレに行く途中で失禁したり，廊下の隅などに放尿・放便する場合	①排便（尿）のリズムを把握し，言葉やサインを見分け，こまめにトイレ誘導を行い，定期的に排泄ができるように援助する，②夜間は身近にポータブルトイレを置いておく，③自尊心を傷つけないよう受容的な態度で接する，など
	ゴミ箱や洗面台などのトイレ以外の場所で放尿・放便する場合	①ポータブルトイレを居室内の見えやすいところに設置する，②ポータブルトイレをトイレと認識できない場合は，背後の壁に「便所」と書いた標識を貼る，など

暴言・暴力	ケアや介助中に暴言・暴力を受けた場合	相手に何かしようとする時は，必ず事前に声をかけ，返答や合意の合図を待ってからとりかかるようにする．ユマニチュードの技法「見る」「話す」「触れる」を取り入れてみる（①見る：正面から相手と同じ目の高さで，触れられるくらいの距離で，0.5 秒以上アイコンタクトをとる，②話す：自分が行うケアを行為ごとに実況中継して相手に伝える，③触れる：やさしさが伝わるように“広く”“柔らかく”“なでるように”“包み込むように”触れる）
	性的言動（身体に触れる，卑猥なことを言う）をする場合	自尊心を傷つけないように，できれば冗談を交えて，うまく対応する（強い口調や拒否の態度は，混乱や不快を招き，暴力的にさせることがある）

POINT

- 徘徊（一人歩き）に対する安全対策として，服の襟元や裾の裏などに氏名と連絡先を書いておくことを介護者・家族に勧める
- 行方不明になった時に居場所を割り出せる GPS 装置を貸与する自治体もある

c. 薬剤と副作用（文献 3 より転載）

系	分類	成分	商品名	用法・用量（代表的使用例）	主なターゲット	出現しやすい副作用
賦活系	コリンエステラーゼ阻害薬	ドネペジル	アリセプト	5〜10 mg/朝 1 回 適宜減量	認知機能低下，無気力	易怒性など効きすぎ，徐脈，下痢
		ガランタミン	レミニール	16〜24 mg/朝夕 2 回 適宜減量	認知機能低下，無気力	悪心・嘔吐，下痢
		リバスチグミン	イクセロン，リバスタッチ	18 mg 毎日貼り替え 適宜減量	認知機能低下，無気力	悪心・嘔吐，下痢，瘙痒
	パーキンソン病治療薬	アマンタジン	シンメトレル	50〜100mg/朝 1 回・朝昼 2 回	アパシー，嚥下障害	せん妄，興奮
	脳循環・代謝改善薬	ニセルゴリン	サアミオン	10〜15mg/2〜3 回	アパシー，脳血管性認知症	ほとんどない
調整系	NMDA 受容体拮抗薬	メマンチン	メマリー	10〜20 mg/夕 1 回	認知機能低下，興奮性の行動・心理症状（BPSD）	めまい，血圧上昇，活動性低下
	漢方（神経症，疳の虫）	生薬 7 種	抑肝散	2.5〜7.5 g/1 回夕，2 回夕夜，3 回	幻視，妄想，昼夜逆転，易怒性	低カリウム血症，過鎮静
	抗うつ薬（SSRI）	セルトラリン	ジェイゾロフト	25〜50 mg/朝 1 回・朝夕 2 回	うつ	悪心，食欲低下

系	分類	成分	商品名	用法・用量（代表的使用例）	主なターゲット	出現しやすい副作用
調整系	抗うつ薬	トラゾドン	デジレル	12.5 mg/夜 1 回	うつ，不安，昼夜逆転	強い眠気，ふらつき
		ミルタザピン	リフレックス，レメロン	7.5 mg/夕または夜 1 回	不安・焦燥による多動，昼夜逆転	眠気，ふらつき
	抗不安薬	タンドスピロン	セディール	10～30 mg/1～3 回	不安，易怒性，焦燥	まれに眠気，ふらつき
抑制系	非定型抗精神病薬	クエチアピン	セロクエル	25～50 mg/夜 1 回・朝夕 2 回	妄想，徘徊，暴力などの BPSD	高血糖，パーキンソン症状
		リスペリドン	リスパダール	0.5～1 mg/夜 1 回	妄想，徘徊，暴力などの BPSD	パーキンソン症状，ふらつき
		チアプリド	グラマリール	25～50 mg/1～2 回 症状出現時に	暴言・暴力，せん妄	パーキンソン症状，ふらつき
	抗けいれん薬	バルプロ酸	デパケンR	100～200 mg/1 回夜	暴言・暴力などの興奮	眠気，ふらつき
	眠剤（超短時間作用型）	ゾルピデム	マイスリー	5～10 mg/夜 1 回	不眠，昼夜逆転	まれに日中の眠気，ふらつき
	眠剤（短時間作用型）	ブロチゾラム	レンドルミン	0.25 mg/夜 1 回	不眠，昼夜逆転	まれに日中の眠気，ふらつき
	眠剤（メラトニン系）	ラメルテオン	ロゼレム	8 mg/夜 1 回	昼夜逆転	眠気
	眠剤（オレキシン拮抗）	スボレキサント	ベルソムラ	10～15 mg/夜1 回	不眠，昼夜逆転，夜間せん妄	日中の眠気

POINT

- 認知機能を高める薬剤は，妄想などの精神症状や一人歩き，暴力などの行動・心理症状を強くすることがある
- 高齢者は少量の薬剤でも反応が大きいため，症状を抑制する薬剤は少量から試し，徐々に増やしながら効果をみる
- 嚥下機能が低下したら，抗精神病薬を使用しない

支援

1. 認知症の人の日常生活・社会生活における意思決定支援 (文献 4 より転載)

・特定の職種や場面に限定されたものではなく，認知症の人の意思決定支援に関わるすべての人に向けたフロー

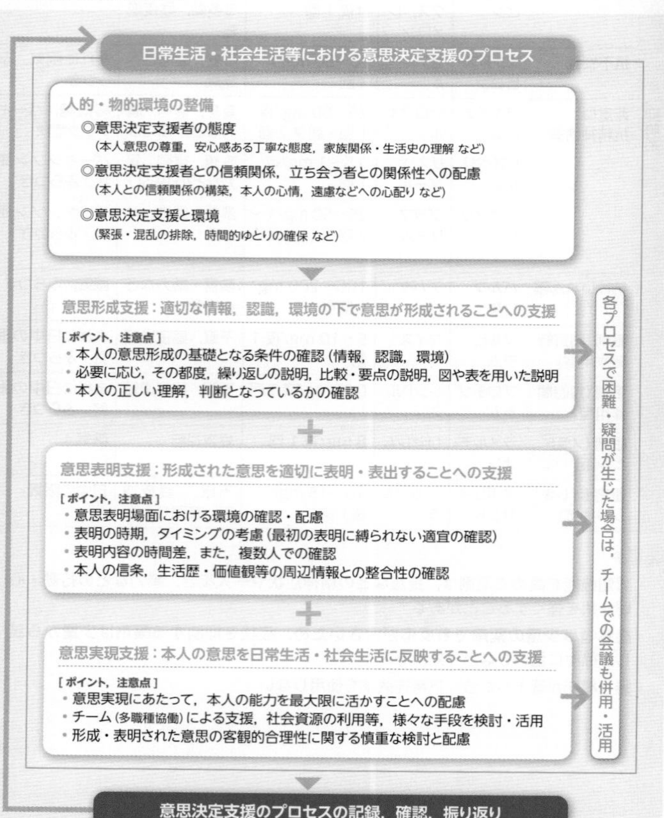

OINT

- 本人が自ら意思決定できる早期（認知症の軽度）の段階で，今後，本人の生活がどのようになっていくかの見通しを，本人や家族，関係者で話し合い，今後起こる可能性のあることについて予め決めておく
- 初めての場所や慣れない場所では，緊張したり混乱するなど，意思を十分に表明できない場合があることから，なるべく本人が慣れた場所で意思決定支援を行う
- 本人の示した意思は，時間の経過や本人が置かれた状況などによって変わりうるため，最初に示された意思に縛られることなく，適宜その意思を確認する
- 可能な限り複数の選択肢を提示し，比較のポイントや重要なポイントが何かを図・表などでわかりやすく示すなどの工夫をする

2. 認知症にまつわる社会保障・社会資源の活用

内容	利用できる人	利用方法
認知症初期集中事業		
複数の専門職からなる支援チームが，家族の訴えなどにより認知症が疑われる人や，認知症の人およびその家族を訪問し，観察・評価，家族支援などの初期の支援を包括的・集中的に行い，自立生活のサポートを行う	原則として40歳以上で，在宅で生活をしており，かつ認知症が疑われる人または認知症の人で次のa，bのいずれかの基準に該当する人 a. 医療サービス，介護サービスを受けていない者または中断している者で，以下の①～④のいずれかに該当する者（①認知症疾患の臨床診断を受けていない者，②継続的な医療サービスを受けていない者，③適切な介護サービスに結び付いていない者，④介護サービスが中断している者） b. 医療サービス，介護サービスを受けているが認知症の行動・心理症状が顕著なため，対応に苦慮している者	地域包括支援センターか市区町村の担当課に相談
認知症疾患医療センター		
認知症が疑われる人に対して認知症の鑑別診断と医療相談，検査（CT・MRI・SPECT）を実施．認知症の診断を受けた人と家族に対する相談支援，当事者によるピア活動や交流会の開催なども行う		地域の認知症疾患医療センターの整備状況について厚生労働省のHPより確認
認知症サポーター		
認知症への正しい理解を促し，当事者やその家族に対して可能な範囲で手助けする“認知症サポーター”を地域で養成する制度．認知症における相互扶助・協力・連携のネットワークを地域住民全体でつくる	地域住民，地域の生活関連企業・団体活動などに携わる人，学校関係者（小・中・高等学校生徒，教職員）など．認知症サポーター養成講座（90分程度）を受けると，受講証明書である認知症サポーターカードやオレンジリングが提供される	最寄りの自治体事務局に相談．受講費は原則として無料

※認知症をもつ人が活用できる，その他の社会保障・社会資源については「高齢者へのサービス」の項目（p348）を参照

精神疾患をもつ人

基本的態度，実践の心構え

- 問題抽出型の思考は，あまり有効ではない．問題点ばかりに着眼点を置くのではなく，よい面，頑張っている面，その人の強みに焦点を当てるように心がける
- その人のありのまま（そのまま）を受け止める．専門職ではなく，１人の“ひと”として素（ありのまま）の自分で向き合う
- 「利用者（本人・家族）さまのことは利用者さまのもの．利用者さまのことは利用者さまが決める」という考え方を一貫してもつ
- 看護師と利用者が対立ではなく，同じ位置に立ち，同じ景色を見る感覚（並列）で目標に向かう，そのために訪問看護があるという意識が大切

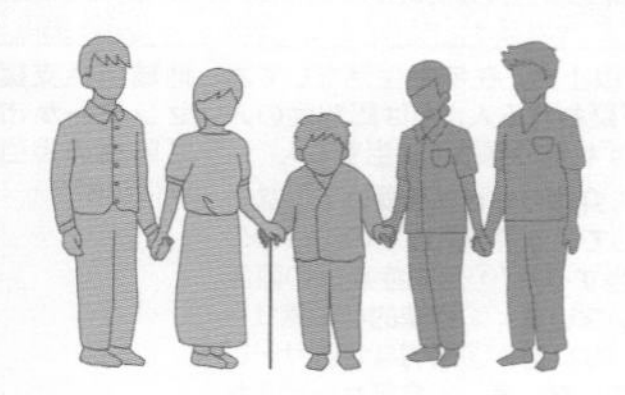

- 悩みや生きづらさに対して「それはこうだ，こうしたほうがよい」と助言や説明するのではなく，「そうでしたか」と受け止め，そのうえで「どうしたらよいと思う？」や「どう思う？　どうしたい？」と思いを聞いていく
- “押し付け”や“決めつけ”（例：「こう思っているでしょ」「これをやったらこうなりますよ」）で管理・指示的に関わっても，拒否されることが多い．日常生活や社会生活に影響をきたしている要因とその見立てについて，利用者が考えるものと，医療専門知識をもつ看護師が考えるものが異なることもある．その場合でも，決して押し付けるのではなく，「私はこう思いますが，あなたはどう思いますか？」というスタンスで関わる．そうして，利用者に寄り添い，信頼関係を少しずつ構築していくことが重要．関係を十分に築ければ，管理・指示的に関わる場面はほとんどなくなり，拒否されなくなる場合もある
- 利用者から現在の状況や今までのストーリー（経緯）を聞き，利用者になりきって今までの思い出を振り返るようにする．それを通して，日常生活や社会生活の中で“症状”がどのように影響しているのかを捉え，その解決策を一緒に考えていく
- 訪問看護の理由や目的を十分に把握していない利用者は多い．訪問看護のことがわからない，または訪問看護を利用するのが初めての場合は，何のために訪問看護を利用していくかを一緒に話し合って決めることを心がける

- 精神病，精神障がいの“症状”といっても，臨床ではその人によって表面化している現象はさまざまであるため，訪問看護では捉えにくい傾向がある
- 例えば，幻聴や妄想を 1 つとっても，その人によって内容が異なるため，訪問看護でアセスメントする時に「どこからが症状で，どこからが性格（個性）なのか」が見極めづらい．また，複数の症状の境目も複雑でさまざまな原因が絡み合っているため，はっきりと分けることが難しい．よって，「精神領域はよくわからない」と苦手意識をもつ医療従事者は多い
- 上記のようにアセスメントが難しい現状があるが，コツとしてはその人の思いをじっくり“聞くこと”．その人の背景（環境やその人の周りの人たちの状況も含めて）を踏まえて「全体像を把握すること」から始まる．その人がどのような人生を歩んできたのか，現在抱えている“生きづらさ”は何か，身近にいる人たちも含めて“何に困っているのか”を聞いていく
- 症状や生きづらさの内容はその人によって異なり，また“基準となる生活”というものがないため，訪問看護にあたっては，一般的な考えや価値観，時には看護師自身の価値観や生活基準も参考にしていく必要がある．利用者に関わる前に自分を知っていることも鍵になる

- 緊急電話に関しては，訪問看護の時に「どのような場合が緊急で，どのような状態になったら電話をするのか」を利用者と一緒に話し合っておく．その基準は利用者の状態によって変化していくため，訪問の都度，互いに話し合い，納得を得ておくことが望ましい
- 例えば，深夜に何回も緊急電話をかけ，「話を聞いてほしい/寂しい，相手をしてほしい」といった訴えがあった場合には，次回の訪問で必ず同じような事象が起きた時にどのような対応をするか一緒に考える（振り返り）
- 下記のイラストのように，本人にその発言に至った理由を尋ね，根底の感情に寄り添う

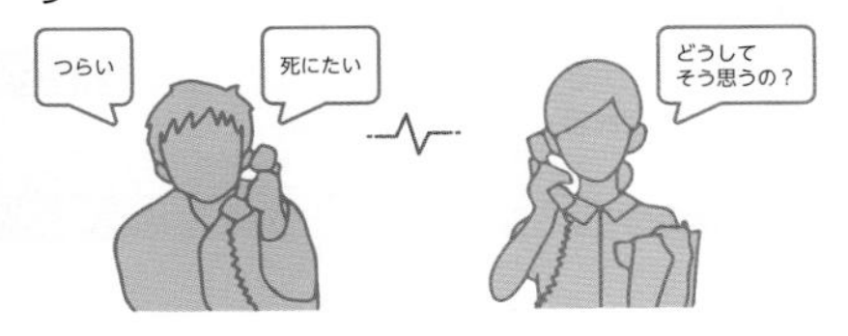

- <u>話した内容を記録して利用者と共有し，利用者の身近に残すことが，記録することの意味（目的）である．そのため，記録の書式に定めはない．絵がよい人もいれば，交換日記のようにするのがよい人もいる</u>

精神科訪問看護の実践

1. ゆで卵理論※

・当事者本人，また当事者を支える身近な人の生活について，「その人の生きづらさ（生活上の困難さ）」をゆで卵の黄身に，「その人としての対処・工夫」をゆで卵の白身にたとえて，生きづらさを受け止め，対処を支えることを目指すもの
・当事者本人と当事者を支える身近な人は，日々，“生きづらさ”がありながらも，何かしらその人なりの対処・工夫がある
・“生きづらさ”を受け止め，共感し，その人なりの対処・工夫に着目し，やれていること（頑張っていること）を言葉で伝え，支える

※「まんじゅう理論」と呼ばれることもある

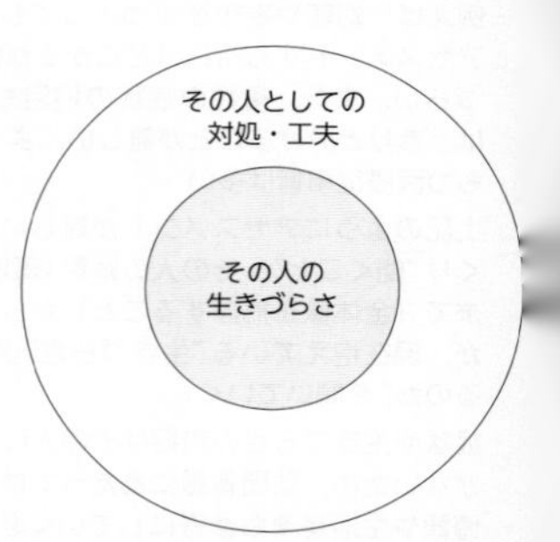

白身の部分を増やしていこう!

2. WRAP（wellness recovery action plan，元気回復行動プラン）（文献5をもとに作成）

・精神障がいをもつ当事者の視点から開発されたセルフヘルプのためのプログラム
・元気でいるために，元気をなくした時，再び元気に立ち返るための“取扱説明書”
・当事者はグループ活動（WRAPファシリテーターが開催している集中クラスやワークショップ）を通して12の要素（セッション，下記表）を主体的に作成し，それを自身で使用して困難な状況にならないよう，また困難な状況や状態になった時，そこから脱することができるように自分で自分を“取り扱っていける”ことを目指していく
・場合によっては，医療者が当事者本人がやってみたくなるような促しをすることもあるが，決して主導して進めないよう注意する

リカバリーに大切な5つのキーコンセプト
・希望（1）　・責任（2）　・学ぶこと（3）　・権利擁護（4）　・サポート（5）
元気に役立つ道具箱（6）
6つのプラン
・日常生活管理プラン（7） ・引き金&引き金に対するプラン（8） ・注意サイン&注意サインに対するプラン（9） ・調子が崩れてきている時&調子が崩れてきている時に対するプラン（10） ・クライシス&クライシスに対するプラン（11） ・クライシスを脱してきた時のプラン（12）

3. オープンダイアローグ（文献 6 をもとに作成）

- 主に発症初期の統合失調症をもつ人への治療的介入の手法．薬物治療ではなく，“対話”の実践のみで利用者を回復に導いていく
- 対話を「1 対 1：患者対医療者」ではなく，「N 対 N：チーム（例：患者，患者の家族，患者のパートナー）対チーム（例：医師，看護師，臨床心理士）」で行うという点が，従来のカウンセリングなどの手法と大きく異なる

a. 進め方

1. 医療職側のメンバー複数名と，当事者本人と当事者が一緒に話したいと思う家族やパートナーなどのつながりのある関係者とで集まる
2. ミーティングを開かれた質問で始める
   - 質問例：「今日，この場に来られたいきさつはどのようなものでしたか？」「今日のこの場をどのように使いたいですか？」「今日は何について話しましょうか？」
3. 本人や家族らの語りすべてを傾聴する．また，その場で起きている反応にも意識を向け，応答する
   - 応答の方法：①本人・家族ら自身の言葉を使用する，②語りに耳を傾け，常にきめこまやかに受け答えをする，③沈黙を含む非言語的な反応も捉え続ける
   - 特定の参加者 1 人が話し続けることのないよう，他の参加者にも十分に発言の機会を与えるように配慮する
4. 本人・家族らの語りを聴いた医療職側のメンバー同士が，その場で語りに対する考えや印象，感情について話し合ったり，今後の治療計画を相談したりする．本人・家族らはそれを聞き，医療職が話し終わった後に感想を述べる（リフレクティング）
   - 医療職側のメンバー同士での話し合いを始める際は「今からわれわれだけで話し合うので，少しの間聞いていていただけますか？」と断わりを入れ，話し合いの最中は本人・家族らのほうを見ないようにする
5. 上記 3 と 4 を繰り返す
6. ミーティングを振り返り，総括する
   - 「終わりの時間が近づいてきました．もう一度話しておきたいことはありますか？」などと言い，感想を詳しく聴く
   - 「今日決まったこと」を確認し，終了とする

4. メリデン版訪問家族支援

・英国バーミンガムの Meriden Family Programme（メリデン・ファミリー・プログラム）という家族支援技術の研究・研修機関が進めているプログラムで，5 つの要素（下記）から構成される

・実際に家族が生活する場で行うことが最も効果的なため，原則として訪問によって行う

1 家族アセスメント

・家族 1 人ひとりに 1 対 1 で話を伺う，または家族全体の話し合いについて伺い，アセスメントを行う．個々の家族のニーズに合わせて，以下の **2** ～ **5** の内容を行う

2 情報共有

・症状やその影響について互いに情報を共有し，理解を深める．再発の危険サインについて互いに情報を共有し，再発を予防するためにどのようにみんなで対処するかを話し合う

3 コミュニケーション・スキルトレーニング

・①うれしい気持ちを表現する，②肯定的にお願いをする，③積極的傾聴，④不快な気持ちを表現する，の 4 つのトレーニングが準備されており，必要に応じて選択し，練習する

4 家族ミーティング

・医療スタッフが訪問する以外の時間で，家族が学んだことを練習したり，話し合いを行い，日常的にスキルを使えるようにする．スタッフが訪問した際に，家族ミーティングで話し合った事柄などについて，疑問点を含めて確認する

5 問題解決・目標達成

・家族内の問題や，家族での目標について家族全員で民主的に話し合い，取り組む練習をする

5. 押さえておきたい用語

リカバリー

単なる回復ではなく，たとえ生きづらさや困難を抱えていたとしても，人は，より自分らしい生き方，生きがいのある暮らしに向かって歩んでいける，というプロセスを指す．「尊厳」「希望」「人生」「生活」を取り戻すこと

ストレングス（強さ・力）

その人が本来もっている能力や環境側の潜在能力で，要素として性格（特性）や才能（スキル），興味・関心，その人を取り巻く環境（人，資源）などがある．ストレングスにも着目してそれを引き出し，セルフケア能力を高めることに重点が置かれる

レジリエンス

自発的自己治癒力．「回復力」「抵抗力」「耐久力」など，悪い状態に対してうまく適応する能力．さまざまな人生の苦難を切り抜け，跳ね返し，乗り切る能力やしなやかさのこと

エンパワメント

能力開花，権限付与．その人自身に選択を委ね，その人がもっている力を最大限に引き出すこと．自分の役割や自分の力で人生を歩んでいることを感じ，生きづらさがあっても，生きがいを高める

アセスメント，観察

1. オレム-アンダーウッド・セルフケアモデル (文献7より転載)

普遍的セルフケア領域	セルフケアの概要	観察項目
空気・水・食物(薬)の摂取	生命を維持し，健康を維持するために必要なものを過不足なく身体に取り込めることと，その意識	・空気：過呼吸，呼吸困難 ・水：摂取不足，多飲，飲み物の種類 ・食物：るいそう・肥満(体重，BMI)，食事のバランス，間食，食物購入・保管，食行動(過食・拒食，食べ方，異食，盗食，食べることに関連した他者との交流) ・薬：定時服薬，頓用薬使用の状況，症状コントロールの主体性，拒薬，服薬管理 ・喫煙：量，喫煙行動(タイミング，主観的な効果)
排泄と排泄のプロセス	老廃物の体外への排泄と排泄行動プロセスと，その意識	・排尿：回数，量，失禁，尿意，後処理 ・排便：回数，便秘・下痢，便意，残便感，失禁，後処理，コントロール意識 ・発汗 ・月経，月経処理
体温と個人衛生の維持	体温を適切に保ち，清潔を維持することと，その意識	・気候に合う衣服の選択，着用 ・身体の衛生：洗面，歯磨き，髭剃り，爪切り，足のケア，洗髪，整髪，入浴，更衣など ・環境整備：洗濯の一連の行為，片づけ(整理，収納)，ゴミ処理など
活動と休息のバランス	身体的活動および回復のための休息のバランスと，その意識	・1日の生活リズム(起床時間，就寝時間，睡眠時間) ・活動状況 ・睡眠の深さ，熟眠感 ・睡眠コントロールの意識 ・睡眠薬の使用
孤独と人との付き合いのバランス	1人でいる時間の過ごし方および人との交流状況と，その意識	・1人の時間の過ごし方，捉え方 ・他者(医療者，他の患者，家族)との会話，他者への視線，他者のやり取りへの関心 ・集団活動への参加状況 ・人との付き合いに影響していること(金銭管理，間食，喫煙など)
安全を保つための能力	上記5つの項目において，身体的・精神的な安全・安寧が保てない可能性	・安全・安寧を保つ意義の理解 ・理解に基づいた危険回避，危険制御行動

2. 精神症状の分類 (文献 8 より転載，一部改変)

思考の障害	
思考の流れ (思路) の障害	
観念奔逸	いくつもの思考や観念がつぎつぎに結びつき，それらが際限なくつながり，さらにわき道に入ってもとまらない状態
思考途絶	統合失調症にしばしばみられる，思考の流れ (思路) の突然の中断．話が突然とぎれる
連合弛緩	思考が関連のない観念に結びついて思考の連合 (つながり) が失われる
作為 (させられ) 体験・作為 (させられ) 思考	個人の主体である自我が障害されると，他者からの圧倒的な影響によって主体があやつられると感じる体験．なかでも他者の思考が支配的となり，自分の思考だと感じられないものを作為 (させられ) 思考という
その他の障害	自分でも不合理だと思いながら特定の考えに縛られてしまう強迫観念や，激しい感情に結びついてその人の思考や行動を支配する支配 (優格) 観念などもある
思考内容の障害	
妄想	①被害妄想〔a 他者の行為が自分に関係しているという関係妄想，b 他者から危害を加えられているという被害 (迫害) 妄想，c 自分が見つめられ監視されているという注察妄想，d 誰かにあとを追われているという追跡妄想，e 物を盗まれるという物盗られ妄想，f 食物に毒を入れられたりするという被毒妄想，g 配偶者が他の異性と浮気していると確信する嫉妬妄想など〕，②微小妄想 (自己の価値を失い，自分は「なんの価値もない虫けらである」などと確信するもの．a 取り返しのつかない誤りを犯して罪深いとする罪業妄想，b 実際はそうではないのに財産や金銭がなくなってしまったと確信する貧困妄想，c どこか身体の一部が具合が悪くて治らないとする心気妄想)，③誇大妄想 (自分の価値や存在を過大なものと確信するもの．a 高貴な出自であるとする血統妄想，b 画期的な発明・発見をしたとする発明妄想，c 世を救うために選ばれたとする宗教妄想・救済者妄想，d ヘビなどが憑いたとする憑依妄想) など
妄想知覚	特定の出来事を知覚し，それに誤った意味づけをすること
妄想着想	突然ある観念が頭に飛び込んできて確信すること
妄想気分	自己の外界が変容し，例えば背後から闇が迫りおびやかすような，言葉では言えない不気味で差し迫った感じが押し寄せる状態
感情の障害	
病的抑うつ気分，病的爽快気分	
抑うつ気分	落ち込んでいく状態．何にも喜びを感じられなくなる快楽消失を伴う
気分高揚	生命的気分が高揚した状態で，爽快で楽観的な気分

その他の感情の障害	
多幸症（上きげん症）	状況と関わりなく空虚な爽快感を示す
情動不安定	わずかな刺激で短い期間のうちに感情が大きく動揺する
情動（感情）失禁	情動の調節がうまくいかず，涙もろくなり，ちょっとした刺激に泣いたり，笑ったり，怒ったり，刺激とは不つり合いな感情反応をみせる状態
感情鈍麻	生き生きした感情がほとんどみられない感情の平板化や無感情
アンビバレンス（両価性，両価感情）	同一の対象に，愛と憎，快と不快など相反する 2 つの感情を同時にいだくこと
不安状態	
不安とは，誰でも感じうる，対象のない漠然としたおそれである．おそれが明らかな特定の対象に向かう場合を恐怖と呼ぶ	
パニック発作（不安発作）	不安が病的に高まった際に，動悸・胸痛・窒息感・呼吸困難・発汗・ふるえ・悪心・めまい・非現実感（離人感や現実感喪失）などの症状が突然出現し，短期間にピークに達する発作
意欲の障害	
意欲が高まって行動的になる意欲増進と，意欲が減り行動が減少する意欲減退とがある	
昏迷	意欲減退が進み，意志発動が全く停止してしまう状態．意識障害の“昏迷”とは異なるため注意
行動制止	うつ状態で，意欲減退が主要症状であり，何をするのもおっくうで行動範囲が極端に狭まること
被暗示性の亢進	意志の発動性の低下によって，外界からの影響や暗示に極端に左右されやすくなること．外界からの指示にそのまま従う命令自動，相手の動作や言葉をそのまま反射的に模倣する反響動作や反響言語，なされたままの不自然な姿勢を保つカタレプシー，脱力姿勢を保つ蠟屈症などに結びつく
脱抑制（抑制消失）	発動性（自発性）や欲動が通常の意志によってコントロールできないこと．精神運動興奮状態に脱抑制が加わると，運動不穏・攻撃・暴力行為などに結びつく．徘徊やその他の逸脱行動も脱抑制の結果とされる
知覚の障害	
知覚の変容	
感覚過敏・感覚鈍麻	外界からの刺激が通常より強く感じられる状態（例：いろいろな雑音を拾ってしまう）と，逆に弱く感じられる状態（例：何を食べても味がしない）
錯覚	対象を誤った，ゆがんだ形で知覚すること．錯視や錯聴が多い．知覚変容には，初めて見るものを過去に見たと感じる既視感（デジャヴュ），体験したように感じる既体験感などがある
幻覚	
幻視	自分の姿が見える自己像幻視，考えが文字で見える考想可視など

幻聴	言葉の聞こえる言語幻聴や音楽幻聴など．通常は否定的でおびやかすような内容を，1，2 名の人物が語る場合が多い
幻味・幻嗅	しばしば，水や食事に何か毒や薬剤がまぜられているなど，被毒妄想や被害妄想に結びつく．自分の身体から不快なにおいがするという自己臭妄想では幻嗅が主症状になる
幻触	体表の感覚領域に生じる幻覚で，身体をありありと触れられると訴えるなど
意識の障害	
意識混濁	意識の清明度が障害されたもので，通常，軽度・中等度・高度の 3 段階か，5 段階（①ややぼんやりした明識困難，②浅眠状態が続く昏蒙，③呼びかけに反応するがほうっておくと眠ってしまう傾眠，④強い刺激で多少反応するが刺激をやめると戻ってしまう嗜眠，⑤高度のすべての刺激に対して反応性を失った昏睡）に分けられる
意識狭窄	軽度の意識混濁を背景として意識野が狭まるもの
意識変容	意識混濁に質的変化が加わり，不安・不穏・緊張などの刺激症状を呈するもの．幻覚・錯覚・不安・徘徊などの症状を伴ったもうろう状態と，意識混濁・幻覚・不安・精神運動興奮を伴うせん妄とがある
記憶の障害	
記銘力低下	新しいことを覚えらえれない状態．保持の能力は保たれているため，過去のことは比較的保たれている
器質健忘と解離性健忘	健忘とは一定の期間の追想ができないこと．器質的疾患による器質健忘と，特定の原因による解離性健忘とがある
逆向性健忘と前向性健忘	前者は記憶障害が起きるきっかけとなった出来事より前の一定期間の記憶が失われるもので，その後の出来事や遠い過去の記憶は保たれている．後者は出来事以前の記憶は保たれているが，その時点以降の新しい出来事を記憶していられなくなるもの
局在症状	
脳血管性障害・脳の外傷・認知症など，大脳の一部の器質的病変や損傷によって生じた機能障害	
失語	文字の意味もわかり，相手の話も理解するが，自分から話したり書いたりすることができないものを運動失語，耳は聞こえ，目も見え，話もできるのに，相手の話が理解できず，文字理解も障害され音読できないものを感覚失語と呼ぶ
失行	運動麻痺・失調・不随意運動などの運動障害がなく，行うべき行為や動作を十分に理解していながら，習熟しているはずのその動作をすることのできない状態
失認	感覚器は障害されていないのに，知覚した対象が何かわからない認知障害．視覚失認・聴覚失認・触覚失認・身体失認など．対象によって，よく知っている人が誰かわからない相貌失認，よく知った物が何かわからない物体失認，色の名前がわからない色彩失認，自分の指の区別がつかなくなる手指失認などがある

3. GAF (Global Assessment of Functioning) 尺度

100-91	広範囲の行動にわたって最高に機能しており，生活上の問題で手に負えないものは何もなく，その人の多数の長所があるために他の人々から求められている．症状は何もない．
90-81	症状がまったくないか，ほんの少しだけ（例：試験前の軽い不安），すべての面でよい機能で，広範囲の活動に興味をもち参加し，社交的にはそつがなく，生活に大体満足し，日々のありふれた問題や心配以上のものはない（例：たまに，家族と口論する）．
80-71	症状があったとしても，心理的社会的ストレスに対する一過性で予期される反応である（例：家族と口論した後の集中困難），社会的，職業的または学校の機能にごくわずかな障害以上のものはない（例：学業で一時遅れをとる）．
70-61	いくつかの軽い症状がある（例：抑うつ気分と軽い不眠），または，社会的，職業的または学校の機能に，いくらかの困難はある（例：時にずる休みをしたり，家の金を盗んだりする）が，全般的には，機能はかなり良好であって，有意義な対人関係もかなりある．
60-51	中等度の症状（例：感情が平板的で，会話がまわりくどい，時に，恐慌発作がある），または，社会的，職業的，または学校の機能における中等度の障害（例：友達が少ない，仲間や仕事の同僚との葛藤）．
50-41	重大な症状（例：自殺の考え，強迫的儀式がひどい，しょっちゅう万引する），または，社会的，職業的または学校の機能において何か重大な障害（友達がいない，仕事が続かない）．
40-31	現実検討か意思伝達にいくらかの欠陥（例：会話は時々，非論理的，あいまい，または関係性がなくなる），または，仕事や学校，家族関係，判断，思考または気分など，多くの面での粗大な欠陥（例：抑うつ的な男が友人を避け家族を無視し，仕事ができない．子どもが年下の子どもを殴り，家で反抗的で，学校では勉強ができない）．
30-21	行動は妄想や幻覚に相当影響されている．または意思伝達か判断に粗大な欠陥がある（例：時々，滅裂，ひどく不適切にふるまう，自殺の考えにとらわれている），または，ほとんどすべての面で機能することができない（例：一日中床についている，仕事も家庭も友達もない）．
20-11	自己または他者を傷つける危険がかなりあるか（例：死をはっきり予期することなしに自殺企図，しばしば暴力的，躁病性興奮），または，時には最低限の身辺の清潔維持ができない（例：大便を塗りたくる），または，意思伝達に粗大な欠陥（例：ひどい滅裂か無言症）．
10-1	自己または他者をひどく傷つける危険が続いている（例：何度も暴力を振るう），または最低限の身辺の清潔維持が持続的に不可能，または，死をはっきり予測した重大な自殺行為．
0	情報不十分

POINT

- 精神症状の「重症度」と社会や職業における「機能レベル」を評価
- GAF 尺度による評価には，身体的および環境的制約による障害を含めない
- 点数は 0～100 点の 11 段階に分けられ，「16」「48」「62」のように，一の位まで評価．「重症度」と「機能レベル」に段階の相違がある場合には低いほうを採用する

4. 現場でよく使う情報収集の枠組み

a. 話し合った内容を時系列（過去・現在・未来）で整理するための枠組み

・訪問の都度，「前回話したこと」「今回話したこと」「次回も話したいこと」について利用者とともに話し合い，記録として残しておくとよい

■記録の記入例

訪問月日：11月1日（火曜日）10：00～12：00　　訪問者：△△△△

前回話したこと	今回話したこと	次回も話したいこと
10月26日にいやな思いをする出来事があった	10月26日に起こった出来事がまだ忘れられず，悲しい．薬を飲んでも眠れない	10月26日の出来事について，また話したい

・記録をつけることで，話を途切れなく積み重ねいくことができる

b. エコマップ

・利用者とその外部にあるさまざまなシステム（個人や組織）や，その関係性をアセスメントする時に用いるもの
・詳細については「家族へのケア」の項目（p233）を参照

Memo

治療薬と副作用 (文献9をもとに作成)

薬剤 ※( )は商品名			副作用と観察のポイント
抗精神病薬(定型抗精神病薬)	フェノチアジン系	クロルプロマジン(コントミン), レボメプロマジン(ヒルナミン, レボトミン)	・過鎮静(眠気, ふらつき, 倦怠感), 錐体外路症状(アキネジア, パーキンソン病様症状, ジストニア, アカシジア, 遅発性ジスキネジア), 高プロラクチン血症, 性機能障害〔性欲減退, 勃起障害(ED)など〕, 月経障害, 排尿困難, 低血圧(立ちくらみ), 眼球上転, 口渇, 便秘, 体重増加, など ・数多くある副作用の中で最も重篤なものが, 悪性症候群. 症状として, 40℃以上の高熱, 筋肉の強剛が著明に出現. 前駆症状として, 栄養状態の不良と脱水, または過飲水状態がみられることが多いため, 注意深く観察する
	ブチロフェノン系	ハロペリドール(セレネース), チミペロン(トロペロン)	
	イミノジベンジル系	クロカプラミン(クロフェクトン), モサプラミン(クレミン)	
	ベンザミド系	スルピリド(ドグマチール)	
	その他	ゾテピン(ロドピン)	
抗精神病薬(非定型抗精神病薬)	SDA	リスペリドン(リスパダール), ペロスピロン(ルーラン), ブロナンセリン(ロナセン), パリペリドン(インヴェガ)	
	MARTA	オランザピン(ジプレキサ), クエチアピン(セロクエル), アセナピン(シクレスト)	
	DSS	アリピプラゾール(エビリファイ)	
	SDAM	ブレクスピプラゾール(レキサルティ)	
抗うつ薬	三環系	イミプラミン(イミドール, トフラニール), クロミプラミン(アナフラニール), アモキサピン(アモキサン)	・コリン関連(口渇, 便秘, 排尿困難, かすみ目, 複視), ヒスタミン関連(過鎮静, 体重増加), アドレナリン関連(眠気, めまい, 立ちくらみ, 低血圧, 頻脈) ・主作用である抗うつ効果が発現するのに, 人によっては数週間かかる場合がある一方で, 副作用は服薬してすぐに出現. これが服薬中断の理由となることもある
	四環系	マプロチリン(ルジオミール), ミアンセリン(テトラミド), セチプチリン(テシプール)	
	SSRI	フルボキサミン(デプロメール, ルボックス), パロキセチン(パキシル), セルトラリン(ジェイゾロフト), エスシタロプラム(レクサプロ)	・コリン関連(口渇, 便秘, 下痢), セロトニン関連(悪心・嘔吐, 便秘, 下痢, 頭痛), アドレナリン関連(眠気, めまい, ふらつき) ・副作用として消化器症状が目立つが, 10日〜2週間程度で治まることが多い

薬剤　※（　）は商品名			副作用と観察のポイント
抗うつ薬	SNRI	ミルナシプラン（トレドミン），デュロキセチン（サインバルタ），ベンラファキシン（イフェクサー）	・悪心・嘔吐，食欲不振，口渇，便秘，下痢，めまい，動悸，振戦，まぶしさ，頭痛，尿閉 ・副作用として消化器症状が目立つ
	NaSSA	ミルタザピン（レメロン，リフレックス）	傾眠，口渇，倦怠感，便秘
抗てんかん薬	フェニトイン（アレビアチン，ヒダントール）		肉芽増殖がみられる．口腔内の少しの汚れでも歯肉炎となりやすいため，うがいを頻回に行い，食事後は必ず歯磨きをするなど，普段からの保清と定期的な歯科通院による衛生処置が重要
	フェノバルビタール（フェノバール）		長期に用いるうちに覚醒低下（低覚醒）による精神症状や行動面でのさまざまな副作用が生じる．寝ぼけてうろつく，寝起きにぐずったり怒ったりする状態が遷延する，落ち着きのなさや多動がみられる，など
	カルバマゼピン（テグレトール）		重篤な副作用はスティーブンス・ジョンソン症候群（薬疹）．症状は，口唇・口腔・眼球結膜・外陰部の粘膜の高度の発赤，びらん，出血．皮膚性状の変化や薬疹の徴候を細かく観察する
	レベチラセタム（イーケプラ）		浮動性めまい，頭痛，不眠症，傾眠，鼻咽頭炎を生じる頻度が高いため，注意深く観察する
	バルプロ酸ナトリウム（デパケン，セレニカ）		
	※代表的な副作用として，眠気（過鎮静），脱力感，平衡感覚異常がある．その他，悪心・嘔吐，食欲不振，肝機能障害，便秘，排尿困難など		
睡眠薬（ベンゾジアゼピン系の血中濃度半減期による分類）	超短時間作用型（約2〜4時間）	トリアゾラム（ハルシオン），ゾピクロン（アモバン），ゾルピデム（マイスリー），エスゾピクロン（ルネスタ）	・集中困難，記憶障害，反射力低下，眠気，めまい，脱力感，倦怠感，疲労感，ふらつき ・持ち越し（寝ぼけの状態）は特に長時間作用型で多く起こるが，疾病や加齢により代謝能力が低下している高齢者では短時間作用型でも出現しやすいため，注意する．車の運転や危険を伴う作業は避けるように助言する ・薬剤には筋弛緩作用があり，特に高齢者に強く現れる．服用後の移動の際に脚がもつれる，踏ん張れないなどで転倒し，骨折の危険性があるため，注意する ・アルコールとの併用は厳禁．奇異反応（不安・焦燥の症状が顕著に出現し，怯えるような反応や攻撃的になること）や，服用後から翌日はっきりと覚醒するまでの一切の記憶がないといった健忘症状が現れることがある
	短時間作用型（約6〜10時間）	ブロチゾラム（レンドルミン），ロルメタゼパム（エバミール），リルマザホン（リスミー）	
	中間作用型（約20〜30時間）	ニトラゼパム（ベンザリン），フルニトラゼパム（サイレース），エスタゾラム（ユーロジン）	
	長時間作用型（30時間以上）	フルラゼパム（ダルメート），クアゼパム（ドラール）	

薬剤　※（　）は商品名		副作用と観察のポイント
不眠症治療薬	ラメルテオン（ロゼレム）	・薬理作用の違いから，ベンゾジアゼピン系睡眠薬にみられる副作用（運動障害，筋弛緩，記憶障害など）が起こらない点が大きな特徴 ・ラメルテオンには，体内時計を補正し，概日リズムをリセットする作用がある ・スボレキサントとレンボレキサントには，オレキシン（睡眠と覚醒を調節する神経伝達物質）の機能を調整し，覚醒状態の持続を解除し，睡眠を促す働きがある
	スボレキサント（ベルソムラ）	
	レンボレキサント（デエビゴ）	
抗不安薬	エチゾラム（デパス）	・眠気やふらつきが生じる頻度が高い．それによる生活への支障や転倒などに注意する ・アルプラゾラムとロラゼパムは中間作用型（12〜14 時間）に，クロチアゼパムとエチゾラムは短時間作用型（6〜8 時間）に分類される
	クロチアゼパム（リーゼ）	
	ロラゼパム（ワイパックス）	
	アルプラゾラム（コンスタン，ソラナックス）	
認知症治療薬	**アセチルコリン分解酵素阻害薬** ドネペジル（アリセプト），ガランタミン（レミニール），リバスチグミン（イクセロンパッチ，リバスタッチパッチ）	悪心・嘔吐や食欲不振，腹痛，下痢などの消化器症状
	グルタミン酸NMDA 受容体拮抗薬 メマンチン（メマリー）	けいれん発作に注意
発達障害（ADHD）治療薬	メチルフェニデート（コンサータ）	・食欲減退，体重減少，不眠症，動悸，悪心 ・中枢神経刺激作用があり，その作用は服用後12 時間持続するため，就寝時間などを考慮し，午後の服用は避ける
	アトモキセチン（ストラテラ）	・悪心・嘔吐，食欲減退，傾眠，頭痛 ・眠気，めまいなどが生じることがあるため，車の運転や危険を伴う作業は避けるように助言する

POINT

- 各薬剤の血中濃度半減期については，個人差が大きく，また投与量によっても変わってくることに留意する
- 薬効はそれぞれ異なる．本人の状態や訴えに応じて，効果持続期間の長い（または短い）薬に変更したり，飲む時間帯を変えたり，頓服（または定期薬）に切り替えたりするなど，飲み方を工夫する（その場合，医師に相談）
- 薬には錠剤やデポ剤（持効性注射剤），散剤，液剤，テープ剤などさまざまな剤型があり，それぞれで薬効時間や使用法が異なる．本人から「錠剤を飲みたくない」「その薬を使いたくない」などの訴えがある場合には，その理由を聞き，原因・背景を考えたうえで，本人にとって使用しやすい剤型に変更することも検討する

精神疾患をもつ子ども(児童・思春期精神看護)

基本事項

1. 児童・思春期精神看護の対象となりやすい精神疾患

- 自閉スペクトラム症 (ASD)
- 注意欠如多動症 (ADHD)
- うつ病または持続性抑うつ症
- 反抗挑発症
- 不安症群 (パニック症, 分離不安症, 全般不安症, 社交不安症, 限局性恐怖症, 広場恐怖症)
- 素行症
- 心的外傷後ストレス症
- 双極症
- 摂食症
- アルコール使用症
- 大麻使用症

2. 発達障害 (神経発達症) の主な特性

自閉スペクトラム症 (ASD)	対人相互関係において自然に決まっているルールを察知することが困難, 相手の身振りや表情を読み取りづらい, 特定の物や事柄にこだわる, 感覚刺激に対する過敏さまたは鈍感さ
注意欠如多動症 (ADHD)	じっとしていることが困難, 忘れっぽく集中できない, 考える前に行動する
限局性学習症 (LD)	全般的な知的発達に遅れはないが, 読む・書く・計算する・推論する能力のうち, 特定のものの習得と使用が困難

3. 治療的な信頼関係構築と支援のポイント

- 子どもとその家族は, 看護師が関わる以前から子ども自身が感じる“生きにくさ”やその家族が感じる“育てにくさ”を抱えながら生活していることが多く, 周囲の理解が得られず, 孤独感や他者への不信感を抱いている場合もある. そのため, 介入する子どもとその家族の背景や心情には十分に配慮する
- 子どもやその家族と関わる場合には問題行動の修正ではなく, アタッチメント (特定の対象に対する特別な情緒的結びつき. 愛着) の形成を優先させる. その第一歩として, 子どもが看護師と同じ空間で一緒に過ごせるようになることを目標にする. 慣れてきたら, その子が興味を示す遊びを一緒にする
- 子どもの発達や障害特性を考慮した遊びも取り入れる. 話ができる子どもであれば, トランプやカードゲームをしたり, 好きなアニメやテレビゲームなどについて話したりする. 身体を動かして遊ぶ場合には周囲の安全にも配慮する
- 遊びによって関係性が構築されるだけではなく, 子どもは一緒に遊ぶことの楽しさや安心感も得ることができる. また, 遊びながらする何気ない会話から, 子どもとその家族の生活環境や過ごし方, 困りごとを把握することができる

発達障害（神経発達症）のある子どもとその家族の困りごとへの対応

- 子どもの障害特性からとる行動は，困った行動（問題行動）として目につくことが多い．障害特性を理解せず，問題行動を解消するために子どもを叱責する，ペナルティーを与えるなどの不適切な支援は，その子にとって強いストレスとなり，二次障害を併発させてしまうことに注意する．家族や学校関係者に対して，障害特性を理解してもらう働きかけなどをし，環境の調整を図ることも重要

1. ライフスキル・トレーニングー“できる”実感を増やすサポートの例

（文献 10 をもとに作成）

- 子どもが日常生活を送るために必要なスキル（ライフスキル）を獲得できるようにサポートする．生きづらさの軽減につながるスキルを重点的にトレーニングし，身につけられるように支援する
- 子どもの得意なことにも目を向け，それを続けられている場合にはほめるなどし，その子が「できた」と実感がもてる関わり方をする
- うまくスキルを獲得できない場合でも，子どもとその家族と一緒に工夫するなかで変化が出てくることもあるため，取り組みを重視する

①身だしなみ	・着替えの手順やチェックすべきポイントがわからない⇒着替えの手順を図・絵で示したマニュアルや，チェック表（「えり」「そで」「汚れ」など）を作成して脱衣所などに貼っておく ・着替えに時間がかかり，煩雑になる⇒着替えるスペースと時間を決め，スペース内の余計なものは片付けておく
②健康管理	体調管理が苦手で，調子が悪くても周囲にうまく伝えられない⇒手洗いやうがいなど健康を維持するために役立つ生活習慣を身につけられるよう支援する．疲れや痛みなどの伝え方を教える〔絵カードの活用（次頁）など〕
③住まい	片づけられず，部屋が散らかっている⇒部屋の中の物を「おもちゃ」「日用品」「文具」などでグループ分けする．そのグループごとで色付きのテープや文字ラベルを貼り，部屋の物を整理整頓しやすくする
④外出	・道に迷ったり，交通機関の利用が苦手で，遅刻をする⇒目印となる建物（市役所，郵便局など）を基準点とし，基準点の写真・絵を用いて，自宅から目的地への行き方について箇条書きにしてまとめる．交通機関ごとに料金の払い方や座席の座り方，降り方などのマニュアルを作成する ・忘れ物が多い⇒持ち物リストを玄関前にかけておく
⑤対人関係	人の気持ちを読み取ることが難しい，他者と合わせられないなど，集団生活での失敗，苦手意識が強い⇒他者と生活するうえで役立つマナー・ルール（例：困りごとがあった場合の他者への伝え方，助けが必要な時における他者への頼り方，対応してくれた人へのお礼の仕方，物を貸し借りする時の伝え方，間違いや失敗をした時の謝り方，時間や場所に合わせた挨拶など）や，状況に応じた感情表出の方法を具体例を出して伝える

2. 絵カードの活用，気持ちに気づく・知らせる練習

- 子どもに感情・表情が描かれた絵カードや日常生活の場面が示された絵カードを指さしてもらうことで，周囲に自分の気持ちを伝えられるように支援する方法もある
- 絵カードの活用により，子どもは自分の感情や希望・要求を伝えやすくなるとともに，周囲もその子の気持ちが理解できるようになる

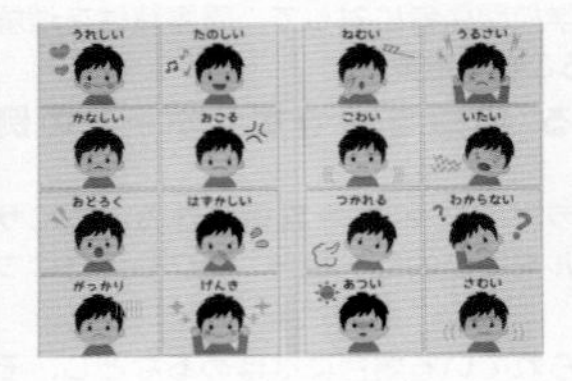

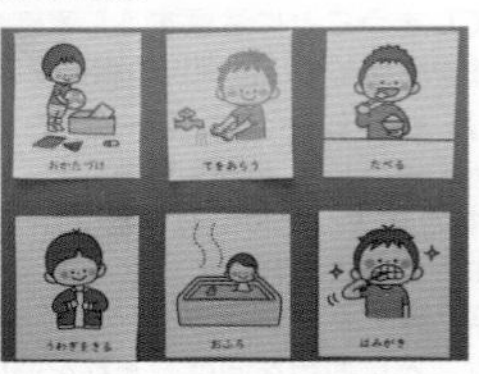

- 絵や図を用いて「今の自分の気持ちがどこにあたるのか」を伝える練習をすると，子どもは怒りやパニックなどの感情を起こす前に周囲に自分の状態を伝えやすくなる

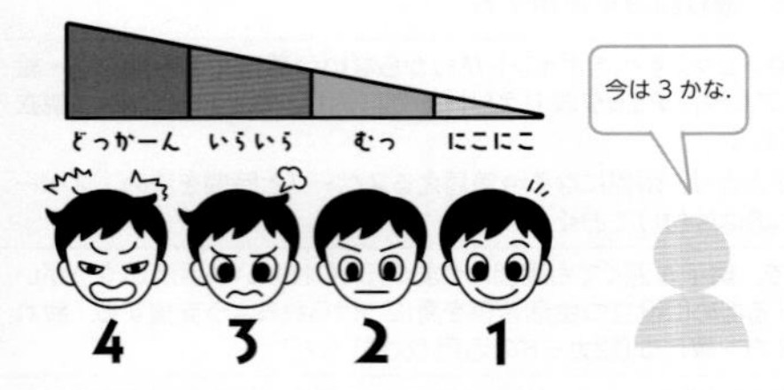

3. 子どもの行動への対応

- 子どもが周囲を困らせるような行動をとる場合，その子の特性を考えながら，その行動の原因・背景を探ることが重要．そのうえで，どのような対応が必要かを検討し，その子の特性に寄り添った支援を行う
- 例えば，子どもが「学習机の椅子にじっと座っていられず，イライラしている」場合，その子の特性と関係する原因・背景（蛍光灯の光がまぶしい，ノートのとり方がわからない，バランス感覚が弱く座る姿勢を保てない，具体的な時間の見通しが立たずに不安を感じているなど）が何かないかを探り，そのうえで対応を検討していく
- 子どもがパニック（激しい興奮）状態になった場合には，普段落ち着いて過ごせている場所などに連れて行き，クールダウンするまで見守り，おさまったら「よく我慢できたね」などとほめ，我慢できたことは当然ではないと伝える．また，気持ちが落ち着いたら，パニック状態となった原因について一緒に振り返り，対処方法を検討する

トラウマインフォームドケア(trauma informed care:TIC) (文献11をもとに作成)

1. 内容

- 子どもの暴言・暴力や興奮，嘘，無気力などを，"問題行動"として捉えて批判するのではなく，その行動がトラウマ体験（例：養育者からの身体的・精神的暴力，ネグレクト，劣悪な家庭環境など）によって傷ついた影響によるものかもしれないということを念頭におき，臨むケアのこと
- 子どもの支援のためによかれと思って行った声かけや行動が，その子が過去に受けたトラウマ体験を想起させ，暴力や暴言としてトラウマ反応が表出される可能性がある．トラウマに関する知識が不足した状態で子どもを叱責し，行動を制止すれば，その子に再びトラウマを与えてしまうおそれがある
- 例えば，医療者が虐待経験をもつ子どもに身体的ケアを行っている最中に腕を上げた時，その子どもの頭の中に「手をあげる親の姿」が浮かび，とっさに医療者を突き飛ばすという行動が見られた場面．この際，医療者は「この行動は，親からの暴力というトラウマ体験の影響を受けた反応（トラウマ反応）かもしれない」「身体的ケアの最中に自身が腕を上げたことが，この行動のきっかけ（リマインダー）となったのかもしれない」「本人も周囲も，このつながりが理解できず，うまく対処できていないかもしれない」などと一呼吸をおいて冷静に捉え，関わるようにする

2. 実践

- TICを実践する具体的な方法としては，下記が考えらる

①子どもの再トラウマを最小限にするため，ケアに関わるスタッフすべてがトラウマについての理解を深める

②子どもの成育環境や家族関係などから過去にトラウマ体験をしていないか把握する

③暴力・暴言や興奮，嘘，無気力などがみられる場合，その行動の背景にトラウマをベースとした何かしらの意味がないか検討する

④その行動をとるきっかけとなる事象（リマインダー）は何かをアセスメントする

⑤子どもに「そのような行動をとるのは，あなたのせいではなく，トラウマによる症状（反応）であること」をわかりやすく伝え，自責感を軽減し，自己肯定感の低下を防ぐ．そのうえで，トラウマ体験-トラウマ反応-リマインダーのつながりについて一緒に整理し，子どもと医療者が協力して対処方法を考える

家族支援，社会資源の活用

1. 家族支援

・家族は子どもとの関わり方に悩んだり，育て方が悪かったと自分を責めたりしていることも多く，抑うつや身体的な不調を訴える場合もある．まずは家族の話を共感的態度で傾聴し，これまでの子育てや生活の維持に対して労いの言葉をかける．子どもの養育を批判せず，寄り添いながら対応策を一緒に考えていく必要がある

・家族だけで抱え込まないよう，子育ての悩みに関する相談・情報交換できる場や，当事者でつながり合える団体を紹介する（下記）．地域で活動している「親の会」などの情報は，自治体の福祉課などで確認できる

・家族自身も何らかのトラウマを抱えている可能性がある．看護師の言動がリマインダーとなってトラウマ反応が生じ，支援の受け入れに消極的になる場合もあることに留意する

・家族も精神面で問題を抱え，困難を感じている場合には，対応が必要となる．看護師は他職種や他機関と連携し，家族も支援につながるよう調整する

2. 発達障害（神経発達症）をもつ子どもとその家族が活用できる社会資源

発達障害への総合的な支援を行う機関			
名称	内容	利用できる人	利用方法
発達障害者支援センター	日常生活や対人関係，家庭での療育方法，学校生活，就労などさまざまな相談に応じる．保健・医療・福祉・教育・労働などの関係機関との連携・調整も行う	本人，家族，支援者，地域の関係者など	地域の発達障害者支援センターに問い合わせる．相談は無料

発達障害をもつ子どもとその家族を支援する団体		
名称	対象	内容
一般社団法人　日本自閉症協会	ASD をもつ子どもとその家族	各発達障害の特性や，相談機関，イベント・セミナーの日程などの情報を HP で発信
NPO 法人　全国 LD 親の会	LD をもつ子どもとその家族	
NPO 法人　えじそんくらぶ	ADHD をもつ子どもとその家族	

・活用できる可能性のある社会資源・社会保障としては，特別児童扶養手当，療育手帳（p322）とそれにもとづく障害児通所支援・障害児入所支援（p332）などがある

・ただし，療育手帳は基本的に知的障害がある子どもを対象に交付されるものであり，発達障害をもつ子どもすべてに発行されるわけではないことに留意する

・子どもの障害特性による行動は個人に現れるが，その行動は養育者やきょうだい，学校の先生，クラスメイトなど，その子が関わる人と相互に作用し，複雑に関係し合っている．そのため，学校のソーシャルワーカー，保健師，放課後等デイサービスや子ども家庭支援センターの関係者など多方面から情報を収集・共有し，連携を図ることが大切

Memo

呼吸器疾患のある人

呼吸不全

1. 定義と分類 (文献 12 より転載)

- 一般的には，「酸素の投与が行われていない状態(室内空気吸入時)で動脈血酸素分圧(Pa_{O_2})が 60 mmHg 以下になる呼吸器系の機能障害」と定義される
- この状態が 1 か月以上続く場合を慢性呼吸不全と定義する
- 動脈血二酸化炭素分圧(Pa_{CO_2})の値が 45 mmHg を境にして，呼吸不全はⅠ型とⅡ型に分類される

	Ⅰ型呼吸不全(低酸素性)	Ⅱ型呼吸不全(高二酸化炭素性)
病態	Pa_{CO_2}≦45 mmHg	Pa_{CO_2}>45 mmHg
背景・疾患	重度の肺炎，無気肺，気胸，肺水腫，急性呼吸窮迫症候群(ARDS)，気管支喘息，肺塞栓症など	気道閉塞，薬物による呼吸抑制，神経筋疾患，肺結核後遺症，進行した肺気腫，慢性閉塞性肺疾患，胸郭形成術後，極度の肥満など
治療	酸素投与とともに抗菌薬，呼吸理学療法，胸腔穿刺など，原疾患に応じた治療を行う．酸素療法に抵抗性の場合は，人工呼吸器を用いる．原疾患が治療できれば，病前の状態に回復する	換気障害であるため，換気補助を行う．酸素療法により CO_2 ナルコーシスを起こす危険性がある．換気障害が改善しない場合，人工呼吸器からの離脱が困難なため，在宅人工呼吸療法を要する

2. 低酸素血症の原因 (文献 13 をもとに作成)

- 動脈血中の酸素分圧が正常より低下している状態．厳密には Pa_{O_2} が 80 mmHg 未満と定義されるが，通常は Pa_{O_2} が 70 mmHg 以下の状態をいう

ventilation-perfusion (V/Q) ミスマッチ (換気血流比不均等)
吸入する酸素の量と酸素を運ぶ血流が釣り合っておらず，酸素が不足した状態．95%以上の原因
主な原因疾患：肺炎，COPD，肺塞栓症，気管支喘息，心不全，無気肺，喘息発作(軽度～中等度)など
肺胞低換気
肺胞に出入りする空気が極端に減少している状態．高二酸化炭素血症を伴う
主な原因疾患：延髄呼吸中枢の抑制，呼吸筋麻痺，上気道閉塞，間質性肺炎，肺水腫など
肺内シャント
肺胞でのガス交換を挟まない動脈と静脈の通り道ができてしまったり(解剖学的シャント)，肺胞がつぶれてしまい肺胞の役割(空気をためる役割)を果たせず，血流があっても交換できない状況(生理学的シャント)で，ガス交換ができずに血流循環し，酸素化が低下
主な原因疾患：重症肺炎，肺動静脈瘻，ARDS，重症無気肺，肺水腫，先天性心疾患(右左シャント)，気管支拡張症など
拡散障害
酸素が肺胞から血液に入るまでの「肺胞→肺胞上皮→基底膜→間質→毛細血管内皮→血漿→赤血球膜」の通り道の間に障害が起こり，酸素化に時間を要する状態
主な原因疾患：間質性肺炎，肺気腫，ニューモシスチス肺炎など

3. 症状・徴候

a. 呼吸不全の症状

Pa_{O_2}	症状	Pa_{CO_2}	症状
<60 mmHg	頻呼吸，頻脈，動悸，高血圧	+10 mmHg	手が温かい，発汗，頭痛
<40 mmHg	不穏・興奮，チアノーゼ，不整脈，呼吸困難，低血圧，乏尿	+20 mmHg	傾眠，羽ばたき振戦

POINT

- 低酸素血症の症状は絶対値．高二酸化炭素血症の症状は基礎値からの増加の程度と速度で異なるが，急性呼吸不全では症状が出やすく，慢性呼吸不全では症状は出にくい

b. Pa_{CO_2} の上昇値と高二酸化炭素血症の症状（文献 14 をもとに作成）

Pa_{CO_2} (mmHg)	症状
5～10	手のぬくもり
10～15	顔面紅潮，発汗
15～20	羽ばたき振戦
20～30	強烈な眠気
30 以上	頭痛，昏睡

POINT

- Pa_{CO_2} の正常値は 36～44 mmHg．上昇に伴い，左記の症状がみられるようになる

4. 酸素療法

目的	低酸素血症の改善，呼吸筋・心筋の仕事量の軽減
適応	Pa_{O_2}<60 mmHg ※Ⅱ型呼吸不全の急性増悪の場合は Pa_{O_2}<50～60 mmHg を適応としてもよい
酸素投与の目標	通常は Sp_{O_2}　94～98%，COPD では Sp_{O_2}　88～92%

POINT

- Ⅰ型呼吸不全とⅡ型呼吸不全の急性増悪での酸素療法は異なる
- Ⅱ型呼吸不全（COPD など）の急性増悪で CO_2 ナルコーシスの危険がある時には，酸素は低流量から開始する．しかし，低酸素血症が著しい場合には呼吸抑制があっても酸素投与を優先する
- Ⅱ型呼吸不全は，Ⅰ型呼吸不全と異なり，酸素化を改善するのみでなく，換気状態の維持・改善を達成しなければならない
- 在宅酸素療法（HOT）の詳細および酸素流量と吸入酸素濃度（Fi_{O_2}）の関係は，「呼吸ケアが必要な人」の項目 （p72,74）を参照

肺炎

1. I-ROAD システム (文献 15 より転載)

- 院内肺炎 (hospital-acquired pneumonia：HAP) の重症度分類
- 生命予後予測因子 (I-ROAD) のうち，該当項目が 2 項目以下かつ CRP≧20mg/dL，胸部 X 線画像陰影の拡がりが一側肺の 2/3 以上を満たさない場合は軽症群，該当項目が 2 項目以下かつ CRP≧20mg/L，胸部 X 線画像陰影の拡がりが一側肺の 2/3 以上を満たす場合は中等症群，I-ROAD の 3 項目以上が該当する場合は重症群と判定

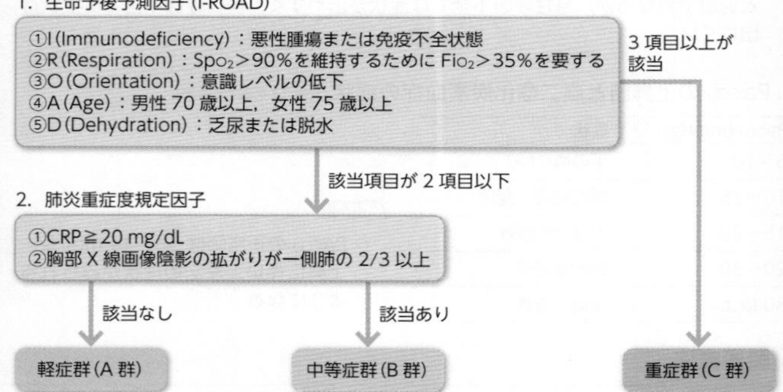

POINT

- I-ROAD における軽症・中等症・重症の死亡率はそれぞれ 12.1%，24.9%，40.8%[16]で，生命予後を予測するうえで有用な指標となる

2. A-DROP スコア (文献 17 より転載，一部改変)

- 市中肺炎 (community-acquired pneumonia：CAP) の重症度分類
- 年齢 (A)，脱水 (D)，呼吸 (R)，意識 (O)，血圧 (P) の 5 つの危険因子につき，1 点を加算．その点数によって，外来治療，入院治療，ICU 入院のいずれとするかを判断

A (Age)：男性 70 歳以上，女性 75 歳以上
D (Dehydration)：BUN 21 mg/dL 以上または脱水あり
R (Respiration)：Sp_{O_2} 90%以下 (Pa_{O_2} 60 Torr 以下)
O (Orientation)：意識変容あり
P (Blood Pressure)：血圧 (収縮期) 90 mmHg 以下

0 点　　：軽症 (外来治療)
1〜2 点：中等症 (外来 or 入院治療)
3 点　　：重症 (入院治療)
4〜5 点：超重症 (ICU 入院)

POINT

- 利用者の背景や基礎疾患の有無，既往歴，重症度判定では測定できないリスク因子の有無などの補助的な情報も常に考慮する

3. 医療・介護関連肺炎 (nursing and health care-associated pneumonia：NHCAP)

- 医療・介護関連肺炎 (NHCAP) は，従来の CAP と HAP の 2 分法では当てはまらない，その中間に位置する肺炎群
- NHCAP の具体的な定義は下記のとおり[18]

1. 長期療養型病床群もしくは介護施設に入所している
2. 90 日以内に病院を退院した
3. 介護を必要とする高齢者，身障者
4. 通院にて継続的に血管内治療 (透析，抗菌薬，化学療法・免疫抑制薬等による治療) を受けている

介護の基準

PS3：限られた自分の身の回りのことしかできない，日中の 50 %以上をベッドか椅子で過ごす，以上を目安とする

1. には精神病床も含む

POINT

- NHCAP では，I-ROAD や A-DROP で重症度を評価しつつ，自宅加療か，または搬送して病院治療かを ACP と照らし合わせ，治療方針・療養方針を検討することが大切
- 単純に I-ROAD，A-DROP による評価だけで今後の方針を考えるのではなく，ACP も意識しながら本人・家族と話すようにする

吸入器，吸入補助具

1. 種類・特徴

吸入器	特徴，使用上の留意点
加圧噴霧式定量吸入器 pMDI (大日本住友製薬) 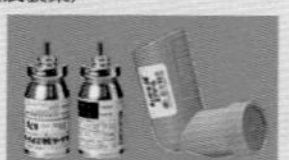	・ガスの圧力で薬を噴射する ・ボンベの底を押すと，1 回分の吸入薬がエアゾールとして噴霧される ・吸入する時は，噴射と吸い込むタイミングを合わせる ・吸入力が弱い人でも利用できる ・短所は吸気タイミングを合わせる同調が必要なこと．小児や高齢者など同調が難しい人ではスペーサーを併用
ドライパウダー定量吸入器 DPI (グラクソ・スミスクライン) 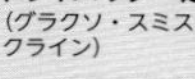	・薬は粉末状で，息を吸い込むことで薬が供給される ・深く吸入する必要があるが，吸い込むタイミングを合わせる必要がない ・短所としては，吸気が弱い小児や高齢者には適さない，発作時には適さない，湿気に弱く保管に注意が必要なこと
ソフトミスト定量吸入器 (日本ベーリンガーインゲルハイム) 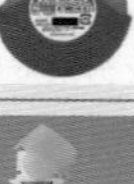	・エアゾールとして噴霧される．吸入ガスは使用しない ・ゆっくり噴霧される吸入液を吸い込むタイプの吸入器

吸入器補助器	特徴，使用上の留意点
スペーサー (フィリップス・ジャパン)	・加圧噴霧式定量吸入器で，薬の噴射と吸い込むタイミングを合わせるのが難しい場合，確実に吸入するための補助具 ・マスクタイプとマウスピースタイプがある ・使用後は吸入器から外す．定期的に水洗いし，十分乾燥させる
補助器具 (杏林製薬) 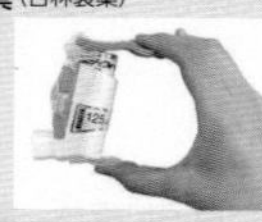	・指の力が不十分な場合は，補助器具を使うと弱い力でも噴霧できるようになる
ネブライザー (オムロン) 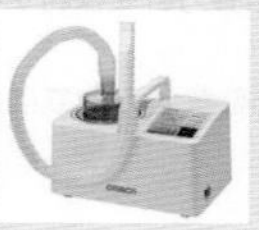	・液体の吸入薬を霧状にして吸入する ・超音波式とジェット式がある ・薬液量を細かく調整できる ・吸入がうまくできない人でも確実に吸入できる．全年齢で使用可能 ・長時間の持続吸入が可能 ・短所として，装置が大きく携帯に不向き，吸入に時間がかかる

POINT

- 吸入薬は，気管支喘息や慢性閉塞性肺疾患 (COPD) の治療に欠かせない薬
- 正しく吸入することで効果が発揮される．そのためには，本人に合った吸入器を選び，正しい吸入方法を指導することが重要

呼吸リハビリテーション

CAT（COPD のアセスメントテスト）（文献 19 より転載）

- COPD の状態が健康と日常生活にどのような影響を与えているかを，利用者と主治医が知り，共有する質問票
- 利用者は現在の COPD の状態を的確に医療者側に伝えられ，またテストの点数によって，状態により合った治療を行うことができるようになる

［例］私は，とても楽しい ⓪ ✓ ② ③ ④ ⑤ 私は，とても悲しい

			点数
まったく咳が出ない	0 1 2 3 4 5	いつも咳が出る	
まったく痰がつまった感じがない	0 1 2 3 4 5	いつも痰がつまっている感じがする	
まったく息苦しくない	0 1 2 3 4 5	非常に息苦しい	
坂や階段を上がっても息切れがしない	0 1 2 3 4 5	坂や階段を上がると，非常に息切れがする	
家での普段の生活が制限されることはない	0 1 2 3 4 5	家での普段の生活が非常に制限される	
肺の状態を気にせずに，外出できる	0 1 2 3 4 5	肺の状態が気になって，外出できない	
よく眠れる	0 1 2 3 4 5	肺の状態が気になって，よく眠れない	
とても元気だ	0 1 2 3 4 5	まったく元気がない	
	記入後は，先生にお渡しください．	総合点	

POINT

- COPD 初期は自覚症状に乏しく，生活上の注意や病状への理解が進みにくい人も多い．CAT で自身の病状を把握してもらい，セルフケアにつなげることが大切

2. 呼吸訓練法

- COPDの進行で失われた肺機能を元通りにすることはできないが，肺の残存機能を生かして呼吸が楽にできるようにするための呼吸訓練が必要
- 口すぼめ呼吸と腹式呼吸がある

a. 口すぼめ呼吸

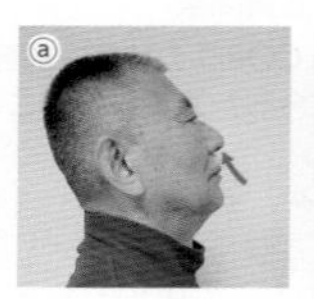

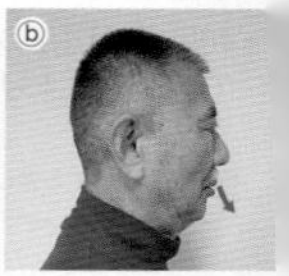

1. 軽く口を閉じて鼻から息を吸う（ⓐ）
2. 口をすぼめてゆっくりと息を吐く（ⓑ）

※息を吐く時は，吸う時の2倍くらいの時間を目安とする

b. 腹式呼吸

1. 仰向けに横たわり，左手を胸に，右手を腹部に置く
2. 「口すぼめ呼吸」で息を吐いたら腹部を膨らませるようにして息を吸う

3. 家の中でできる呼吸リハビリテーション

a. 呼吸筋のストレッチ

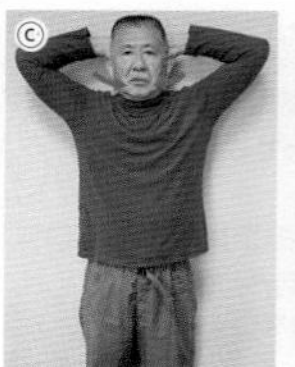

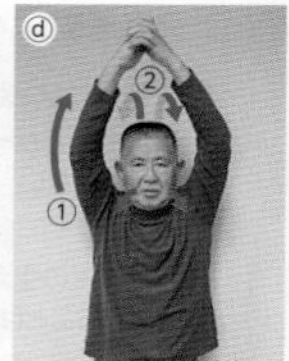

1. 両手を頭の後ろで組み，ゆっくりと息を吸う（ⓒ）
2. ゆっくりと息を吐きながら腕を上に伸ばし，背伸びをしていく（ⓓ，①）
3. 腕を伸ばし，背伸びをしたら，首を前に倒し，腕を後ろに引きながら息を吐き切る（②）

b. ベッド上，テレビの視聴中にできるリハビリテーション

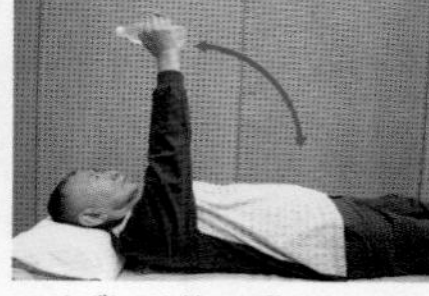

ペットボトルを持って動かす

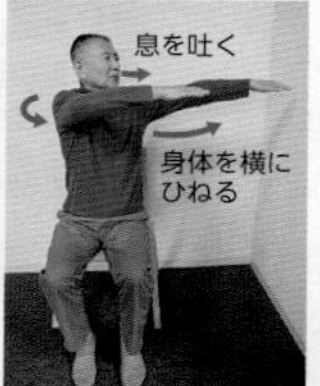

身体をひねる

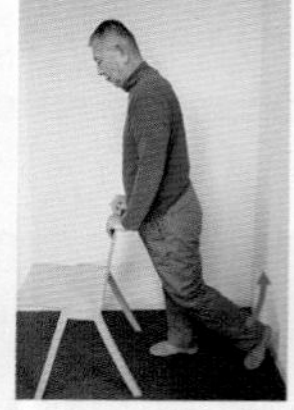

いすにつかまり，膝を伸ばし，後ろに上げる

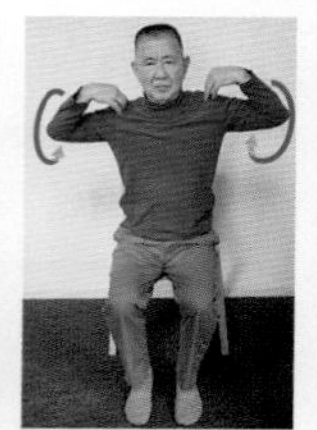

手を肩に置いて肘を回す

さまざまな動作時の呼吸方法

■座る

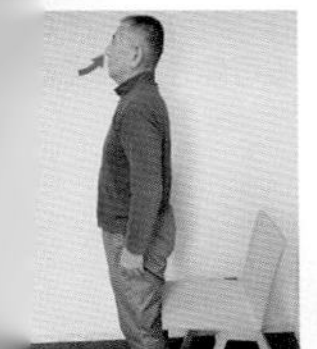
①息を吸う

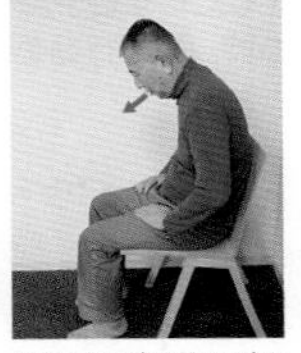
②座りながら前かがみになった時に吐き出す

■いすから立ち上がる

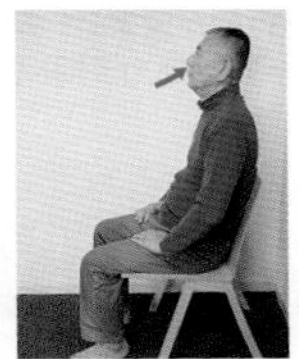
①深く息を吸う

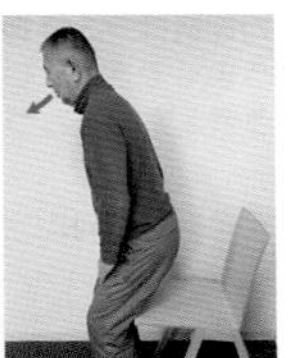
②息を吐きながらゆっくり立つ

■棚の上に物を置く

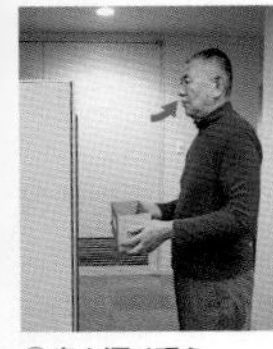
①息を深く吸う

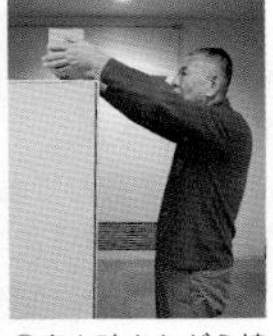
②息を吐きながら持ち上げて置く

■髭剃り・整髪

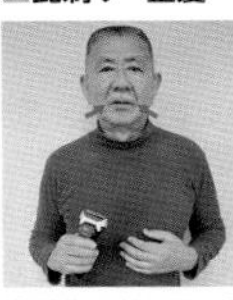
①動作の前に深く息を吸う

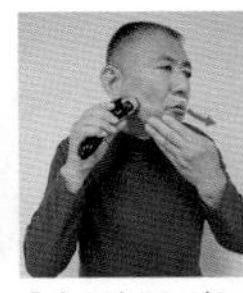
②息を吐きながら，腕を上げて 2～3 回剃り上げ (髪とき) を行う

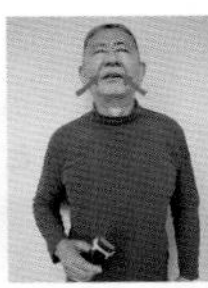
③腕を下ろして休み，息を吸う．以上を繰り返す

■トイレの使用

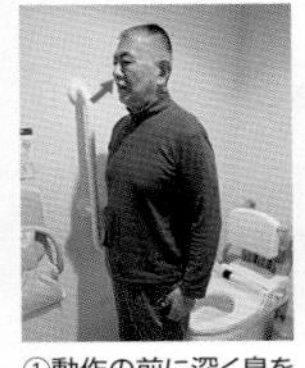
①動作の前に深く息を吸い，息を吐きながらゆっくり腰かける

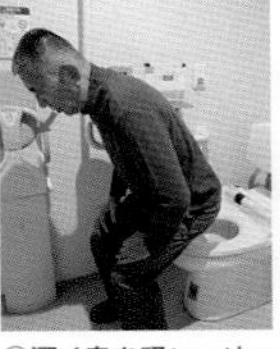
②深く息を吸い，ゆっくり息を吐きながらいきむ

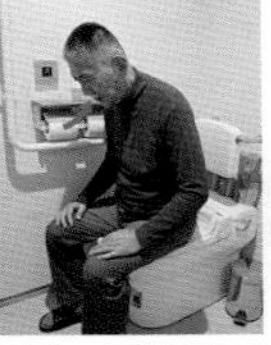
③正しい呼吸方法で後始末し，深く息を吸う

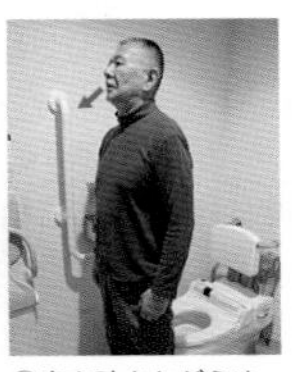
④息を吐きながらゆっくりと立ち上がる

POINT

- 日常動作の中での呼吸法を意識し，呼吸におけるエネルギーの消耗を減らしていくことが大切
- 息切れや倦怠感の症状が進むと，動くことが億劫になり，食欲不振になるなどの悪循環が生じやすい．そのため，治療による呼吸コントロールも重要
- 体力維持のためにもリハビリは重要となるため，疲労が残らない程度で継続していくように伝える

自己効力理論を活用した支援 (文献 20 より転載，一部改変)

- 自己効力理論は，人はある行動が望ましい結果をもたらすと予測し (結果予期)，その行動はうまくできるという自信 (効力予期) をもつ時，その行動をとる可能性が高くなるという考え方にもとづく

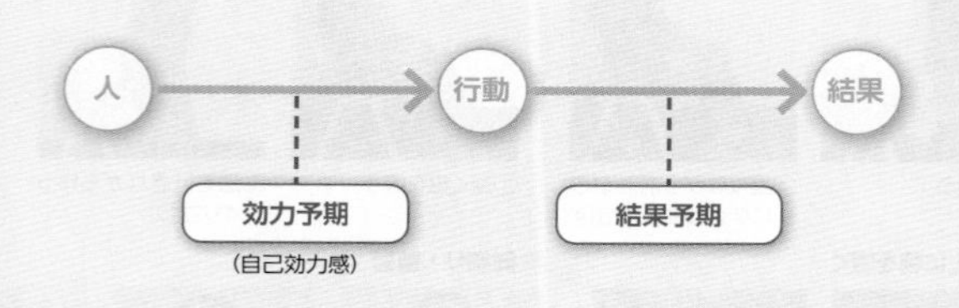

- この「その行動はうまくできるという自信 (効力予期)」を自己効力感といい，これを高めることで行動を始めたり，継続しやすくなる可能性がある
- 自己効力感は，下記に示す 4 つの情報源から高まると考えられており，これらの情報源を用いて，健康によいと思われる行動をとるように個人に働きかけるようにする

情報源	内容	方法の例
自己の成功体験	これまでに同じか，似たようなことをうまくできた経験があること	到達できる目標を設定し，成功体験をもてるようにする
代理的経験	他の人がうまくやるのを見ることで自分でもやれそうだと思うこと	当事者同士の交流をもつ機会をつくる
言語的説得	「あなたならできる」と人から言われること	「あなたならできる」と言葉に出して励ます
生理的・情動的体験	その行動をすることで生理的状態や感情面で変化が生じること	行動することで「気持ちいい」「楽しい」という感覚がもてるようにする

POINT

- 例えば，動ける能力はあるものの，呼吸困難感が強く，活動範囲が狭くなった人の場合，呼吸法による「生理的・情動的体験」を通して自己効力感を高められる可能性がある
- さまざまな動作時の呼吸方法 (p159) を本人に実際に行ってもらい，呼吸が楽になり，動きやすくなることを実感できるように働きかける
- これを積み重ねていくことで，活動性を能力範囲まで上げることができるようになる可能性がある

Memo

がんによる終末期の人

痛みと予後

1. 痛みのアセスメント項目

部位	どこの部位か
程度	どれほど痛いか
開始	いつから痛いのか
持続時間とパターン	どれくらい長く続くか，頻度はどうか
性質	鈍い，鋭い，疼く，刺す痛みなど
放散	別の部位に放散するか
悪化要因	痛みを悪化させる要因はないか
軽減要因	痛みを軽減させる要因はないか

薬の効果	薬剤使用への考え，効果・副作用
日常生活への影響	睡眠・食事・排泄・清潔などにどのような影響があるか
本人の希望	痛みを取り除き，どのような生活がしたいか
心理的・社会的・スピリチュアルな側面	不安，恐怖，怒り，絶望感，家族のこと，経済，仕事，生きる意味，苦しみの意味

2. 痛みの評価スケール

a. フェイススケール

- 小児や高齢者でも用いやすい
- 痛み以外の気分を反映することがある

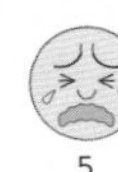

b. 数値評価スケール：NRS (Numeric Rating Scale)

- 簡便で，口頭で評価ができる

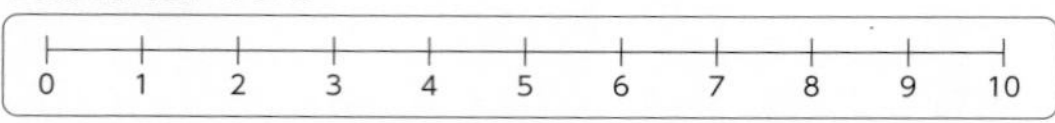

c. 視覚的アナログスケール：VAS (Visual Analogue Scale)　10 cm

- 評価を細やかにできる
- 視力や書く動作に支障がない人が対象

痛みはない　　最悪の痛み

POINT

- 痛みをアセスメントする際，部位や程度の変化ばかりではなく，在宅では特に痛みが日常生活や本人の希望，心理社会面などにどんな影響を与えているか観察するように心がける．その情報が主治医にとっては薬剤の調整の際に重要になる

.デルマトーム

（文献 21 より転載）

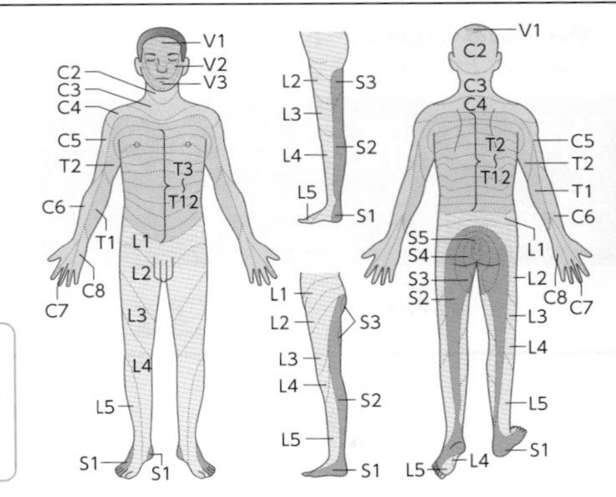

神経障害性疼痛の場合，神経の分布に沿って痛みが生じる．脊髄からくる痛みの部位を特定するのにデルマトームが役立つ

4. WHO 3 段階除痛ラダー

第 3 段階
中等度～高度の強さの痛み

強オピオイド
　モルヒネ
　オキシコドン
　フェンタニル
　タペンタドールなど

第 2 段階
軽度～中等度の強さの痛み

弱オピオイド
　コデイン
　トラマドールなど

第 1 段階
軽度の痛み

非オピオイド（アセトアミノフェン，NSAIDs）± 鎮痛補助薬※

※鎮痛補助薬：NSAIDs やモルヒネなどで鎮痛が困難な神経障害性疼痛などの治療に用いられる薬物の総称

5. オピオイド等力価換算表

一般名	商品名	換算比率※1	換算量			
モルヒネ	モルヒネ塩酸塩錠 (mg/日)	1	30	60	90	120
	モルヒネ塩酸塩注 (mg/日)	1/2～1/3	10	20	30	40
	アンペック® 坐剤 (mg/日)	2/3	20	40	60	80
オキシコドン	オキシコンチン® 錠 (mg/日)	2/3	20	40	60	80
	オキファスト® 注 (mg/日)	※2	15	30	45	60
フェンタニル	フェンタニル注 (mg/日)	1/300～1/100	0.3	0.6	0.9	1.2
	デュロテップ®MT パッチ (mg/3 日)	1/100※3	2.1	4.2	6.3	8.4
	フェントス® テープ (mg/日)	1/100※3	1	2	3	4
コデイン	コデインリン酸塩散・錠 (mg/日)		180			

※1 経口モルヒネ製剤を 1 とした場合の比率
※2 あくまでも目安，オキファスト注の添付文書参照
※3 含有量≠ 1 日の放出量　換算時には注意

6. がんの痛みの伝達シート（文献 22 より転載）

・活用することで，痛みや悪心，便秘，眠気を医療者に伝えることができる

がんの痛み伝達シート

「からだの痛み」や、あなたが不快に感じる「吐き気」「お通じ(便秘)」「眠気」等を私たち医療スタッフにつたえてください。

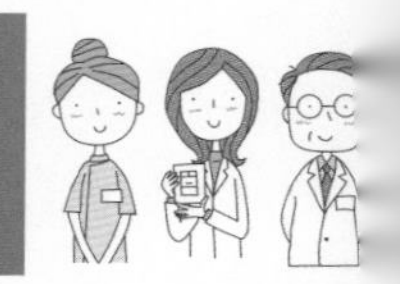

	からだの痛み（痛みなし → 考えられるなかで最悪の痛み） あてはまる部分に印を入れてください	吐き気（あてはまる部分に印を入れてください）				
記入例 ↓	0-1-2-3-4-5-6-7-8-9-10	なかった	ほとんどなかった	ときどき	頻繁に	ほとんどいつも
10月 20日	0-1-2-3-4-5-6-7-8-9-⑩	○	◯（記入）	○	○	○
月 日	0-1-2-3-4-5-6-7-8-9-10	○	○	○	○	○
月 日	0-1-2-3-4-5-6-7-8-9-10	○	○	○	○	○
月 日	0-1-2-3-4-5-6-7-8-9-10	○	○	○	○	○
月 日	0-1-2-3-4-5-6-7-8-9-10	○	○	○	○	○
月 日	0-1-2-3-4-5-6-7-8-9-10	○	○	○	○	○
月 日	0-1-2-3-4-5-6-7-8-9-10	○	○	○	○	○
月 日	0-1-2-3-4-5-6-7-8-9-10	○	○	○	○	○
月 日	0-1-2-3-4-5-6-7-8-9-10	○	○	○	○	○
月 日	0-1-2-3-4-5-6-7-8-9-10	○	○	○	○	○
月 日	0-1-2-3-4-5-6-7-8-9-10	○	○	○	○	○
月 日	0-1-2-3-4-5-6-7-8-9-10	○	○	○	○	○

痛みは血液検査のように、医療スタッフが目で見て確認できないもの。
あなたにしかわからないものなのです。
ささいな痛みでも結構ですので、医師や看護師、薬剤師に遠慮なく
つたえてください。そして、いっしょに不快な痛みを和らげましょう。

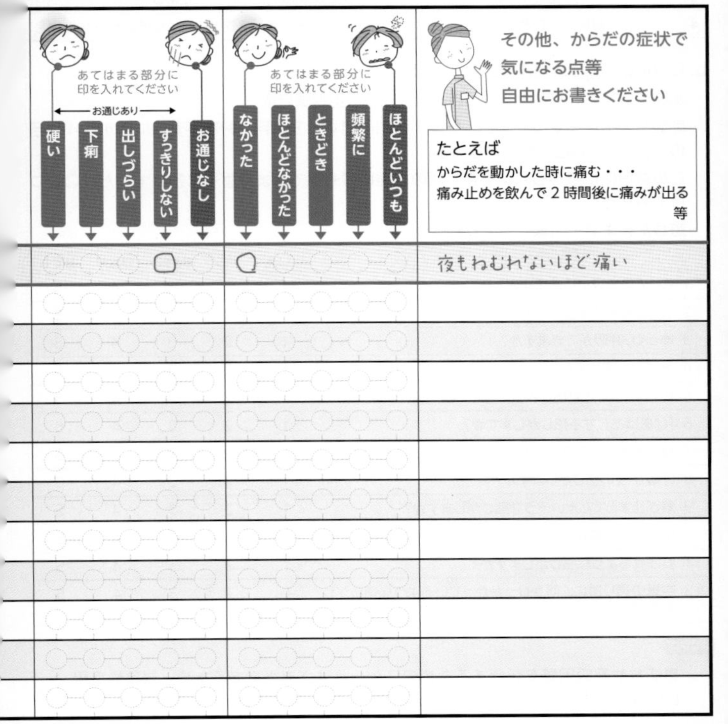

7. 呼吸苦スケール

a. 修正 MRC 息切れスケール質問票（文献 23 をもとに作成）

- COPD をもつ人などの評価に用いられる
- 呼吸リハビリテーションの保険適用はグレード 1 以上

グレード分類	当てはまるものにチェックしてください（1 つだけ）	
0	激しい運動をした時だけ息切れがある	□
1	平坦な道を早歩きで歩く，あるいは緩やかな上り坂を歩く時に息切れがある	□
2	息切れがあるので，同年代の人よりも平坦な道を歩くのが遅い，あるいは平坦な道を自分のペースで歩いている時，息切れのために立ち止まることがある	□
3	平坦な道を約 100 m，あるいは数分歩くと息切れのために立ち止まる	□
4	息切れがひどく家から出られない，あるいは衣服の着替えをする時にも息切れがある	□

b. Cancer Dyspnea Scale (CDS)（文献 24 より転載）

- 本邦で開発されたがん患者の自己記入式呼吸困難調査票
- 呼吸努力感に関する 5 項目，呼吸不快感に関する 3 項目，呼吸不安感に関する 4 項目の，合計 12 項目の質問からなる
- この数日間に感じられた息苦しさの状態に最も当てはまる番号に各々 1 つだけ○をつけてもらう
- 感じたまま第一印象で答えてもらう

	いいえ	少し	まあまあ	かなり	とても
1 らくに息を吸い込めますか?	1	2	3	4	5
2 らくに息をはき出せますか?	1	2	3	4	5
3 ゆっくり呼吸ができますか?	1	2	3	4	5
4 息切れを感じますか?	1	2	3	4	5
5 ドキドキして汗が出るような息苦しさを感じますか?	1	2	3	4	5
6 「はあはあ」する感じがしますか?	1	2	3	4	5
7 身のおきどころのないような息苦しさを感じますか?	1	2	3	4	5
8 呼吸が浅い感じがしますか?	1	2	3	4	5
9 息が止まってしまいそうな感じがしますか?	1	2	3	4	5
10 空気の通り道がせまくなったような感じがしますか?	1	2	3	4	5
11 おぼれるような感じがしますか?	1	2	3	4	5
12 空気の通り道に，何かひっかかっているような感じがしますか?	1	2	3	4	5

POINT

- 息切れや呼吸困難を評価するためのスケールはさまざまあるため，対象や疾患，目的などにより使い分ける

3. がん疼痛に用いられる主な薬剤と副作用 (文献 25 をもとに作成)

分類		一般名 (商品名)	主な副作用
非オピオイド鎮痛薬 (解熱鎮痛薬)	非ステロイド抗炎症薬 (NSAIDs)	ロキソプロフェンナトリウム水和物 (ロキソニンなど)	・消化管障害, 腎障害, 高血圧, 血小板凝集抑制 ・喘息, 皮疹などにも注意
		ジクロフェナクナトリウム (ボルタレン, ボルタレン SR)	
		フルルビプロフェン アキセチル (ロピオン)	
	アセトアミノフェン (カロナール, アセリオ)		高用量で肝障害に注意
オピオイド鎮痛薬	弱オピオイド鎮痛薬	トラマドール塩酸塩 (トラマール, ワントラム)	・悪心・嘔吐, 便秘, 眠気の頻度が高い ・瘙痒感, 口渇, 排尿障害, 幻視, せん妄, 幻覚, 呼吸抑制, ミオクローヌス, 痛覚過敏など
		コデインリン酸塩〔本邦では主として鎮咳目的に使用〕	
	強オピオイド鎮痛薬	モルヒネ (MS コンチン, オプソ, アンペック)	
		オキシコドン塩酸塩水和物 (オキシコンチン, オキノーム, オキファスト)	
		フェンタニル (フェントステープ, デュロテップ MT パッチ, アブストラル)	
		タペンタドール塩酸塩 (タペンタ)	
		メサドン塩酸塩 (メサペイン)	
その他		ケタミン塩酸塩 (ケタラール)	呼吸抑制, 無呼吸, 舌根沈下, けいれん, 覚醒時反応 (夢のような状態, 幻覚, 興奮, 錯乱状態)
鎮痛補助薬	電位依存性カルシウムチャネル阻害薬	プレガバリン (リリカ), ガバペンチン (ガバペン)	薬剤によっては, 眠気, ふらつきなどがみられるため少量から開始する
	抗不整脈薬	メキシレチン塩酸塩, リドカイン塩酸塩	重大な副作用は, 心停止, 心室細動, 失神, 徐脈など
	抗うつ薬	三環系抗うつ薬 (アミトリプチリン塩酸塩), セロトニン・ノルアドレナリン再取り込み阻害薬 (デュロキセチン塩酸塩)	・三環系抗うつ薬:神経障害性疼痛に対する第一選択薬で, 口渇, めまい, 傾眠, 振戦, かすみ目, 便秘, 尿閉など ・セロトニン・ノルアドレナリン再取り込み阻害薬:服薬初期の悪心・嘔吐, 眠気, 口渇, 頭痛, 便秘, 倦怠感
	副腎皮質ステロイド薬	プレドニゾロン, デキサメタゾン, ベタメタゾン	易感染性, 骨粗鬆症, 糖尿病, 血栓症, 精神症状 (不眠症, 多幸症, うつ状態), 満月様顔貌, 動脈硬化, 高血圧症

(網掛け) 法令で規定されている医療用麻薬

9. 予後予測スケール

a. PaP スコア（文献 26，27 より転載，一部改変）

- 医師の主観的な予測を食欲不振や白血球数など客観的な因子で補正し，予後を算出
- 新規依頼での情報提供や退院調整会議の場などで用いることが多い

項目	得点（赤字）
臨床的な予後の予測	1～2 週（8.5），3～4 週（6.0）， 5～6 週（4.5），7～10 週（2.5）， 11～12 週（2.5），12 週以上（0）
Karnofsky Performance Scale※	10～20（2.5），30 以上（0）
食欲不振	あり（1.5），なし（0）
呼吸困難	あり（1.0），なし（0）
白血球数（/mm^3）	>11000（1.5），8501～11000（0.5），≦8500（0）
リンパ球（%）	0～11.9（2.5），12～19.9（1.0），≧20（0）

※Karnofsky Performance Scale（カッコ内の赤字は得点）

正常の活動が可能．特別な看護が必要ない	正常．臨床症状なし（100） 軽い臨床症状はあるが，正常活動が可能（90） かなり臨床症状があるが，努力して正常の活動が可能（80）
労働は不可能．自宅で生活できる．さまざまな程度の介助を必要とする	自分自身の世話はできるが，正常の活動・労働は不可能（70） 自分に必要なことはできるが，ときどき介助が必要（60） 病状を考慮した看護および定期的な医療行為が必要（50）
身の回りのことが自分でできない．施設・病院の看護と同様の看護を必要とする．疾患が急速に進行している	動けず，適切な医療および看護が必要（40） 全く動けず，入院が必要だが死は差し迫っていない（30） 非常に重症，入院が必要で精力的な治療が必要（20） 死期が切迫している（10）

PaP スコアと予後

合計得点	30 日生存確認	生存期間の 95%信頼区間
0～5.5 点	>70%	67～87 日
5.6～11 点	30～70%	28～39 日
11.1～17.5 点	<30%	11～18 日

). PPI スコア (文献 28，29 より転載，一部改変)

- 医師の主観を入れず，経口摂取量，浮腫，安静時呼吸困難，せん妄などの症状から予後を算出

項目	得点(赤字)
Palliative Performance Scale※	10〜20 (4.0)，30〜50 (2.5)，60 以上 (0)
経口摂取量*	著明に減少 (数口以下) (2.5)，中程度減少 (減少しているが数口よりは多い) (1.0)，正常 (0)
浮腫	あり (1.0)，なし (0)
安静時呼吸困難	あり (3.5)，なし (0)
せん妄	あり (原因が薬物単独のものは含めない) (4.0)，なし (0)

＊消化管閉塞のため高カロリー輸液を施行している場合は 0 点とする

※Palliative Performance Scale

%	起居	活動と症状	ADL	経口摂取	意識レベル
100	100%起居している	正常の活動が可能 症状なし	自立	正常	清明
90		正常の活動が可能 いくらかの症状がある			
80		いくらかの症状はあるが，努力すれば正常の活動が可能		正常または減少	
70	ほとんど起居している	何らかの症状があり通常の仕事や業務が困難			
60		明らかな症状があり趣味や家事を行うことが困難	時に介助		清明または混乱
50	ほとんど座位か横たわっている	著明な症状がありどんな仕事もすることが困難	しばしば介助		
40	ほとんど臥床		ほとんど介助		清明または混乱または傾眠
30	常に臥床		全介助	減少	
20				数口以下	
10				マウスケアのみ	傾眠または昏睡

PPI スコアと予後

合計得点	予測される予後
6.5 点以上	予後 3 週間未満である可能性が高い (感度 83%，特異度 85%)
4 点以上	予後 6 週間未満である可能性が高い (感度 79%，特異度 77%)

POINT

- 在宅の現場では血液データをその都度把握することが困難なため，PPI スコアのほうが PaP スコアよりも頻用される
- スコアを用いて予後予測をすることで，適切なタイミングでの意思決定支援や社会資源の調整，家族支援などに活かせる
- 看護計画や実践を予測に応じて変化させていく

10. IPOS (Integrated Palliative care Outcome Scale)

・主要項目として「身体症状」「不安や心配，抑うつ」「スピリチュアリティ」「本人と家族のコミュニケーション」「病状説明の十分さ」「経済的や個人的な気がかりに対する対応」から構成され，緩和ケアにとって必要な全人的な評価を行える

a. IPOS 患者用 3 日間版 (文献 30 より転載) ※7日間版もある

IPOS 患者版

この回答は，あなたと他の患者さんのケアの向上のために役立てられます．ご協力ありがとうございます．

Q1. この 3 日間，主に大変だったことや気がかりは何でしたか？

1. ………………………………
2. ………………………………
3. ………………………………

Q2. 以下はあなたが経験したかもしれない症状のリストです．それぞれの症状について，この 3 日間，どれくらい生活に支障があったか最もよく表しているものに一つだけチェックしてください．

	全く支障はなかった	少しあった（気にならなかった）	中くらいあった（いくらか支障がでた）	とてもあった（大きな支障がでた）	耐えられないくらいあった（他のことを考えられなかった）
痛み	0☐	1☐	2☐	3☐	4☐
息切れ（息苦しさ）	0☐	1☐	2☐	3☐	4☐
力や元気が出ない感じ（だるさ）	0☐	1☐	2☐	3☐	4☐
吐き気（吐きそうだった）	0☐	1☐	2☐	3☐	4☐
嘔吐（実際に吐いた）	0☐	1☐	2☐	3☐	4☐
食欲不振	0☐（通常の食欲）	1☐	2☐	3☐	4☐（食欲が全くない）
便秘	0☐	1☐	2☐	3☐	4☐
口の痛みや渇き	0☐	1☐	2☐	3☐	4☐
眠気	0☐	1☐	2☐	3☐	4☐
動きにくさ	0☐	1☐	2☐	3☐	4☐

上記以外の症状があれば記入し，この 3 日間，どれくらい生活に支障があったか一つだけチェックしてください．

1. ＿＿＿＿＿＿	0☐	1☐	2☐	3☐	4☐
2. ＿＿＿＿＿＿	0☐	1☐	2☐	3☐	4☐
3. ＿＿＿＿＿＿	0☐	1☐	2☐	3☐	4☐

- IPOS には「患者用」と「スタッフ用」がある．基本的には「患者用」を使用し，患者本人に自己記入してもらうことで評価を行う．それが難しい場合には，医療職が「スタッフ用」を使用し，評価を実施する

この3日間についてお聞きします

	全くなし	たまに	ときどき	たいてい	いつも
Q3. 病気や治療のことで不安や心配を感じていましたか？	0☐	1☐	2☐	3☐	4☐
Q4. 家族や友人は，あなたのことで不安や心配を感じていた様子でしたか？	0☐	1☐	2☐	3☐	4☐
Q5. 気分が落ち込むことはありましたか？	0☐	1☐	2☐	3☐	4☐

	いつも	たいてい	ときどき	たまに	全くなし
Q6. 気持ちは穏やかでいられましたか？	0☐	1☐	2☐	3☐	4☐
Q7. あなたの気持ちを家族や友人に十分に分かってもらえましたか？	0☐	1☐	2☐	3☐	4☐
Q8. 治療や病気について，十分に説明がされましたか？	0☐	1☐	2☐	3☐	4☐

	全て対応されている/問題がない	大部分対応されている	一部対応されている	ほとんど対応されていない	全く対応されていない
Q9. 病気のために生じた，気がかりなことに対応してもらえましたか？(経済的なことや個人的なことなど)	0☐	1☐	2☐	3☐	4☐

	自分で	友人や家族に手伝ってもらって	スタッフに手伝ってもらって
Q10. どのようにしてこの質問票に答えましたか？	☐	☐	☐

この質問票について心配なことがあれば，医師や看護師に伝えてください．

がん悪液質

1. 定義と症状 (文献 31 より転載，一部改変)

- 悪液質とは，通常の栄養サポートでは完全に回復することができず，進行性の機能障害に至る，骨格筋量の持続的な減少（脂肪量減少の有無にかかわらず）を特徴とする多因子性の症候群
- 進行がん患者の 80%に認められ，体重減少，食欲不振といった典型的な症状に加え，化学療法の効果の減弱，副作用や治療中断の増加，さらには生存率にまで影響を及ぼす
- 体重減少は予後を悪化させるため，程度に応じて積極的な治療が必要

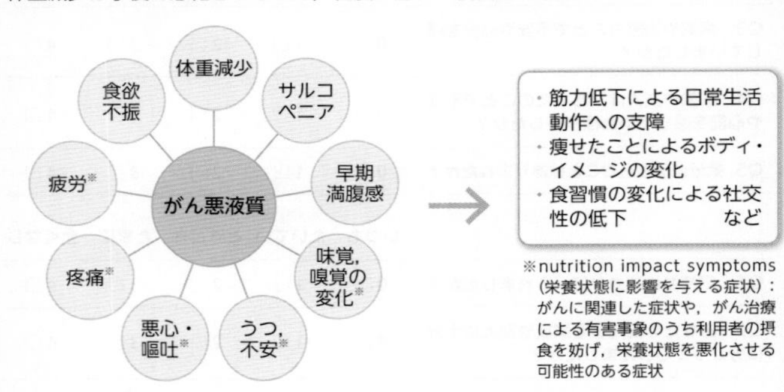

※nutrition impact symptoms（栄養状態に影響を与える症状）：がんに関連した症状や，がん治療による有害事象のうち利用者の摂食を妨げ，栄養状態を悪化させる可能性のある症状

2. ステージ分類 (文献 32 をもとに作成)

がん悪液質			
ステージ	前悪液質 (pre-cachexia)	悪液質 (cachexia)	不応性悪液質 (refractory cachexia)
介入	集学的な（薬物・運動・栄養・心理療法など）早期介入が必要とされる		緩和的治療を主体とする
臨床的特徴	・過去 6 か月間の体重減少≦5% ・食欲不振・代謝異常	・経口摂取不良/全身性炎症を伴う	・悪液質の症状に加え，異化亢進し，抗がん治療に抵抗性を示す ・PS 不良（WHO の基準で PS3 または 4） ・予測生存期間<3 か月
診断基準		①過去 6 か月間の体重減少>5% ② BMI<20，体重減少>2% ③サルコペニア，体重減少>2% 上記①，②，③のいずれか	

3. 代謝制御・栄養管理の実際（文献33より転載，一部改変）

非ステロイド性消炎鎮痛薬（NSAIDs）	医療用麻薬の鎮痛補助薬として有用であるが，その単独投与による抗炎症作用をベースとした代謝・栄養状態の改善に対する明らかな効果は認められていない．一方，集中的治療の1つとして使用することで，悪液質の進展を予防する可能性があるとされているが，現時点では悪液質が高度に進展した状態では有害事象を引き起こすことが危惧されているため，不必要な投与は避けるべきとされている
コルチコステロイド	悪液質をもつ人の食欲不振に用いられ，体重やQOLの維持によい結果が得られている．しかし，長期の使用では副作用が高率に出現するため，終末期の投与に使用時期が限定される
抗サイトカイン療法	悪液質は，炎症性サイトカインがその代謝障害，食欲不振において重要な役割を担っており，抗サイトカイン療法などの治療が試みられている
エイコサペンタエン酸（EPA）	抗炎症作用やPIFの産生低下，骨格筋の分解阻止効果があり，悪液質をもつ人のQOLの向上などの効果が報告され，本邦でも広く用いられつつある．ただし，EPAの単独投与での効果については，意見が分かれ，現段階では集学的治療の1つとして有望であるというレベルにとどまっている
分岐鎖アミノ酸（BCAA），L-カルニチン，CoQ10	BCAAには蛋白崩壊を抑制し，同時に蛋白合成能を促進する作用と，偽神経物質の生体内代謝を制御して食欲不振を改善させるなどの効果が指摘されている．L-カルニチンはCoQ10との併用によって細胞レベルでの脂肪酸の代謝を促進するとともに，食欲不振を改善するとの報告がある
消化管運動亢進薬	担がん患者の食欲不振，消化管蠕動不全に効果があるとされ，その使用が推奨されている．しかし，投与による副作用や合併症の報告もあり，適応を遵守して使用する
運動療法	がん患者における筋肉量の減少は，倦怠感を惹起し，さらに活動性の低下をもたらすという悪循環を生じる．そのため，全身状態に応じてウォーキングなどの軽い運動を勧め，筋肉量の減少の予防に努める
栄養指導・栄養教育	がん患者自身が，栄養管理の重要性を認識していないため，栄養摂取をおろそかにしたり，迷信や周囲の不適切なアドバイスによって偏った食事をとり，栄養状態を悪化させている場合もある．食事内容や摂取法，栄養補助食品の利用などについて，適切な指導を行う
チーム医療と集学的アプローチ	悪液質を改善することは困難であるが，チーム医療により，多方面から集学的にアプローチすることが，その進行を遅らせ，QOLや予後の向上につながると考えられている

POINT

- 前悪液質をもつ人に対する，早期からの運動や栄養などの集学的な支援は有用であり，日常生活を支える訪問看護師の役割は大きい
- しかし，前悪液質の段階のがん患者はADLが維持されていることや，医療的ケアを受けていないことが多く，多職種から訪問看護はまだ不要であると判断され，看護師が関わっていないケースも多くある
- 日頃から連携する事業所などへの理解を深める啓蒙活動なども，地域で働く看護師の重要な役割の1つ

非がんによる終末期の人

心不全

1. NYHA 分類 (文献 34 をもとに作成)

- 心不全の予後は，心臓病の種類や症状の重症度によっても変わってくる
- 重症度の判断にはニューヨーク心臓協会 (New York Heart Association：NYHA) の分類がよく用いられる

Ⅰ度	・心疾患はあるが身体活動に制限はない ・日常的な身体活動では著しい疲労，動悸，呼吸困難あるいは狭心痛を生じない	Ⅲ度	・高度な身体活動の制限がある．安静時には無症状 ・日常的な身体活動以下の労作で疲労，動悸，呼吸困難あるいは狭心痛を生じる
Ⅱ度	・軽度の身体活動の制限がある．安静時には無症状 ・軽度の身体活動で疲労，動悸，呼吸困難あるいは狭心痛を生じる	Ⅳ度	・心疾患のためいかなる身体活動も制限される ・心不全症状や狭心痛が安静時にも存在する ・わずかな労作でこれらの症状は増悪する

2. 身体活動能力質問表 (文献 35，36 をもとに作成)

- 下記の項目について問診し，「はい」「つらい」「？ (わからない)」のいずれかで回答してもらう．「つらい」という答えがはじめて現れた項目の運動量 (METs の値) が，症状が出現する最小運動量となり，その人の身体活動能力指標 (SAS) となる
- SAS は特に日常生活で自覚症状が出現する中等症～重症の慢性心不全をもつ人の運動能力評価に有用

1. 夜，楽に眠れますか？ (1 MET 以下)
2. 横になっていると楽ですか？ (1 MET 以下)
3. 1 人で食事や洗面ができますか？ (1.6 METs)
4. トイレは 1 人で楽にできますか？ (2 METs)
5. 着替えが 1 人でできますか？ (2 METs)
6. 炊事や掃除ができますか？ (2～3 METs)
7. 自分で布団を敷けますか？ (2～3 METs)
8. ぞうきんがけはできますか？ (3～4 METs)
9. シャワーを浴びても平気ですか？ (3～4 METs)
10. ラジオ体操をしても平気ですか？ (3～4 METs)
11. 健康な人と同じ速度で平地を 100～200 m 歩いても平気ですか？ (3～4 METs)
12. 庭いじり (軽い草むしりなど) をしても平気ですか？ (4 METs)
13. 1 人で風呂に入れますか？ (4～5 METs)
14. 健康な人と同じ速度で 2 階まで昇っても平気ですか？ (5～6 METs)
15. 軽い農作業 (庭堀りなど) はできますか？ (5～7 METs)
16. 平地で急いで 200 m 歩いても平気ですか？ (6～7 METs)
17. 雪かきはできますか？ (6～7 METs)
18. テニス (または卓球) をしても平気ですか？ (6～7 METs)
19. ジョギング (時速 8 km 程度) を 300～400 m しても平気ですか？ (7～8 METs)
20. 水泳をしても平気ですか？ (7～8 METs)
21. なわとびをしても平気ですか？ (8 METs 以上)

症状が出現する最小運動量 ＿＿＿＿ METs

3. 薬剤と主な副作用

薬剤	商品名	主な副作用
ACE 阻害薬	セタプリル錠，タナトリル錠，レニベース錠，カプトリル錠	乾性咳嗽，発疹，高カリウム血症，血管神経性浮腫
ARB	ブロプレス錠，オルメテック錠，アジルバ錠，ザクラス配合錠	特に低血圧，腎機能低下，高カリウム血症に注意．重大な副作用として，血管浮腫，腎不全，高カリウム血症，ショックなどが現れることがある
β遮断薬	ビソノテープ，メインテート錠，インデラル錠	サイアザイド系利用薬：低カリウム血症，高尿酸血症，耐糖能低下，血清脂質異常，勃起障害，日光過敏性皮膚炎
ジギタリス	ジゴシン散，ラニラピッド錠，ハーフジゴキシン KY 錠	食欲不振，悪心・嘔吐，下痢，視力低下，洞房ブロック，房室ブロック，徐脈，心室頻拍，心室細動，血圧低下
経口強心薬	カルグート錠，タナドーパ顆粒	心機能低下，低血圧，房室ブロック，消化器症状（食欲不振，便秘など）

4. 心不全をもつ人に対して ACP の実施を考慮するべき臨床経過

（文献 37 をもとに作成）

- ACP (advance care planning) とは，意思決定能力が低下する前に本人・家族が希望する治療や生き方などを医療者とともに共有し，事前に計画するプロセス全体を指す
- 終末期に至った際に本人・家族が望まない侵襲的治療を避けるもの

- 症状増悪や QOL 低下
- 運動耐容能の低下
- 心不全入院，特に再発
- 利尿薬の漸増が続く
- 症候性低血圧，高窒素血症 (azotemia)，ACE 阻害薬やβ遮断薬の減量や中止を必要とする不応性の体液貯留
- 初回もしくは繰り返す ICD ショック作動
- 静注強心薬の開始
- 腎代替療法の考慮
- 他の合併疾患，新規発症の悪性腫瘍など
- 配偶者の死亡などの主なライフイベント

POINT

- ACP の 1 つの側面として，終末期における事前指示 (advance directive) がある．具体的には，蘇生のための処置を試みない (DNAR)，終末期においてペースメーカなどの植込み型デバイスを停止するかどうかに関して多職種チームにより意思決定支援を行う (shared decision making) なども含まれる
- 他にも在宅療養における本人の心づもりなどを一緒に考えていくことも大切

5. 人生の最終段階における医療とケアの話し合いのプロセス（文献38をもとに作成）

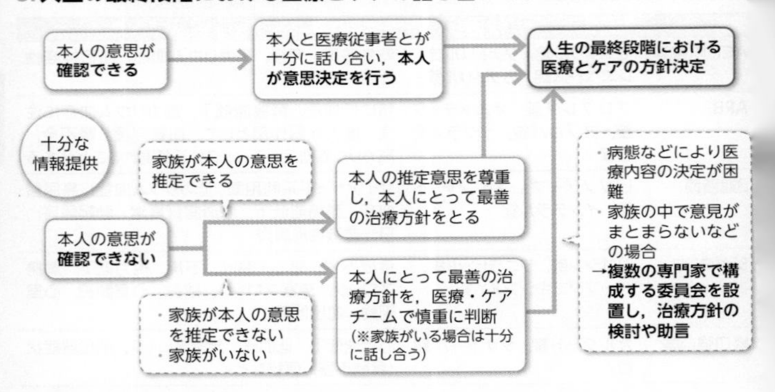

6. 緩和ケアが必要とされる終末期心不全（2016 ESC ガイドライン）

（文献39をもとに作成）

- 進行性の身体的・精神的機能低下を認め，日常生活のほとんどに介助を要する
- 適切な薬物・非薬物治療を行っているにもかかわらず，QOLの著しい低下を伴う重症心不全
- 適切な治療にもかかわらず，頻回の入院あるいは重篤な悪化を繰り返す
- 心移植や補助人工心臓の適応がない
- 臨床的に終末期に近いと判断される

7. 心不全における緩和ケアのあり方（文献40をもとに作成）

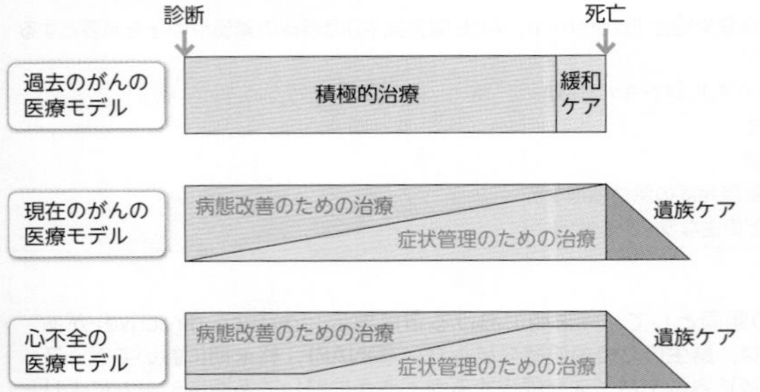

緩和ケアは終末期医療と同義ではなく，心不全が症候性となった早期の段階から実践し，心不全の治療に関しては最期まで継続される

老衰

- 老衰とは，加齢により心身の能力が衰えること．その結果として自然に死ぬことを老衰死という
- 厚生労働省は『死亡診断書記入マニュアル』において，老衰を「高齢者で他に記載すべき死亡原因のない，いわゆる自然死」と定義づけている

1. 予後の経過/老衰死の前兆症状

- 全身の慢性的な炎症など，さまざまなメカニズムにより各臓器の細胞数が減少
- 細胞数の減少により各臓器の機能が低下し，老衰死の前兆症状が現れる

  - 筋肉の衰えによる行動範囲の低下
  - 心臓や肺機能の弱まりによる，動ける範囲の一層の低下
  - 胃腸機能の低下に伴う食事量の減少，体重減少
  - 脳機能の低下による認知症の増大

2. 看護のポイント

- 老衰による高齢者の終末期では，比較的ゆるやかに日常生活動作が低下．食事摂取量も低下し，徐々に寝たきりに向かう
- 終末期を自宅で過ごし，自宅で看取られることを希望する場合，早い段階から終末期のケアの準備を開始する
- 具体的には，①病状および症状の観察，②苦痛のない生活の維持，③病状変化の予測（下記表）と対応，④精神的な支援，⑤看取り，⑥グリーフケアを行う
- 看護目標として，①安らかで尊厳のある終末期（看取り期）を過ごす，②家族が満足した看取りを行える，など

死が近づいていることのおおよその予測（48 時間以内）（文献 41 より転載）

意識	・1 日中，反応が少なくなってくる ・身の置きどころがないかのように，手足や顔などをばたばたさせるようになる
循環	・脈拍の緊張が弱くなり，確認が難しくなってくる ・血圧が低下してくる ・手足が冷たくなってくる
呼吸	・唾液や分泌物が咽頭や喉頭に貯留し，呼気時にゴロゴロと不快な音を立てる（死前喘鳴）
皮膚	・手足にチアノーゼが認められる ・冷汗が出現する ・顔の相が変わる（顔色が変わる）

難病（神経・筋疾患など）をもつ人

心理的変化と関わり方

1. フィンクの危機モデルにもとづく各段階の特徴と介入

（文献 42 をもとに作成，43 より転載，一部改変）

- 危機に陥った人がたどる過程を，①衝撃の段階，②防衛的退行の段階，③承認の段階，④適応の段階の 4 つで表し，危機への介入を説明したモデル
- マズローの動機付け論（ニード論）にもとづいており，①～③の段階は安全のニーズが満たされるように，④の段階は成長のニーズが充足される方向で行われる

段階	特徴		介入	
衝撃の段階	最初の心理的ショックの時期	・突然の衝撃的な出来事に，従来の方法では対処できない脅威を感じている ・強烈なパニック，無気力状態，思考の混乱，計画や判断理解ができない ・胸苦しさ，頭痛，悪心などの急性の身体症状を伴う	・自己の存在が直接的な脅威にさらされているため，安全に対するあらゆる手段を考え支援する ・混乱状態にあり急性の身体症状を示すことにも留意し，危険から保護する ・温かい誠実で思いやりのある態度や静かに見守ることも大切 ・必要に応じて薬物での鎮静や安楽を図ることもある	安全のニーズの充足
防衛的退行の段階	危機を意味するものに対して，自らを守る時期	・危機や脅威を感じさせる状況に直接的，現実的に直面するにはあまりにも恐ろしく圧倒的なため，「自分はこれまでとは変わらない」と現実を否認して自分を安心させ，現実逃避をすることで自分を守ろうとする．このような防衛機制によって，精神的に安定し，非現実的な幸福感を示す ・自分を守ろうとしている状況を妨げたりする人やものは，自分にとっても脅威として知覚され，敵意をもって反応する ・とりあえず心理的な平衡状態にあるため，身体症状は軽減する ・自分を守り，現実の脅威に立ち向かうためのエネルギーを蓄えている時期でもある	・防衛的退行の結果として生じる言動は，一見理解し難いこともあるが，これらの反応は圧倒的な脅威から身を守っている結果であると理解することが重要 ・現実に目を向けさせようとしたり，励ましたりすることは，自分を必死で守ろうとしている人にとっては脅威であり，安全のニーズを阻害することになる．その人のありのままを受け入れ，温かい誠実な態度で接することが大切	

段階	特徴		介入	
承認の段階	危機の現実に直面する時期	・現実に直面し，変化した自分自身に気づき，失ったものが戻ってこないことを徐々に受け入れていく．現実を吟味し始め，変化に抵抗できないことを悟り，自己イメージの喪失を体験する ・いったん安定していた心の状態は再度大きく動揺し，深い悲しみ，苦しみ，強度な不安，抑うつなどを体験する．衝撃の段階のように，激しい動揺を体験するが，次第に新しい現実を知覚し，現実に向き合い，受け入れていこうとする ・変化した状況を受け入れることがあまりにも圧倒的過ぎると，絶望し，自らの命を絶つ危険性もある	・援助のサポートが最も重要となる時期 ・現実を受け入れていくことは苦しく，容易なことではない．安全が脅かされ，また自らを守ろうと防衛的退行の段階に戻ることもある．援助者は安全のニーズを充足することを基礎として，適切な情報提供や誠実な支援と励ましで，失った中にも残されているものがあることに気づき，また現実を深く洞察できるように支援することが重要	安全のニーズの充足
適応の段階	建設的な方法で積極的に状況に対処する時期	・新しい自己イメージや価値観を築く過程 ・現在の能力や資源で満足いく経験が増え，しだいに不安や抑うつが軽減する	・この時期は，現実的な自己評価ができ，現在の保持している能力や資源を活用して，満足が得られる経験ができるように支援し，成長に対する動機付けや強化を行う	成長のニーズの充足

POINT

- 衝撃の段階では，心理的な危機状態に陥ると考えられるため，心理的支援を行う．本人・家族は，向き合わざるをえないさまざまな事態にがんじがらめとなり，視野が狭くなっている場合も多い．本人・家族が固定的な自己理解にならないように，思いや考えを自由に語り合い，自身や直面する状況について視野を広げ，多様な見方が加わるような対話を心がけることが大切
- 防衛的退行の段階では，自分を守るために否定的になり，支援者にも攻撃的になってしまうことがある．関わり方としては，その人を否定せずに温かく見守る，安心できる場所と時間を提供する，自分らしさを取り戻していく過程を温かく見守り，じっと待つ，などがポイントとなる
- 承認の段階では，危機の現実に直面し，大きな心理的な揺れ動きを経験するため，支援者のサポートが最も大切な時期となる．自殺企図や自傷，他者への暴力など，精神的に危機的状況にある本人の危機回避が重要
- 適応の段階では，本人自身が抱えている問題に気づき，よりよい生き方について思考し，判断・行動できるように援助する

2. 支援のポイント

- 本人・家族はコントロールできない病気と文化的・社会的文脈にある健康重視の価値観（レッテル）により，二重のストレス状況にある．このような状況の中で，自分ではなす術がないまま次第に無気力感に圧倒される人をどう支援するのか，心理的な援助はそこに焦点が置かれ，QOL 向上をめぐる取り組みとなる
- 長い療養生活を支えていくには，医療者の支援だけでは不可能であり，家族にも重要な医療チームの一員として加わってもらう
- 社会資源・社会保障を活用する．利用できるものは，「難病をもつ人へのサービス」の項目 (p336) と「障害者・障害児へのサービス」の項目 (p322) を参照
- 本人・家族への理解は，他職種を含めたカンファレンスを通じて深まる．問題点・ケアの方向性を確認しながら，チーム医療を積極的に推進する
- 外来および往診，ホームヘルパーなど在宅チームで連携し，継続的な看護の提供に努める
- 対人関係，問題解決能力の獲得のために支援する

➡例) コミュニケーションがスムーズに，かつ双方のストレス・障壁とならないように文字盤を作製する，など

- 家族もケアの対象であり，家族調整や家族指導を含めてサポートする

➡例) 家族の介護疲労を考慮し，訪問中は外出や休息を促し，家族のレスパイトになるような配慮を行う，など

- マズローの欲求断層の中の 1 つである「尊厳欲求」(他者から認められたい，尊敬されたい) を満たし，精神的なニードを充足できるように援助する

➡例) 外出が困難な人に，SNS やブログを利用し，ピアグループを含めた他者に情報を発信してみることを提案する，など

3. ALS における上位・下位運動ニューロン徴候 (文献 44 より転載)

	a. 脳神経領域	b. 頸部・上肢領域	c. 体幹領域（胸随領域）	d. 腰部・下肢領域
上位運動ニューロン徴候	下顎反射亢進，口尖らし反射亢進，偽性球麻痺，強制泣き・笑い	上肢腱反射亢進，ホフマン反射亢進，上肢痙縮，萎縮筋の腱反射残存	腹壁皮膚反射消失，体幹部腱反射亢進	下肢腱反射亢進，下肢痙縮，バビンスキー徴候，萎縮筋の腱反射残存
下位運動ニューロン徴候	顎，顔面，舌，咽・喉頭	頸部，上肢帯，上腕	胸腹部，背部	腰帯，大腿，下腿，足

Memo

重症心身障害児，超重症児，準超重症児

定義，判定基準

1. 重症心身障害児 (文献 45 より転載)

- 重度の知的障害および重度の肢体不自由が重複している児童 (児童福祉法第 7 条の 2)
- 該当者かどうかの判断基準として，「横地分類」「大島分類」が用いられる
- 横地分類では，縦軸を知的発達レベルで，横軸を移動機能レベルで示し，また特記事項が設けられている
- A1，A2，A3，A4，B1，B2，B3，B4 が重症心身障害児・者に分類される

身体障害者手帳

1 級 ←→ (B4〜B1・A4〜A1 列)

2 級 ←→ (B5・A5 列〜B1・A1 列)

【移動機能】 戸外歩行可	室内歩行可	室内移動可	座位保持可	寝返り可	寝返り不可	【知的発達】
E6	E5	E4	E3	E2	E1	簡単な計算可
D6	D5	D4	D3	D2	D1	簡単な文字・数字の理解可
C6	C5	C4	C3	C2	C1	簡単な色・数の理解可
B6	B5	B4	B3	B2	B1	簡単な言語理解可
A6	A5	A4	A3	A2	A1	言語理解不可

〈特記事項〉
C：有意な眼瞼運動がなく，睡眠・覚醒リズム (概日リズム) なし
B：盲
D：難聴
U：両上肢機能全廃
TLS：完全閉じ込め状態

2. 超重症児，準超重症児 (文献 46 より転載)

- 従来の重症心身障害の定義に継続的に濃厚な医療，濃厚な介護をする度合いを加えたもの
- 医療・看護の必要度を点数化し，医療行為を 10 点，5 点，3 点の 3 群に大別し，その中間に 8 点を設定．合計が 25 点以上を超重症児，10〜25 点未満を準超重症児とする
- 運動機能が立位以上の場合は該当しない

1 運動機能	2 判定スコア	点数	判別スコア	点数
座位まで	(1) レスピレーター管理※	10	(9) 腸瘻・腸管栄養	8
	(2) 気管挿管・気管切開	8	持続注入ポンプ使用 (腸瘻・腸管栄養時)	3
	(3) 鼻咽頭エアウェイ	5	(10) 手術・服薬にても改善しない過緊張で，発汗による更衣と姿勢修正を 3 回/日以上	3
	(4) O_2 吸入または Spo_2 90% 以下の状態が 10 %以上	5	(11) 継続する透析 (腹膜灌流を含む)	10
	(5) 1 回/時以上の頻回の吸引	8	(12) 定期導尿 (3 回/日以上) ※※※	5
	(6) 6 回/日以上の頻回の吸引	3	(13) 人工肛門	5
	(7) IVH	10	(14) 体位変換 6 回/日以上	3
	(8) 経口摂取 (全介助) ※※	3		
	経管 (経鼻・胃瘻含む)	5		

※毎日行う機械的気道加圧を要するカフマシン・NIPPV・CPAP などは，レスピレーター管理に含む
※※ (8) (9) は，経口摂取，経管，腸瘻・腸管栄養のいずれかを選択
※※※人工膀胱を含む

よくみられる合併症とケア (文献 47 より転載，一部改変)

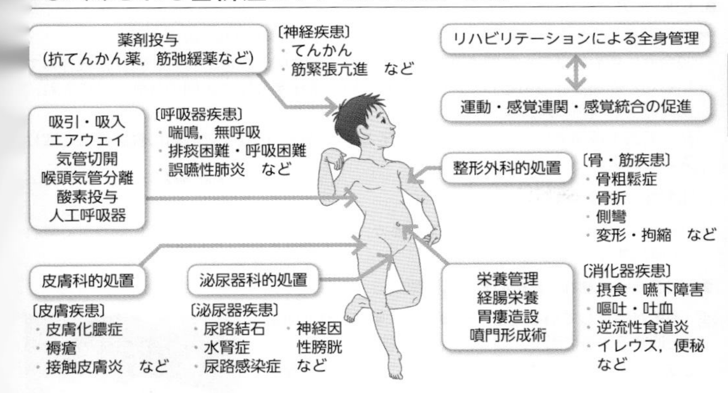

1. 排尿 (泌尿器疾患) に関するケアのポイント

a. 排尿介助時の観察 (文献 48 より転載)

- 排尿に関わる観察ポイントを押さえ，安定時の状態との違いに気づけるようにする

観察点	ポイント
1 回の尿量	1 回の排尿量が極端に多い，少ない，など
排尿間隔・回数	排尿間隔が極端にあく，15〜30 分ごとに排尿している，1 日の尿回数が 3 回未満または 10 回以上など
尿の色	尿の色が濃い，肉眼的血尿の有無
尿の性状	浮遊物，砂状の結晶，結石，血液塊，粘液など混濁物の有無，尿の泡立ちが目立つ，など
尿臭	においが強い，甘いにおい，アセトン臭など異臭の有無
尿道口の異常の有無	おむつや拭き取り時に血液，粘液，膿などが付着していないか，拭き取り時に顔をしかめる，声を出す，筋緊張亢進，身体をよじる，など
排尿時痛の有無	顔をしかめる，声を出す，筋緊張亢進，顔面紅潮，身体をよじる，など
膀胱緊満の有無	排尿前後で下腹部の膨隆，緊満の変化，など

- 骨格変形をきたしている場合には，骨折のリスクもあるため，無理な姿勢をとらせないように注意して介助する

b. おむつかぶれや湿疹がある場合の処置

➡「皮膚トラブルリスクのある人」の項目 (p17) を参照

2. 歯科口腔疾患に関するケアのポイント

a. 口腔ケア

➡ケアのポイントについては，「栄養ケアが必要な人」の項目（p43）を参照

- 咬合面に指や歯ブラシを置くと，激しく噛んで離さない原始反射（咬反射）が残存していることがある．対策として，口唇・頬粘膜を排除する指は歯列の外側だけに入れ，歯列の上や内側に入れない
- 訪問看護の現場では，感覚過敏のある子どもが多い．口腔ケアの前に脱感作法を取り入れるとよい

■ **脱感作法の実際**（文献 49 をもとに作成）

1 全身のどの部位に過敏が残存しているか，身体の遠いところから中心に向かって触れて確認する

2 口腔周囲に触れ，過敏の有無を確認する

3 過敏が残存している場合，その部位に手掌全体を肌に圧迫するように当て，弱い刺激を一定時間与える

- この間，手をずらしたり，離したり，こすったりしない
- 毎日，口腔ケア以外の時間に行う

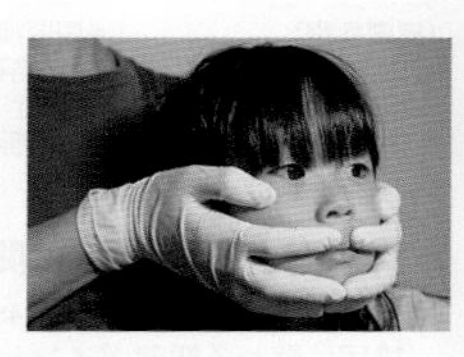

4 口腔周囲の過敏がとれたら，口腔内の過敏の有無を確認する

- 口腔内を指の腹で触れ，嫌がるところ（過敏が残存している部位）があるか確認する
- 過敏が残っている場合，口腔の脱感作法を繰り返す

5 奥歯の過敏を除去する

- 示指をゆっくりと挿入し，奥歯の歯肉に当て，10 秒程度圧迫する
- この時，指は動かさない
- 上下左右の奥歯の歯肉に対して行う

6 前歯部の過敏を除去する

- 上下の前歯部に対して行う

b. 口腔ケアによるリハビリテーション

- 口唇・頬・舌の筋肉群の可動域を改善し，口腔機能を向上させることを目的として，バンゲード法（筋刺激訓練法）を実施してもよい
- ただし，過敏が強い子どもには無理にバンゲード法を実施してはいけない
- バンゲード法を構成する「口唇訓練」「頬訓練」「舌訓練」の具体的な方法は右記のとおり．各訓練は，食事前に 1 日 2，3 回，それぞれ 5～10 分を超えない程度で実施

■ **口唇訓練**（口唇閉鎖が弱い，または口唇が動かない子どもに実施）（文献 50，51 をもとに作成）

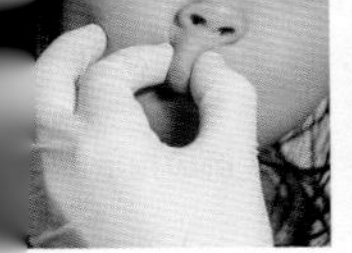

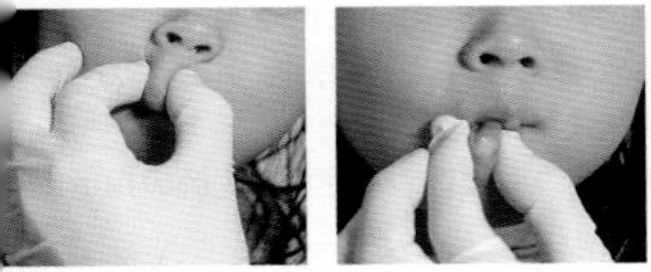

①水平方向に縮める（厚くつまむ）

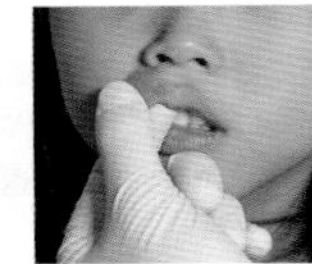

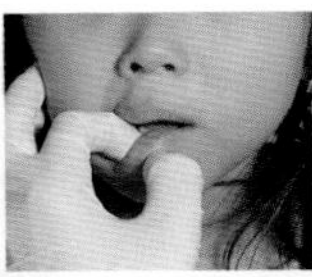

②膨らます（上唇小帯・下唇小帯を避けて左右 4 箇所）

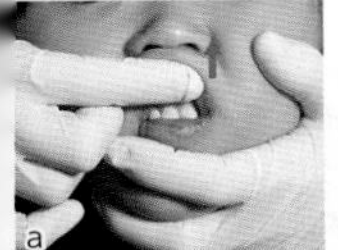

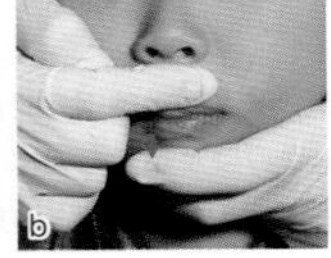

③垂直方向に縮める
a：上口唇を上方向に押し上げる
b：下口唇をオトガイ部に向かって押し下げる

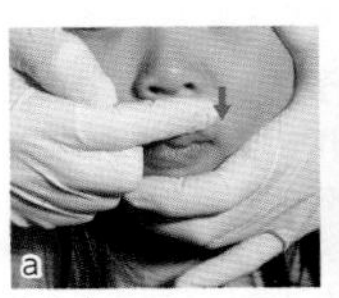

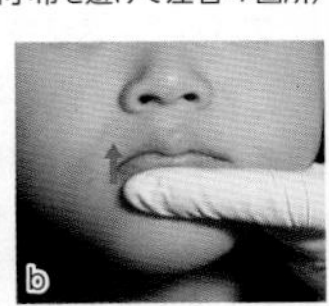

④伸ばす
a：上口唇を下方向に押し下げる
b：下口唇を上方向に押し上げる

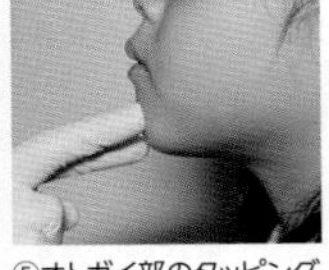

⑤オトガイ部のタッピング

■ **頬訓練**

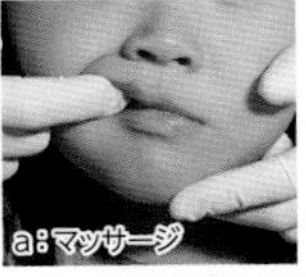

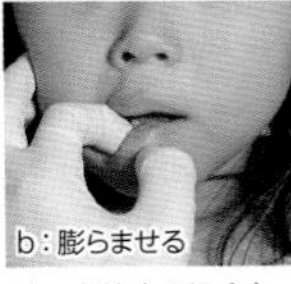

a：頬を押して示指と母指でゆっくりともみほぐす
b：顎を閉じた状態で示指を口角から口腔内に入れて，頬部を外側に引っ張る

■ **舌訓練**

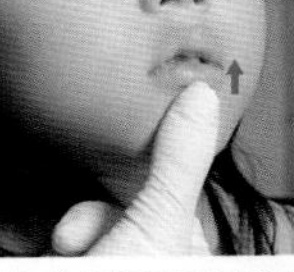

オトガイ部先端下部のすぐ後ろの部分を上方に押し上げる

3. てんかんにおけるケアのポイント

a. 発作の誘発因子の除去

- 誘発因子となるような不必要な刺激を避け，規則正しい生活ができるよう環境整備を支援する

誘発因子の例

- 睡眠不足
- 過労
- 体温上昇
- 風邪などによる発熱
- 音（電話，ベッド柵に上げ下げ，など）
- 光（窓から差し込むもの，カメラのフラッシュ，など）
- 便秘

- ただし，誘因を避けることに熱中しすぎて刺激のない日常生活を送るようなことがないよう注意する

b. 発作時の対応のポイント

- 発作時は，身体を揺すったりたたかず，安全に臥床させ，静かに見守る
- 食事中に発作が起きた場合は，誤嚥・窒息の危険を避けるために，直ちに食事を中断．呼吸状態を観察し，必要に応じて，吸引や酸素投与を実施
- 発作が止まりそうにない，何度も繰り返す，いつもと違う場合は，医師の指示に従い，対応
- 呼吸障害のある子どもでは，チアノーゼなど顕著な症状が出る場合があるため，バッグバルブマスク換気や呼吸器の装着をし，呼吸不全にならないように注意する

c. 二次的な危険を予防するうえでの工夫

- 転倒するような発作を起こす子どもに対して，保護帽を着用させる
- ベッド柵にカバーをつけ，発作による擦過傷や打撲が起きないようにする
- 子どもによっててんかん発作の前駆症状や後発症状がある場合がある．発作前後の子どもの表情・行動も注意して観察するとよい

d. 副作用の観察・評価

抗てんかん薬 ※( )は商品名	共通する副作用	特異的な副作用	観察のポイント
第1選択薬 ・バルプロ酸ナトリウム(VPA)(デパケン，バルプロ酸Na錠「フジナガ」) ・フェノバルビタール(PB)(フェノバール，ワコビタール坐剤) ・ジアゼパム(DZP)(セルシン，ダイアップ坐剤)	眠気，過鎮静，活動性低下	肝障害，凝固異常，膵炎，葉酸低下，呼吸抑制	・けいれん発作の頻度，強さの変化を発作表に記載 ・血中濃度は定常状態に達するまでは不安定なため，投与開始(増量)から数日間は注意して観察する ・生活リズムに影響するため，支障が出る場合は主治医に相談し，投与時間の調整を図る
第2選択薬 ・トピラマート(TPM)(トピナ) ・ラモトリギン(LTG)(ラミクタール) ・レベチラセタム(LEV)(イーケプラ)	眠気，活動性低下	腎障害，肝障害，好中球減少	
筋弛緩薬	**作用機序**	**備考**	
・チザニジン塩酸塩(テルネリン) ・バクロフェン(ギャバロン)	中枢性(脊髄)	DZP，PB，クロバザム(CLB)と併用することが多い	
・ダントロレンナトリウム水和物(ダントリウムカプセル)	末梢性(筋)	呼吸障害を増悪するリスクがある	

呼吸に関するケアのポイント

呼吸障害の要因

- 訪問看護の対象となる重症心身障害児の主たる死因は，肺炎，誤嚥，呼吸不全などの呼吸器合併症であり，呼吸障害が出現・増悪しないようにケアすることが重要
- 呼吸障害は多重な要因からなる．閉塞性・拘束性呼吸障害が混合していることが多い

上気道の障害	誤嚥，痙性麻痺による舌根沈下，気管軟化症，喉頭軟化症，副鼻腔炎などによる気道閉塞
胸郭運動の制限	筋緊張亢進・低下により，呼吸筋・呼吸補助筋の協調運動不全となり，胸郭の可動性制限，横隔膜挙上，腰椎側彎，胸郭側彎，胸郭変形
呼吸筋力の低下	筋弛緩薬，抗てんかん薬，向精神薬
反復感染，栄養障害による免疫機能低下	反復感染による無気肺，肺気腫が生じ，肺コンプライアンスが低下する

b. 呼吸ケアのポイント

- 排痰を促すことは重要だが，急激な喀痰の排出，気流の移動は無気肺を生じさせるリスクが高い
- 胸郭運動障害により肺活量が低下していることが多く，機能的残気量が多いことがある．胸郭の可動性・柔軟性を上げ，子どもが呼吸しやすい状態をつくることが望ましい
- 以下の①～⑤を組み合わせ，痰を吸引できる位置まで移動させることが望ましい
- 徒手的呼吸介助法だけでも痰が移動することが多い

①吸入などを用いた加温・加湿
②体位ドレナージ
③徒手的呼吸介助法
④エアスタッキング（バッグ換気）
⑤ MAC を用いた機械的咳介助

■ 徒手的呼吸介助法の実際

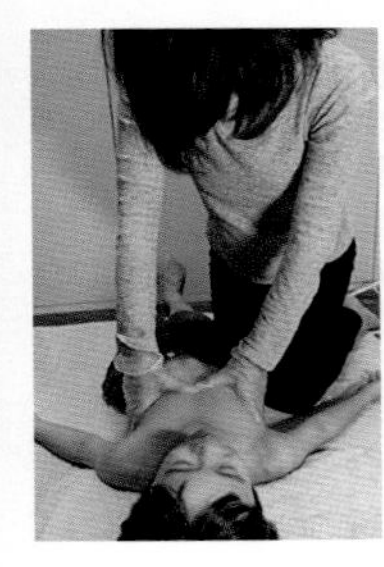

①胸郭に手を軽く添え，胸郭がどの方向にどのくらい動くか手で感じる．できるだけ子どもに近づき，介助する手に体重がかからないようにする．子どもに覆いかぶさると，体重がかかり，胸郭の動きを引き出せず，重いという不快感につながる

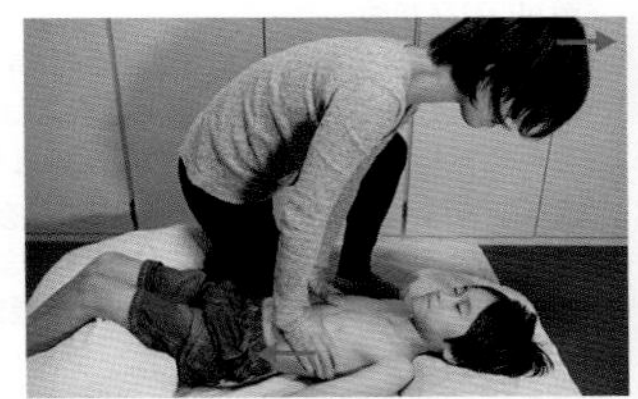

②呼気に合わせ，胸郭を動く方向に引き下げる．この時，介助者は背中を伸ばしたまま重心を前方に移動させる

5. 循環に関するケアのポイント

・バイタルサインの基準値は身体の成長とともに変化する．重症心身障害児の場合で
も，基準値の変化を考慮する必要がある
・感情を上手く表現できない場合，感情の起伏がバイタルサインに影響することがある

発達段階	呼吸数（回/分）	脈拍数（回/分）	血圧	
			収縮期圧（mmHg）	拡張期圧（mmHg）
新生児	29〜40	120〜140	60〜80	60
乳児	22〜28	110〜130	80〜90	60
幼児	20〜28	90〜110	90〜100	60〜65
学童	18〜20	80〜100	100〜110	60〜70
成人	16〜18	60〜100	110〜130	60〜80

※生後 4 週未満を新生児期，生後 1 年未満を乳児期，生後 1 年以後から 6 歳頃までの就学前までを幼児期，幼児期以後から 12 歳頃までを学童期と区分

・先天性心疾患〔心室中隔欠損症（VSD），心房中隔欠損症（ASD），ファロー四徴症（TOF），大血管転位症（TGA），左心低形成症候群，など〕をもつ子どもの場合，血行動態が疾患や手術によって変化するため，各々の病態・治療に応じた循環の観察が必要になる
・子どもは体重に対する体表面積の比が大きく，外部気温の影響を受けやすい．加えて，体温コントロール機能が未熟なため，すぐに高体温・低体温になる．中枢性神経疾患をもつ子どもは特に注意が必要

6. 感覚障害に関するケアのポイント

・子どもの発達を考えるうえで，感覚と運動，認知を関連させて理解することが重要
・特に五感（視覚・聴覚・味覚・嗅覚・触覚）の触覚と，前庭覚，固有感覚を意識して介入することが重要
・触覚には原始系（皮質下＝保護系）と識別系（皮質＝操作系）がある
・原始系は外界から身を守るための役割をもち，識別系は触って操って外界を知る働きをもつ．この両者のバランスが大切であり，原始系が強すぎると，触覚防衛（触覚過敏）につながる
・重症心身障害児は，感覚の閾値が非常に狭く，快に感じる感覚の種類・幅は限定的であることが多い．閾値を超えた介入は，子どもにとって過敏な刺激となり，ストレスを与えてしまうため，子どもの反応を見ながら介入することが重要
・固有感覚は，筋・関節・腱に関連する感覚で，自分の身体の位置関係や動きのスピード，持っている物の重さなどを感じとり，適度に力を出しなめらかな動きをつくるのに役立つ．また，情動のコントロールや覚醒レベルの調整という機能ももつ
・上記のような感覚を刺激するケアとして，ベビーマッサージ，シーツでのブランコ，バランスボールなどを使った感覚運動遊びなどがある．ベビーマッサージは触覚の刺激だけでなく，胸郭運動を促したり，母子相互作用を促すといった副次的意味もあり，日常のケアに取り入れるとよい

栄養摂取（消化器疾患）に関するケアのポイント

- 摂食・嚥下機能を評価する際に，口腔・嚥下機能のみに注目すると，誤ったケアにつながる可能性がある．原疾患の特性や今までの生活パターン，食事にまつわる経験，上気道閉塞，呼吸障害，脊柱・胸郭変形，けいれん，抗けいれん薬，消化管通過障害，筋緊張異常，胃食道逆流など，多様な要因が複合的に影響することを理解して関わることが重要
- 口腔・嚥下機能と消化機能に応じて，適切な形態の食事を選択する必要がある
- いずれの形態の食事においても，子どもが五感を使って食事を楽しむことができるように援助することが重要

➡例えば，胃瘻からエレンタールの成分栄養剤を注入している場合でも，フレーバーを使用して嗅覚を刺激するなどの工夫ができる．また，経口摂取ができずとも，誤嚥に注意しながら，アメやスポンジにジュースを浸み込ませたものを口に含ませ，味覚を刺激するというケアもできる

a. 経口摂取と介助する時のポイント

食器	歯列より小さく，ボール部分が浅いシリコン素材のスプーンが適している
姿勢	できるだけ頭部と体幹が真っすぐで，股関節が屈曲し，足底が床についていることが望ましい 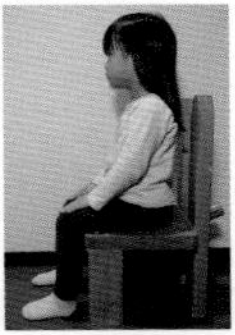
オーラルコントロール	頭部と頸部の安定性が悪い場合に必要．後頭部を支えたうえで，示指と中指を用いて，口唇閉鎖の介助と下顎・舌の運動を引き出す 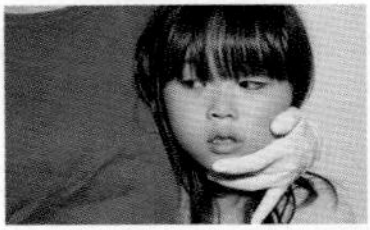
形態	これまでは離乳食に準じた食事形態を重症心身障害児にも用いていたが，より適切に摂食・嚥下機能に合った食事形態を提供できるように，「発達期摂食嚥下障害児（者）のための嚥下調整食分類 2018」が公開されている（p41）

b. 経管栄養

- 消化能力に合わせて，成分栄養剤，消化態栄養剤，半消化態栄養剤，胃瘻ミキサー食から選択する（p50）
- 栄養剤では微量元素が含まれていない場合もあり，補充されているか確認が必要
- 経鼻経管栄養では，子どもが誤って胃管などを抜去してしまうおそれがある．発達段階に合わせて，テープ固定法，ラインの配置などを工夫し，注入中の抜去が起きないように工夫する

c. 必要水分量と必要エネルギー量（文献 52 をもとに作成）

必要水分量の目安（体重をもとにした計算式）

- 10 kg 未満：100 mL×体重（kg）
- 11～20 kg 未満：1,000 mL+50 mL×〔体重（kg）－10 kg〕
- 20 kg 以上：1,500 mL+20 mL×〔体重（kg）－10 kg〕

必要エネルギー量

- 新生児：120 kcal/kg/日（母乳：65 kcal/100 mL；人工乳 64～68 kcal/100 mL）
- 乳児：100～120 kcal/kg/日
- 幼児：10/9×1 日基礎代謝量×（1+生活活動指数）
- 1 日基礎代謝量は「年齢別男女別体表面積あたりの基礎代謝量×体重」で求められる
- 重症心身障害児は年齢別男女別体表面積の 85 %として計算し，「10/9×1 日基礎代謝量×0.85×（1+生活活動指数）」で求められる

年齢別男女別体表面積あたりの基礎代謝量[53)]

年齢	男子（kcal/kg/日）	女子（kcal/kg/日）
1～2	61.0	59.7
3～5	54.8	52.2
6～7	44.3	41.9
8～9	40.8	38.3
10～11	37.4	34.8
12～14	31.0	29.6

生活活動指数[54)]

寝たきり	0.05
いざり移動	0.13
ベッド座位	0.08
歩行可能	0.18

8. 骨・筋疾患（骨粗鬆症，骨折，側彎，変形・拘縮）に関するケアのポイント

（文献 55 をもとに作成）

a. よく生じる骨粗鬆症，骨折に対する予防策のポイント

骨折リスクのアセスメント	整形外科的診察や X 線にて側彎症や股関節脱臼，関節の拘縮の評価を実施．可能であれば，骨密度測定を行い，骨粗鬆症の有無を診断．個々の骨折リスクの程度をスタッフ間で共有
メカニカルストレス	下肢装具や立位保持台などを組み合わせた立位訓練（毎日 20 分程度）が可能であれば，抗重力姿勢をとることができ，骨密度の改善が期待できる
介助の工夫	介助の原則は，①複数介助，②密着した介助動作により介護姿勢を安定させること，③最終姿勢を予測して行うこと．各関節可動域を予め確認し，可動域内での介助を実施．特に痙縮が強い場合は，介助動作前に肩・肘・手関節，股関節，膝関節をゆっくりと他動可動域内で動かしておくことで，無理な力がかかりにくくなる
更衣の工夫	更衣時は，上肢の可動域制限により，肩の外転や肘の伸展ができなかったり，手関節や手指がひっかかることがある．子どもの手指を介護者の手で包み，手指が衣服に当たらないようにしたり，靴下やミトン状の手袋を着用させて袖を通すようにする．また，関節拘縮がある場合は，ゆるいものや伸縮性のあるものに変更したり，ファスナーをつけて開口しやすくする

栄養	易骨折性の改善または骨の脆弱化の防止にかかわる栄養素（カルシウム，ビタミンD，ビタミンK，蛋白質）の摂取．ビタミンDの活性化には，適切な日光浴が必要となる
骨粗鬆症薬	障害や骨粗鬆症の程度，骨折発生部位を考慮し，使用
マッサージ・ストレッチ	入浴・更衣の前中後のタイミングでストレッチやマッサージを行い，可動域の保持・増進を図る他，動かしやすい身体をつくる

8. 側彎，変形・拘縮に対する姿勢管理のポイント

- 本人の身体の変形を無理なくそのまま保持できる姿勢に整え，適度に筋肉や関節を動かすような姿勢の変換を日常的に取り入れる

ベッド上での姿勢管理の工夫	・股関節や四肢の可動域，側彎の程度を把握し，枕やクッションを用いて姿勢を整える ・自身の身体の重みで骨折する場合もあるため，身体に沿うように枕やクッションを当て，接触面を広くし，外力や重力が一点にかからないようにする
腹臥位での姿勢管理の工夫	・側彎や変形・拘縮に合わせ作製した腹臥位装置などを用いる ・腹臥位にする際には，口元，頸部の位置・角度，上肢・下肢の位置に留意し，呼吸閉塞や骨折，転落事故に十分に注意する

9. 成人期の二次障害と合併症 (文献56をもとに作成)

頸椎症性頸髄症	麻痺による頸椎への過剰な負荷によって頸椎が変形し，頸髄を圧迫して四肢の運動機能の低下と膀胱・直腸障害が進行
脳卒中	脳血管自体の脆弱化によると考えられる
骨粗鬆症	加齢に伴って骨塩量がより低下し，骨の脆弱性が増大することによる
泌尿器合併症の悪化	神経因性膀胱の悪化による残尿量の増加・尿閉・失禁や尿路結石症が増加してくる．残尿量の増加は尿路感染症を引き起こし，尿路結石は水腎症の原因となる
消化管合併症	長年にわたる腸管運動の低下の結果，巨大結腸症や麻痺性イレウス，S状結腸の慢性軸捻転を発症しやすくなる
知的機能の低下	好きであったものへの興味・関心の喪失，コミュニケーションの減少，感情の鈍化・無気力が目立つようになる
嚥下機能の低下	若年期に経口摂取できていても，加齢に伴ってむせが目立つようになり，誤嚥性肺炎を繰り返すことが多くなる．最終的には経管栄養に移行せざるをえなくなる
睡眠時の呼吸中枢の機能不全	中枢性睡眠時無呼吸低呼吸症候群をきたすようになり，夜間の人工呼吸器装着が必要になることもある
感覚機能の低下	白内障や緑内障による視力障害，感音難聴や慢性中耳炎による聴力障害などが進行
悪性腫瘍	重症心身障害児・者の長寿化に伴い，近年，増加してきている

日常のケア

1. コミュニケーションと遊び

a. コミュニケーション支援における留意点 (文献57より転載)

1. 医療的ケアもコミュニケーションの機会として位置づける

食事，排泄，入浴などの日々のケアだけでなく，痰の吸引などの医療的ケアに関しても，ケアの前後に話しかけや触覚的な合図を随伴させるなど，コミュニケーションの一環として位置づけ，安定した関わりの機会とする．特に吸引をはじめケア後に「快」をもたらす場合，コミュニケーションの強化に役立つことが期待される

2. 生理的基盤への配慮をする

健康状態が不安定であったり，刺激に対して緊張しやすい場合，呼吸や姿勢など全身状態が楽になるような態勢や環境を整える

3. 触覚刺激を活用し，いくつかの感覚を組み合わせて働きかける

視覚系や聴覚系に制約がある場合などは特に触覚系の感覚は周囲の状況把握に役立つ．一方で，触覚刺激によって過度の緊張を生じる場合もあるため，慎重な導入が必要である．また，「見る」「聞く」「触れる」などいくつかの感覚を組み合わせて重層的に使うと，働きかけに対して注意を向けやすくなり，伝えられた内容もわかりやすくなる．重症心身障害児の日常すべてのケアには身体接触が伴うので，取り入れやすい

4. リズムやイントネーションなど音楽的な要素や「繰り返し」を活用する

リズミカルなフレーズやイントネーション，音楽は子どもの関心を引きやすく，身体の動きを促しやすい．曲の始まりと終わりという時間的なまとまりを体験する機会にもなる．また，働きかけの適度な「繰り返し」は見通しをもたせやすく，期待感をもたらす

5. 子どもの微細な動きをサインとして捉える

子どものわずかな動きを前後の文脈と合わせながら継続的にみていくと，子どもの意図や状態を理解する手がかりを得られる可能性がある

b. 遊び

- 遊ぶことで発達が促され，また心身のリラクセーション，活動意欲の向上などの効果も期待される．遊びを疎かにしてはいけない
- 日常ケアの中に遊びの要素を取り入れることが看護のコツ
- 平衡覚・固有覚も含めたさまざまな感覚を刺激する感覚運動遊びが有効
- 室内ではシーツを用いたブランコ遊び，布団や床を滑る遊び，入浴中ではプカプカ・ユラユラと身体を揺らす遊びなど
- ガラガラやビーズなどを手先・指先に触らせて感触や音を楽しんだり，何かを操作するという体験ができる遊びもある
- 屋外では，プール，ブランコ，シーソーなど，安全に配慮すれば実施できる遊びもある

Memo

医療的ケア児

定義，スコア

1. 定義

・生活する中で“医療的ケア”を必要とする子どものこと．医療的ケアとは，生きていくうえで必要な医療的援助のことを指し，具体的には下記の14項目を指す

1. 人工呼吸器　2. 気管切開の管理　3. 鼻咽頭エアウェイの管理
4. 酸素療法　5. 吸引（口鼻腔・気管内吸引）　6. ネブライザーの管理
7. 経管栄養　8. 中心静脈カテーテルの管理　9. 皮下注射
10. 血糖測定　11. 継続的な透析　12. 導尿
13. 排便管理　14. けいれん時の坐薬挿入，吸引，酸素投与，迷走神経刺激装置の作動などの処置

・重症心身障害児，超重症児，準超重症児との違いは，下記のように整理される

運動能力＼知能	正常	軽度〜中等度知的障害	重度知的障害
正常			
歩けない〜走れる			
寝たきり〜立てない			

医療的ケア児：医療的ケアが日常的に必要．知能・運動能力は問わない

超重症児，準超重症児：知的障害の有無は問わないが，運動機能が「座位まで」

重症心身障害児：重度の知的障害と身体障害が重複

・また，運動能力・知的能力にかかわらず，先天的・後天的に発達神経症や発達障害（自閉や注意欠陥多動など）をもつ子どももいるため，多面的に子どもの特徴を理解することが重要である

2. 医療的ケアスコア

➡厚生労働省のHP（https://www.mhlw.go.jp/content/000763142.pdf）より閲覧可

・医療的ケア児の医療濃度を計るためのスコア．上記の14項目を評価してスコアを算出し，それに応じて医療的ケア区分の判定．スコアが32点以上の場合はケア区分3，16点以上の場合はケア区分2，3点以上の場合はケア区分1

・歩ける医療的ケア児が，自発運動などにより装着されている医療機器の作動などを妨げる可能性があるかどうかを評価するために“見守りスコア”が新設された

“歩ける”医療的ケア児へのケアのポイント

- 重症心身障害を合併していない，“歩ける”医療的ケア児が増加している
- 先天性疾患や乳児期に医療的ケアが必要となった場合，子どもは物心がつく前から，医療的ケアとともに生活をしている．医療的ケア児と関わる際には，成育歴とともに，子どもがどのように医療的ケアを受けてきたのか，医療的ケアに対してどのような体験をし，どのようなものとして捉えているのかを把握する
- 子どもの成長発達に伴い，医療的ケアを必要としなくなることもあるが，反対に増加する場合もある．“歩ける”医療的ケア児にとって，医療的ケアは生活の一部であり，成長発達する能力に応じて，子ども自身が医療的ケアや体調をセルフマネジメントし，徐々に自分自身で実践・管理できるようになっていくことが望ましい
- それぞれの子どもの発達段階，運動能力，知的能力に応じて，いつ頃に，どのような協力ができるとよいのか，どのような医療的ケアをどこまで自分で実施できると望ましいのかを保護者と都度話し合い，計画的に患者教育をする

1. プレパレーションの実施によるセルフマネジメント能力の向上

(文献 58，59 をもとに作成)

- プレパレーションは病院での医療処置の際に広く使われるようになっているが，訪問看護の枠組みの中でも実施することが可能である．特に訪問看護では，自宅という慣れた環境であること，身の回りに子どもが安心するもの・好きなものが溢れていること，訪問看護の回数を重ねることで親の意向や子どもの嗜好などの情報を得やすいことなど，プレパレーションを実践するうえでプラスに働く面が多く存在する
- プレパレーションを実施するうえでは，目的，コミュニケーションの方法，構成要素，ステップに留意する

a. プレパレーションの目的

- 子どもに正しい知識を提供すること
- 子どもに情緒表現の機会を与えること
- 医療者との信頼関係を築くこと
- 上記を通して，子どもが病気などによって引き起こされるさまざまな心理的混乱に対して，準備や配慮をすることによってその悪影響を和らげ，子どもや親の対処能力を引き出すような環境を整えること

b. 子どもとのコミュニケーションの方法

- 子どもの目の高さに合わせる
- 静かに落ち着いた声で話す
- できるだけ少ない言葉で，はっきりと具体的に話す
- 肯定的な話し方をする
- 正直に話す
- 何が行われるのか事前に知らせる
- 気持ちを表出するための十分な時間を与える
- 子どもが答える，反応するための時間を与える
- 問題解決に参加できるようにする
- 子どもの成長・発達の知識を利用して，子どもの発達段階に合わせた接し方を工夫する

c. プレパレーションの構成要素

❶情報提供
- 検査や処置の手順の説明
- 子どもが体験する感覚の説明
- 子どもがとるべき行動の説明
- 検査や処置の必要性についての説明

❷モデリング（成功の代理体験）

❸対処行動の促進
- 気晴らしや気分転換
- リラックスさせる
- 自己選択肢の提示
- 支持の探索

d. プレパレーションのステップ

1. 子どもと取り巻く状況のアセスメント
2. 子どもと仲良くなることとプレパレーションの計画
3. プレパレーションの実施
（処置中・後に子どもが気晴らしできる方法を事前に決めておき，処置中・後に実施）
4. ディストラクション
5. 実施したプレパレーションの適切性の評価とその後のフォロー

2. 社会保障・社会資源の活用

➡ p334 を参照

子どもならではの管理が必要な医療的ケア（文献60，61をもとに作成）

1. 経中心静脈持続点滴（CVライン）

a. CV（central venous）カテーテル刺入部の消毒の実践手順と指導のポイント

①フィルムドレッシング材をゆっくり丁寧に剝がした後，刺入部とその周囲の皮膚を観察する．感染を疑う所見（発赤，腫脹，分泌物）がある場合は医師に連絡し，指示を得る

②カテーテルの長さを確認し，初回挿入時の長さと比較する．長さに変化が生じ，カテーテルが抜けかけている場合には，すぐに医師に連絡する

③消毒用綿棒を用いて，刺入部を中心に円を描くように，内側から外側に向かって直径7〜8 cm程度まで消毒する．消毒薬が十分に乾くまで待った後，刺入部にフィルムドレッシング材を貼付する

④刺入部の下方でループを作り，カテーテルをその走行に沿って固定する（写真左）．固定の際，カテーテルの下になる皮膚に低刺激性のテープを貼り，皮膚障害を予防する．カテーテルのプラグをガーゼなどで包んだ後，児の発達段階や状態に応じて，それをテープや胸帯で皮膚に固定したり，巾着袋などを用いてまとめる（写真右）

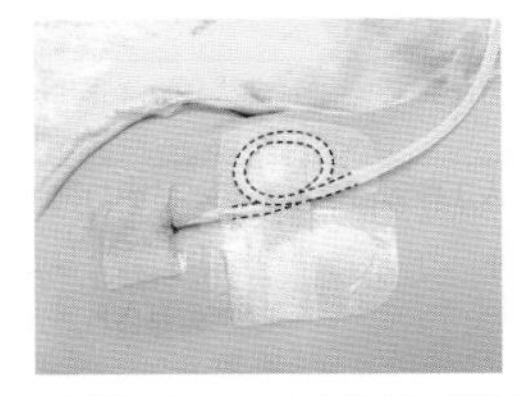
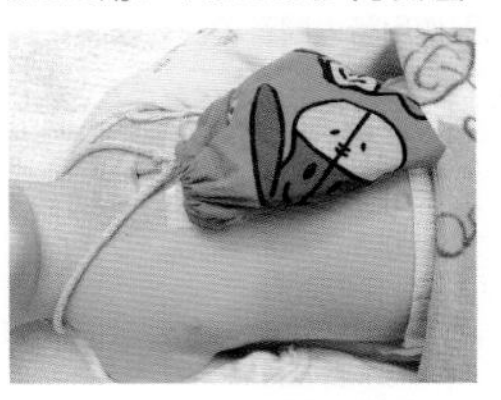

※上記①〜④の流れで，カテーテル刺入部の消毒は原則週に1回以上行う（医療機関の指示に従う）

b. 経中心静脈持続点滴における留意点

- 定期的に輸液ポンプの積算量と輸液薬剤の残量とを照らし合わせ，輸液量や輸液速度などが適切かを観察する．高カロリー輸液の場合，予定量が投与されていない場合，不足分を補うために滴下速度を速めることは禁忌．肺水腫や循環障害を招くおそれがある
- 児の体動が激しい場合，ライントラブルが生じやすい．ラインの屈曲・ねじれ，接続部の緩み・外れ，ライン内のエア・血液逆流の有無を注意深く観察する
- 点滴終了時，ヘパリンロックを行い，カテーテルの閉塞を防ぐ．ヘパリンロックの際にはパルシングフラッシュの技法を用いる
- 子どもは皮膚が脆弱なため，ドレッシング材などで皮膚トラブルが生じやすい．また，カテーテルのことを配慮せずに動き回ってしまうことで，固定トラブルも生じやすい．児の皮膚状態や活動性に応じて，ドレッシング材やテープの固定方法，それ以外の保護方法をタイムリーに評価・修正する

2. 人工呼吸器

➡基本事項（換気様式，換気モード，アラームの原因と対処法）は pp62-64 を参照

a. 在宅人工呼吸器管理のポイント

- 人工呼吸器の回路や設定値，測定値（換気量，呼吸回数，吸引圧など），アラームに関するチェックリストを作成し，毎日確認してもらうようにする
- 他の機器の電源ケーブルと誤って抜かないようにするために，目印をつけておく
- 気道の加湿が不足すると，痰の粘稠度が高まり，無気肺や気管カニューレ閉塞のおそれがある．必要に応じて医師・呼吸器業者に相談し，加温加湿器の設定見直しや外巻き熱線回路への変更などを行う
- 加温加湿器は呼吸器より近くに，回路は児より低い位置に設置し，結露水が機械や気道に流入しないようにする
- バッグバルブマスクを常に手元に置き，外出時も必ず携帯するように指導する．急変時や呼吸器の故障時には直ちにバッグで換気し，胸郭の拡張と Spo_2 の改善の有無を確認する
- 家族とともに災害対策を日頃から行っておく（p294）

b. 観察項目

- 人工呼吸器使用時の観察項目を家族と共有しておく

表情・顔色，体動	・通常時と比べて気になる違いが生じていないか	分泌物	・性状（色，粘稠度，におい）※，量
全身状態	・呼吸状態：呼吸音，呼吸数，胸郭の動き，Spo_2，ファイティングの有無 ・循環状態：心拍数，血圧，末梢冷感の有無 ・体温，意識状態	人工呼吸器	・設定どおりに作動しているか（アラーム含む） ・一回換気量などの測定値 ・回路のねじれ，外れ，破損の有無

※黄色や緑色の場合には感染の可能性があるため，医療者に連絡するように説明しておく

c. 小児ならではの留意点

- 成人に比べ，気道が細く，気道抵抗が高い．そのため，鼻汁や喀痰が多く，粘稠度が高い場合には閉塞しやすい．閉塞に常に注意し，鼻閉の管理や，吸引を適宜行う
- 小児用の細い回路は結露水によって回路に閉塞が生じやすいため，頻繁に水抜きをすることが必要
- 小児では換気モードが圧制御であることが多い．成人との呼吸生理学の違い，また子どもが人工呼吸療法を必要とする疾患をよく理解することが，呼吸療法の管理において必須である
- 体格に比べて回路が大きく，重たい．回路の取り回しに注意しないと，回路の重みで呼吸器との接続が外れたり，気管切開カニューレの抜去につながるリスクがある

3. 気管切開

a. 重大な合併症と対策

- 気管切開後に生じる予後不良な致死性合併症として，気管腕頭動脈瘻がある．気管カニューレやカフなどが慢性的に気管壁に接触することによって，気管壁に潰瘍が生じ，気管と隣接する腕頭動脈との間に瘻孔ができ，出血する
- 定期的な気管支ファイバー検査を受けることが推奨される
- その他，気道の乾燥，胸郭の成長の遅れ・変形，唾液の垂れ込み，空気嚥下，腹部膨満などの合併症も頻発するため，対策が必要

b. 気管カニューレの固定，事故（自己）抜去時の対応方法の指導

- 児の状態や体動の程度に応じて，カニューレの適切な固定方法を検討する
- 通常は，マジックテープ式気管カニューレホルダーで固定する（左図）．体動が激しい場合や本人が手で引っ張るなどの可能性がある場合は，真田紐で確実に固結びしたり（中央図），既製品の使用によるたすき掛け固定（右図）を検討する

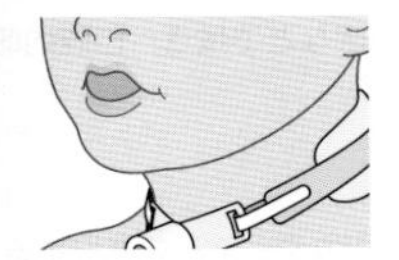
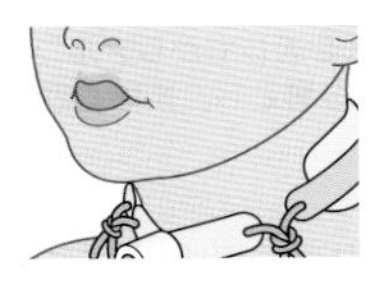
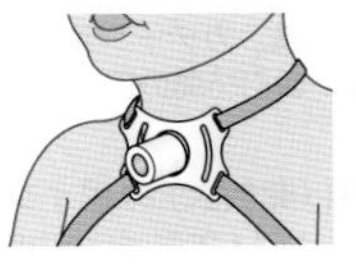

- 事故（自己）抜去に備え，カニューレの予備やワンサイズ細いカニューレ，バッグバルブマスクを身近な場所に置いておくように家族に説明する．また，事故（自己）抜去時の対応方法を指導しておく

> ①抜去発生→②抜去されたカニューレをそのまま直ちに再挿入→③再挿入できない場合にはワンサイズ細いカニューレを挿入→④それでも挿入できない場合は119番の救急要請→⑤〔単純気管切開の場合〕救急隊が来るまでバッグバルブマスクによる口鼻マスク換気を実施/〔咽頭気管分離の場合〕出血してでも必ず再挿入させる

c. 気管切開孔周囲の皮膚のケア，痰への対処

- 気管切開孔周囲の皮膚に付着した分泌物を微温湯に浸したガーゼで拭き取り，清潔を保つ
- 気管切開孔内に貯留した痰は硬くなりやすく，カニューレの詰まりを起こし，呼吸状態を悪化させることがある．対策として，ネブライザーでの加湿を増やす，投与水分量を増やす，去痰薬の使用を検討する，などが挙げられる
- カニューレバンド交換時，気管切開孔内に出血や肉芽，頸部周辺の皮膚に発赤や出血が生じていないかを注意深く観察する

4. 吸引（口腔内・鼻腔内吸引，気管吸引）

a. 口腔内・鼻腔内吸引のポイント

・児の年齢と状態に応じて，吸引カテーテルのサイズ，吸引圧，挿入の長さを決める
・カテーテルを挿入する長さの目安は「鼻先から耳まで」とし，必要な場合を除いて，咽頭部を越えて挿入しないよう注意する

区分	サイズ	吸引圧	挿入の長さ
新生児	5～7 Fr	90 mmHg 前後（12 kPa）	8～10 cm
乳幼児	7～10 Fr	100～200 mmHg（13～26 kPa）	10～14 cm
学童	10～12 Fr	100～200 mmHg（13～26 kPa）	14～16 cm

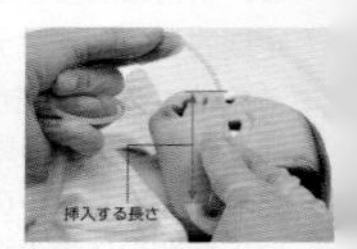

※安全な吸引圧は，カテーテルの種類や分泌物の状態で変わる

・鼻腔内吸引では，吸引圧をかけない状態でカテーテルを鼻腔に挿入する．挿入後，吸引圧をかけ，ゆっくりとカテーテルをこよりをつくるように指先で回しながら引き抜き，吸引する（吸引時間の目安は 5～10 秒）
・鼻腔内吸引後，カテーテルに水道水を通してからアルコール綿などで拭き，口腔内吸引に移る．吸引時間の目安は 10～15 秒とし，素早く吸引する

b. 気管吸引（開放式）のポイント

・気管チューブ（人工気道）の内径に対して，適切なサイズの吸引カテーテルを選択する

気管チューブ内径（mm）	2.5	3.0	3.5～4.0	4.5～5.5	6.0 以上
カテーテルのサイズ（Fr）	6	6.5	8	10	12

※気管チューブ内径の 1/2 以下のものを使用することが推奨されている

・適切な吸引圧に設定する．吸引圧は分泌物の性状（粘稠度など）や量によって調整する

	mmHg	kPa
新生児	60～80	8～10
小児	80～120	10～16

・カテーテルの挿入は，挿管されている気管チューブの先端から 1cm 程度出る長さとする．挿入が深すぎると気管分岐部を突き，損傷するおそれがある
・吸引時間の目安は 5～10 秒とし，可能な限り素早く吸引を行う．児の状態によっては，より短い時間にすることも考慮する

c. 実施後の観察項目

・児の顔色，呼吸数，努力呼吸・呼吸困難感の有無，胸郭の動き（触診），呼吸音（聴診），分泌物の量・性状（色，粘稠度，におい），出血の有無を確認する

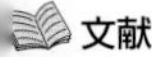文献

1) 加藤伸司，下垣　光，小野寺敦志，他：改訂長谷川式簡易知能評価スケール〈HDS-R〉の作成．老年精神医学雑誌 2(11)：1339-1347，1991
2) 山口晴保(編・著)：認知症の正しい理解と包括的医療・ケアのポイント　第4版―快一徹!　脳活性化リハビリテーションで進行を防ごう．pp88-152，協同医書出版社，2023
3) 前掲 2)，p356
4) 厚生労働省：認知症の人の日常生活・社会生活における意思決定支援ガイドライン．p12，2018
5) メアリー・エレン・コープランド(著)，久野恵理(訳)：元気回復行動プラン　WRAP．道具箱，2009
6) ODNJP ガイドライン作成委員会：オープンダイアローグ　対話実践のガイドライン．オープンダイアローグ・ネットワーク・ジャパン，2018
7) 大川嶺子：精神科看護におけるセルフケア理論，岩崎弥生，渡邉博幸(編)：新体系 看護学全書 精神看護学②精神障害をもつ人の看護 第6版．p242，メヂカルフレンド社，2021
8) 江口重幸：さまざまな精神症状，武井麻子，江口重幸，末安民生，他：《系統看護学講座　専門分野Ⅱ》精神看護学[1]精神看護の基礎　第6版．pp150-162，医学書院，2021
9) 姫井昭男：精神科の薬がわかる本　第3版．医学書院，2014
10) 梅永雄二：〔15歳までに始めたい!〕発達障害の子のライフスキル・トレーニング．講談社，2015
11) 野坂祐子：トラウマインフォームドケア―"問題行動"を捉えなおす援助の視点．日本評論社，2019
12) 小谷　透：ゼロからわかる人工呼吸器ケア．p28，成美堂出版，2017
13) 山中克郎：低酸素血症，山中克郎，澤田覚志，植西憲達：UCSF に学ぶ　できる内科医への道．p171，南山堂，2012
14) 前掲 12)，p29
15) 日本呼吸器学会成人肺炎診療ガイドライン 2017 作成委員会(編)：成人肺炎診療ガイドライン 2017．p41，日本呼吸器学会，2017
16) Seki M, Watanabe A, Mikasa K, et al: Revision of the severity rating and classification of hospital-acquired pneumonia in the Japanese Respiratory Society guidelines. Respirology 13 (6): 880-885, 2008
17) 前掲 15)，p12
18) 医療・介護関連肺炎(NHCAP)診療ガイドライン作成委員会：医療・介護関連肺炎(NHCAP)診療ガイドライン．p7，日本呼吸器学会，2011
19) Tsuda T, Suematsu R, Kamohara K, et al: Development of the Japanese version of the COPD Assessment Test. Respir Investig 50 (2): 34-39, 2012
20) A・バンデューラ：社会的学習理論；人間理解と教育の基礎．p90，金子書房，1979
21) 日本緩和医療学会ガイドライン統括委員会：がん疼痛の薬物療法に関するガイドライン　2020年版．p24，金原出版，2020
22) 塩野義製薬株式会社ホームページよりダウンロード
23) Surveillance for respiratory hazards in the occupational setting [American Thoracic Society]. Am Rev Respir Dis 126 (5): 952-956, 1982
24) Tanaka K, Akechi T, Okuyama T, et al: Development and validation of the Cancer Dyspnoea Scale: a multidimensional, brief, self-rating scale. British Journal of Cancer 82: 800-805, 2000
25) 中根　実：がん疼痛に対する治療の基本，系統看護学講座　別巻　がん看護学　第3版．p100，医学書院，2022
26) Glare PA, Eychmueller S, McMahon P: Diagnostic accuracy of the palliative prognostic score in hospitalized patients with advanced cancer. J Clin Oncol 22 (23): 4823-4828, 2004
27) Maltoni M, Nanni O, Pirovano M, et al: Successful validation of the palliative prognostic score in terminally ill cancer patients. Italian Multicenter Study Group on Palliative Care. J Pain Symptom Manage 17 (4): 240-247, 1999
28) Morita T, Tsunoda J, Inoue S, et al: The Palliative Prognostic Index: a scoring system for survival prediction of terminally ill cancer patients. Support Care Cancer 7 (3): 128-133, 1999

29) Campos S, Zhang L, Sinclair E, et al: The palliative performance scale: examining its inter rater reliability in an outpatient palliative radiation oncology clinic. Support Care Cancer 1 (6): 685-690, 2009
30) Sakurai H, Miyashita M, Imai K, et al: Validation of the Integrated Palliative care Outcom Scale (IPOS)-Japanese Version. Jpn J Clin Oncol 49 (3): 257-262, 2019
31) 日本がんサポーティブケア学会・Cachexia 部会:《JASCC　がん支持医療ガイド翻訳シリーズ》がん悪液質:機序と治療の進歩　初版日本語版. p42, 2018
32) Fearon K, Strasser F, Anker SD, et al: Definition and classification of cancer cachexia: an international consensus. Lancet Oncol 12 (5): 489-495, 2011
33) 東口髙志:代謝制御・栄養管理の実際, 日本緩和医療学会緩和医療ガイドライン委員会:終末期がん患者の輸液療法に関するガイドライン　2013 年版. pp49-51, 金原出版, 2013
34) The Criteria Committee of New York Heart Association: Nomenclature and Criteria for Diagnosis of Diseases of the Heart and Great Vessels 9th edition. pp253-256, Little Brown & Co, 1994
35) Sasayama S, Asanoi H, Ishizaka S, et al: Evaluation of functional capacity of patients with congestive heart failure. In: Yasuda H, Kawaguchi H, editors. New aspects in the treatment of failing heart syndrome. pp113-117, Springer-Verlag, 1992
36) 難病情報センター:特発性拡張型心筋症(指定難病　57)
37) Allen LA, Stevenson LW, Grady KL, et al: Decision making in advanced heart failure: a scientific statement from the American Heart Association. Circulation 125 (15): 1928-1952, 2012
38) 厚生労働省:人生の最終段階における医療の決定プロセスに関するガイドライン(2007 年 5 月, 改訂 2015 年 3 月)
39) Ponikowski P, Voors AA, Anker SD, et al: 2016 ESC Guidelines for the diagnosis and treatment of acute and chronic heart failure: The Task Force for the diagnosis and treatment of acute and chronic heart failure of the European Society of Cardiology (ESC) Developed with the special contribution of the Heart Failure Association (HFA) of the ESC. Eur Heart J 37 (27): 2129-2200, 2016
40) Gibbs JS, McCoy AS, Gibbs LM, et al: Living with and dying from heart failure: the role of palliative care. Heart 88 Suppl: ii36ii39, 2002
41) 池永昌之:死が近づいてから死亡までの病態と症状緩和, 柏木哲夫, 今中孝信(監):《総合診療ブックス》死をみとる 1 週間. p25, 医学書院, 2002
42) 小島操子:看護における危機理論・危機介入―フィンク/コーン/アグィレラ/ムース/家族の危機モデルから学ぶ　第 4 版. pp50-64, 金芳堂, 2018
43) 奥村美奈子:A. 危機理論(クライシス理論), 黒江ゆり子(編):新体系看護学全書　経過別　成人看護学③慢性期看護. p46, メヂカルフレンド社, 2021
44) 難病情報センターHP―筋萎縮性側索硬化症(ALS)(指定難病 2). 概要・診断基準等
45) 横地健治:重症心身障害とその周辺. 重症心身障害の療育 10(1):1-6, 2015
46) 厚生労働省:基本診療料の施設基準等及びその届出に関する手続きの取扱いについて(令和 4 年 3 月 4 日保医発 0304 第 2 号). 別紙 14　超重症児(者)・準超重症児(者)の判定基準
47) 平元　東:重症児にみられるおもな合併症, 江草安彦(監):重症心身障害療育マニュアル　第 2 版. p24, 医歯薬出版, 2005
48) 竹田佳子:排尿を安定させるためのケア, 倉田慶子, 市原真穂, 仁宮真紀, 他(編):ケアの基本がわかる重症心身障害児の看護―出生前の家族支援から緩和ケアまで　第 2 版. p136, へるす出版, 2023
49) 小坂美樹:口腔ケア, 鈴木康之, 舟橋満寿子(監):新訂版　写真でわかる重症心身障害児(者)のケアアドバンス―人としての尊厳を守る療育の実践のために. p160, インターメディカ, 2020
50) 弘中祥司:バンゲード法(筋刺激訓練法). 訓練のまとめ(2014 年版). 日本摂食嚥下リハビリテーション学会雑誌 18(1):71-72, 2014
51) 荻原麻美:口腔ケア(歯みがきだけでないケア), 倉田慶子, 樋口和郎, 麻生幸三郎(編):ケアの基本がわかる重症心身障害児の看護―出生前の家族支援から緩和ケアまで. pp155-156, へるす出版, 2016

52) 大塚周二：栄養ケア，舟橋満寿子（監）：新訂版 写真でわかる重症心身障害児（者）のケアアドバンス—人としての尊厳を守る療育の実践のために．p171，インターメディカ，2020
53) 厚生労働省：「日本人の食事摂取基準（2020 年版）」策定検討会報告書，2019
54) 馬場輝実子：重症心身障害児のエネルギー所要量，黒川　徹（監）：重症心身障害医学　最近の進歩．pp212-219，日本知的障害福祉連盟，1999
55) 伊藤順一：骨折予防のためのケア，倉田慶子，樋口和郎，麻生幸三郎（編）：ケアの基本がわかる重症心身障害児の看護—出生前の家族支援から緩和ケアまで．pp198-200，へるす出版，2016
56) 小川勝彦：成人期における二次障害と合併症，倉田慶子，樋口和郎，麻生幸三郎（編）：ケアの基本がわかる重症心身障害児の看護—出生前の家族支援から緩和ケアまで．pp84-85，へるす出版，2016
57) 杉原康子：言語の発達・情緒の発達について，倉田慶子，樋口和郎，麻生幸三郎（編）：ケアの基本がわかる重症心身障害児の看護—出生前の家族支援から緩和ケアまで．p209，へるす出版，2016
58) 及川郁子，田代弘子（編）：病気の子どもへのプレパレーション．pp5-17，中央法規，2007
59) 原田香奈，相吉　恵（編）：医療を受ける子どもへの上手なかかわり方．pp2-40，日本看護協会出版会，2013
60) 冨田　直（編著）：みんなでできる　医療的ケア児サポートBOOK．照林社，2022
61) 浅野みどり（編）：根拠と事故防止からみた小児看護技術　第 3 版．医学書院，2020

Memo

Part 3

現場において重要な情報

意思決定支援

意思決定支援の流れ

1. 障害福祉サービスの利用等にあたっての意思決定支援（文献 1 より転載）

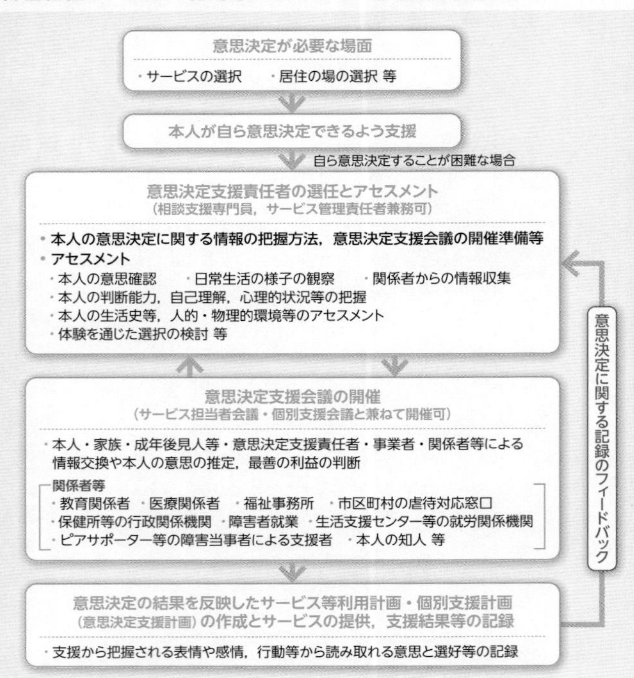

POINT

- 本人の価値観や意思にもとづいた意思決定を支援するには，意思決定のプロセスに沿うだけではなく，意思決定以前の関わりから本人の価値観や想いについて触れておくことが大切
- 日頃から利用者とその家族と関わる機会の多い訪問看護師の重要な役割の 1 つ

2. 人工的水分・栄養補給の導入に関する意思決定プロセスのフローチャート

(文献 2 より転載)

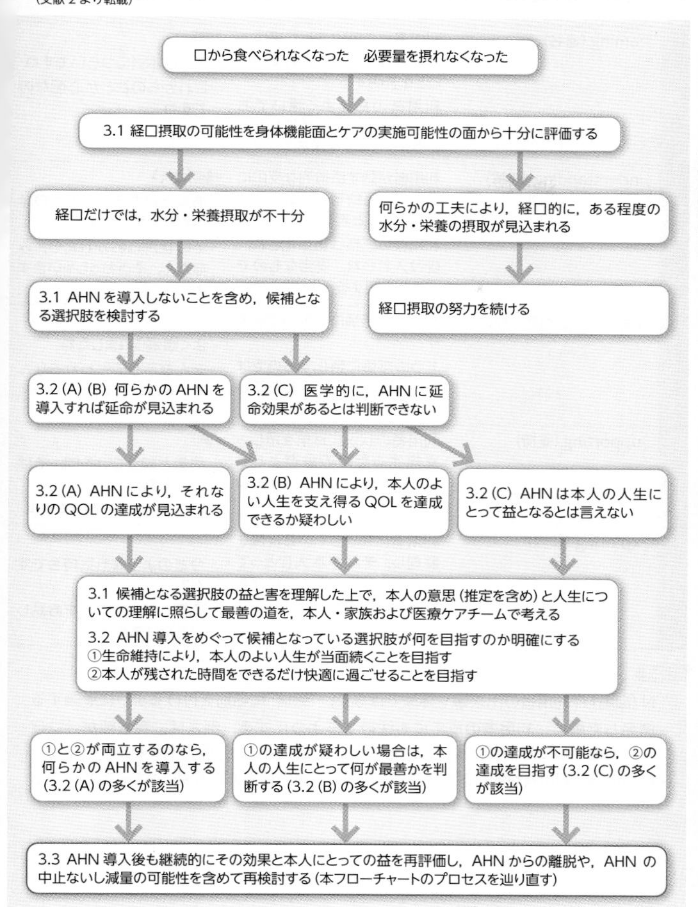

※ AHN：人工的な水分・栄養補給法

利用者の感情表出を促すコミュニケーション技術「NURSE」(文献3をもとに作成)

N	Naming (命名)	・利用者から表出された感情に名前をつけ，受け入れていることを表明する ・利用者の話をよく聴いており，感情を適切に認識したというメッセージを送る	(例) ・それは本当につらいですね ・これからのことが心配なのですね
U	Understanding (理解)	・利用者が話す感情的な反応について，医療者がそのことは理解できると表明する ・利用者の感情は正当化され，受け入れられ，妥当なものであると表明する	(例) ・あなたがつらいと思うのは当然だと思います ・その状況におかれたら，みなさん，そうおっしゃいますよ
R	Respecting (尊敬・称賛)	・利用者の感情に尊敬の意を表す ・1つの感情に特化するのではなく，その思いや行動を心から承認する	(例) ・よく頑張られましたね ・そんなふうに思われるなんて，すごいですね
S	Supporting (支持)	・利用者の状況に理解を示し，支援するための意欲とともに，協力して問題に向かおうと思っていることを表明する	(例) ・病気と闘っている間，そばにいますよ ・いつでもお話を聴きますよ
E	Exploring (探索)	・利用者に起こっている状況を整理し，それが本人にとってどのような意味をもつのかを明確にしていく	(例) ・今どのようなお気持ちですか? ・心配していることをお話しいただけますか?

POINT

- N (命名) は利用者の出来事や体験ではなく，“感情”に名前を付けるように意識する
- 命名した際に，利用者の反応にも注目するようにする．例えば，看護師が「つらい」と命名した感情が，実は利用者にとっては「悲しい」のかもしれない
- 命名の際に利用者が腑に落ち，共感することで後の探索まで円滑に進むことができる

ACP

1. 予後，症状の出現時期

・予後や症状の出現時期を予測しておくことで，社会資源の調整だけでなく，適切なタイミングで意思決定支援をできるようになる

a. 人生の最期に至る軌跡（文献 4 より転載）

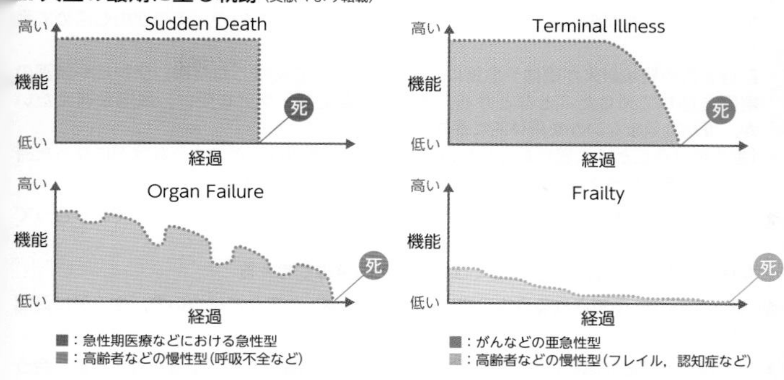

b. がん患者における主な症状が出現してから生存した期間（日）（文献 5 より転載）

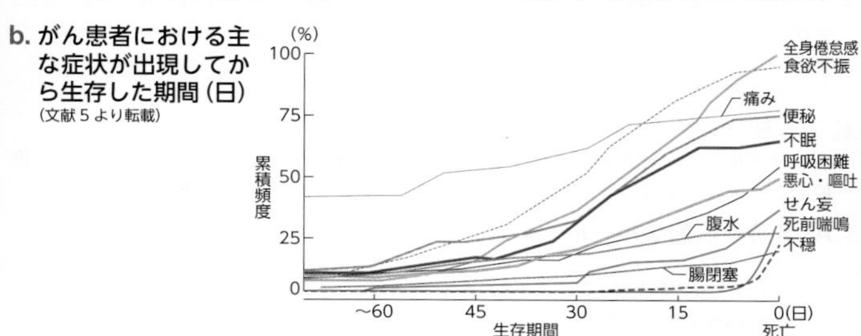

2. ACP と AD（事前指示）の違い

・自分が意思決定できなくなった時の医療行為や代理意思決定者を文書で表明する AD と，ACP の違いで重要な点としては，AD が自分 1 人で書類を作成すれば成り立つのに対して，ACP は本人，家族などの代理意思決定者，医療者が話し合って決めることを重視していること

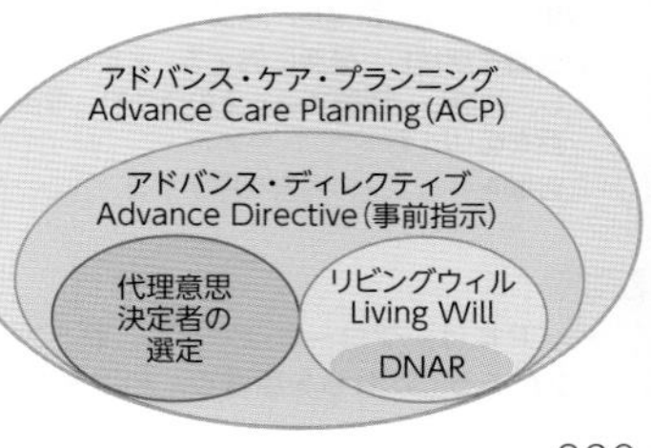

3. 治療やケアについての話し合い（ACP）の進め方（利用者用）（文献6をもとに作成）

- 治療やケアに関する話し合いを始めることを手助けする利用者向けの冊子『これからの治療・ケアに関する話し合い―アドバンス・ケア・プランニング』が，木澤により作成されている
- Webサイトよりダウンロードが可能

1 大切にしているものは何か考える

- 生きられる時間が限られているとしたら，何を大切にしたいか，その理由も含めて書き留める
- 自身を含め親しい人が重体や危篤になった経験や，亡くなった経験，テレビや映画の場面を通じて感じたことなどから，どのような治療・ケアを受け，最期を迎えたいか，反対に望まないかを具体的に書き留める
- 「生き続けることは大変かもしれない」と感じるとすれば，どのような状況になった時か，またそうなった場合，どのように過ごしたいかも記載する

2 信頼でき，いざという時に自分の代わりとして受ける治療やケアについて話し合ってほしい人を考える

- なぜその人に話し合いに参加してほいかなども含めて考える

3 病名や病状，予想される今後の経過，必要な治療・ケアなどについて，主治医に質問する

4 「治癒が不可能な病気」になり，回復が難しい状態になった時のことを考え，話し合う

- 病状の悪化などにより，自分の考えを伝えられなくなった場合にどのような治療・ケアを望むか，反対に望まないか，その理由も併せて考える
- どこで治療・ケアを受けたいかについても記載する

5 話し合いの内容を医療・介護従事者に伝える

- 病状が悪化し，自分の考えが伝えられなくなった時に，自身が望んでいたことと，信頼できる家族や友人の考えが違う時はどうしてほしいかも併せて記載する

4. ACPの一般的なルール

❶本人・家族の防衛機制に応じて侵襲的でないコミュニケーションを行う
❷つらそうな反応や言動があったらそこで止める
❸相手の感情に留意し，感情への対応を優先する
❹最善を期待し，最悪に備える．まず本人・家族の希望や大切にしていることを尋ね，探索し，共感し，理解する．そのうえで，今後の病状の変化に備えて，もしもの時についての話を切り出す
❺経験を尋ねてその内容を探索する

POINT

- ACPには，フローだけでなく，聴き方やタイミングなどのさまざまなルールやコツがある．これらを意識し，利用者や家族が満足のいく意思決定を支援する

看取り後の手続きと期限の一覧

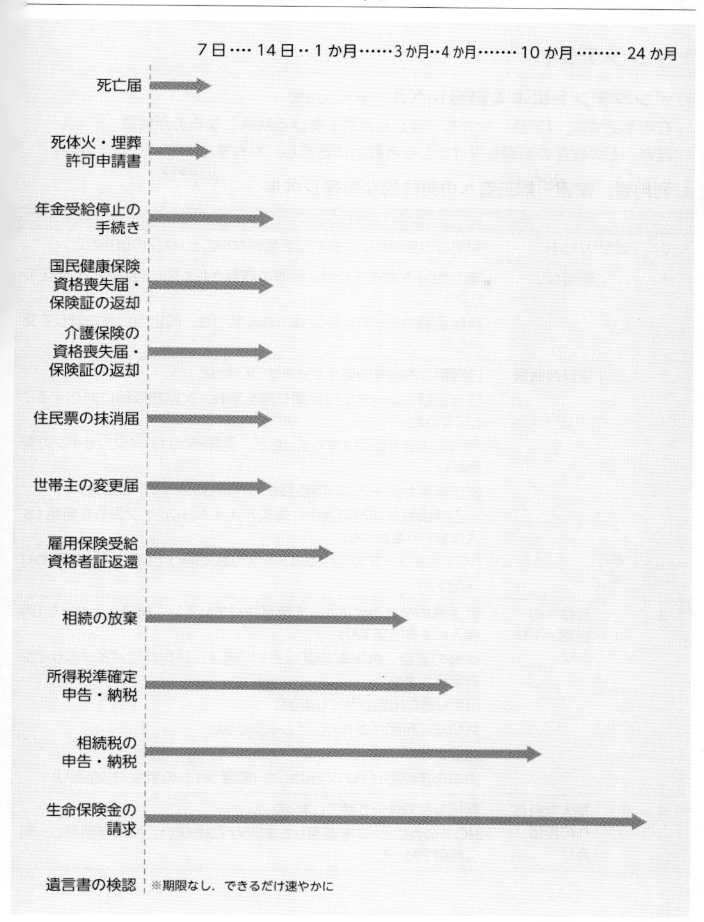

安全対策

インシデント

1. インシデントによる影響レベル (文献7より転載)

- 在宅ケアでは，「家族」や「第三者」も被害を受ける対象となるのが特徴
- 誰が，どの程度の影響を受けたかを客観的に把握し，共有する

a. 利用者，家族・第三者への身体的な影響レベル

レベル	基準		例
0	ヒヤリハット		・利用者の身体には直接的な影響がないこと（物品の破損など）
1	事故	影響なし	・薬のセットを間違えたが，実際に内服される前に再訪問して修正できた ・膀胱留置カテーテルの交換忘れに気づき，同日内に再訪問して交換した
2	事故	要経過観察	・内服薬の内容を間違えて飲ませてしまった ・膀胱留置カテーテルの定期交換を忘れ，次回訪問時に対応することになった ・点滴の流量を間違えてしまったが，発見時にはバイタルサインの変化なし ・膀胱留置カテーテルの接続部が外れた（排液ラインの事故） ・人工呼吸器の回路の途中に亀裂が入っており，エア漏れを発見（本人は変わりなかった） ・HOTのチューブの途中がストーブの熱で溶けていた（本人に変わりなかった）
3	事故	身体への影響・不快あり	・看護師のケア中にチューブ類が抜けてしまい，再挿入となった（再挿入による苦痛あり） ・点滴の流量，内服薬の量などを間違え，発見時にバイタルサインの変化があった ・爪切り時に出血させてしまった ・気切部に布団がかかり，苦しそうだった ・転倒させた ・点滴の接続部が外れて出血した（輸液ラインの事故+出血あり）
4	事故	重大な身体への影響あり	・転倒などで骨折させてしまった ・HOTのカニューレを装着したままタバコを吸い，酸素が爆発し，顔に熱傷を負った

. スタッフ・ステーションへの影響レベル

レベル	基準		例
0	ヒヤリハット		・訪問予定を調整している時に，予定が抜けていることに気がついた ・FAX を送信する前に，相手先の番号を間違えていることに気がついた
A	事故	影響なし	・訪問予定が抜けていたが，事前に気がつき，予定に組み込むことができた ・劣化していたとはいえ，利用者の衣類や小物を破損した（利用者の理解もあり，弁償はなかった） ・忘れ物をしてステーションに取りに戻ったが，訪問予定時間への影響はほとんどなかった ・事務所を離れる前に，入口の鍵の閉め忘れに気づき，施錠した
B		軽微な実害あり	・訪問予定が抜けていたが，事前に気がつき，予定と違う動きをして対応した ・利用者情報を別の相手に送ってしまった（FAX・留守電など）が，相手に破棄してもらった ・忘れ物をして取りに戻ったため，その後の予定時間が遅れた ・事務所の鍵を閉め忘れ，翌日出勤時に発覚したが，盗難などの被害はなかった ・交通違反（駐車違反など） ・1 万円未満の賠償
C		中等度の実害あり	・利用者情報を不特定の他者に知らせる状況になってしまった（カルテ紛失，登録された携帯電話の紛失など） ・忘れ物をして取りに戻ったため，予定していたことができなかった（参加予定だったカンファレンスの終了間際に到着など） ・スタッフが針刺し（利用者に感染症がない場合，またはスタッフに抗体があった場合など） ・交通事故（接触事故で相手やスタッフが軽いけがをした場合，など） ・10 万円未満の賠償
D		重大な実害あり	・利用者情報が流出し，悪用されてしまった ・スタッフが針刺し（利用者に感染症がある場合，かつスタッフに抗体がない場合，など） ・交通事故（相手やスタッフが重症，後遺症の残るようなけがをした場合，など） ・10 万円以上の賠償

c. 影響レベル分類の活用の仕方

・影響レベルの分類を施設の中で共有し，緊急性の判断や対応の方法の検討に活用する
・インシデントによる影響を振り返る際の基準とし，再発防止のための対策の検討に役立てる

暴力・ハラスメント

1. 暴力・ハラスメントの具体的な例 (文献 8 より転載, 一部改変)

・実態の把握 (事例の収集) を行い, 予防策の検討に役立てる

暴力の分類	例
身体的暴力(未遂含む)	・ジュースをコップごと投げつける ・つねる, 唾を吐く ・手をひっかく, 叩く, 蹴る ・首を絞める ・包丁を向ける ・服を引きちぎる
精神的暴力	・怒鳴られる, 奇声・大声を発する ・サービスの状況をのぞき見する ・「盗人」と言い続ける ・気に入っているスタッフ以外に批判的な言動をとる ・威圧的な態度で文句を言い続ける ・業務終了後も要望を次々と出し, 次の訪問に支障が出る ・「この程度できて当然」と理不尽なサービスを要求する ・別居家族が認知機能の低下がある利用者の発言をうのみにし, 理不尽な苦情を事業所に訴える ・訪問時不在のことが多く, 書き置きを残すと「予定どおりサービスがなされていない」と苦情を言う ・利用料金を数か月滞納.「請求しなかった事業所にも責任がある」と支払いを拒否する
セクシュアルハラスメント	・手を握る, 腕を引っ張って抱きしめる ・女性のヌード写真を見せる ・入浴介助中, あからさまに性的な話をする ・特定のスタッフの訪問を指定し, 卑猥な言動を繰り返す
その他:悪質クレーム, ストーカー行為	・インターネットにいわれのない, 誹謗中傷に満ちた事業所評価を掲載する ・理不尽な苦情を事業所に申し立て, 対応に時間がかかり, 業務に支障が出る ・特定のスタッフに個人的な相談を毎日 2 時間以上してくる

POINT

- 専門職として, 疾患や障害, 認知機能, 精神機能をアセスメントし, 的確なリスク評価を行うことや, コミュニケーション技術を向上させる教育訓練を受けることが大切
- 特にセクシュアルハラスメントは言い出しづらいことが多い. プライバシーに配慮した相談しやすい環境や, 体験を共有できる組織風土も求められる

2. 暴力を防止あるいは助長させないための基本的対応の心構え（文献 9 より転載）

❶利用者について事前に情報収集し，暴力のリスクを判断する
❷利用者・家族の自立支援をする
❸利用者・家族の尊厳を守る
❹傾聴する
❺穏やかに丁寧な言葉で冷静に対応する
❻暴力行為に対して，事業所の姿勢や行為者への対応を説明する
❼誠実な気遣いで，共感的に理解する
❽批判を受け入れる心構えをもつ
❾行為者がなぜそのような言動をしたのか説明する機会を提供する
❿対応方法について協議する場をもつ
⓫報告・相談をする．危害が生じた時はもちろん，「恐怖を感じた」「殴られそうになり，身の危険を感じた」などの被害についても報告する

3. 対人支援や訪問時の留意点（文献 10 より転載）

❶相手に不快感を与えない服装・身だしなみで訪問する
❷脱ぎ履きしやすい靴を履く
❸適切な距離を保つ
❹出入口を確認する

4. 職場における性的な言動に起因する問題に関する雇用管理上の措置

- 事業所責任者・管理者はスタッフの労働環境が害されることがないよう，セクシュアルハラスメントを防止する必要がある
- 事業主が職場における性的な言動に起因する問題に関して雇用管理上講ずべき措置についての指針（平成 18 年厚生労働省告示第 615 号）が通知されている
- また，2007 年の男女雇用機会均等法の改正で，以下の規定がなされている

第十一条　事業主は，職場において行われる性的な言動に対するその雇用する労働者の対応により当該労働者がその労働条件につき不利益を受け，又は当該性的な言動により当該労働者の就業環境が害されることのないよう，当該労働者からの相談に応じ，適切に対応するために必要な体制の整備その他の雇用管理上必要な措置を講じなければならない．

（2，3 略）

4　厚生労働大臣は，前項の規定に基づき事業主が講ずべき措置等に関して，その適切かつ有効な実施を図るために必要な指針（次項において「指針」という．）を定めるものとする．（後略）

5. 暴力・ハラスメント発生時の対応 (文献11より転載，一部改変)

a. 被害者の対応

・自身の身の安全確保を最優先し，迅速にその場で対応する

1 行為者から一定の距離をとる(避難する，逃げる)

2 管理者に客観的事実にもとづいた状況(行為者，発生経過，被害内容，時間)を報告する

3 行為者が利用者の場合は訪問看護記録に記載する

・事実を簡潔に記録する
・被害者自身が当日に記載できない場合は，後日でもよい．または，代理の者が記載する

b. 管理者の対応

1 被害の報告を受けた際の対応をとる

・管理者が現場へ向かう間，身の安全を図ることを指示する
・被害者に「大丈夫？　つらくない？」「無理しないでね」などの声かけをし，「あなたは悪くない．暴力行為が悪いこと」を伝え，二次被害を防ぐ

2 事業所に連絡調整できるように待機者などを置き，利用者宅を訪問する

3 管理者は利用者宅で，状況を確認し，被害者への対応，行為者への対応，連絡調整などの役割の指示を出す

・ケアマネジャーなど関係している他職種へも連絡する

4 警察への通報などの必要性について判断する

・各事業所の判断基準に加え，凶器(例：ナイフ)の使用，行為者の興奮状態を考慮して行う

5 行為者への初期対応を行う

・落ち着くよう低い声でゆっくりと暴力・ハラスメント行為をやめるよう説得する
・可能であれば，行為に至った理由や事情を確認し，解決を図る
・興奮が鎮まれば帰ることと，必要時警察に通報することなどを説明する
・行為者への対応，その反応などの経過を記録する
・行為者が凶器を持っているなど危険性が極めて高い場合には，安全確保を最優先とし，その場から避難するとともに事業所全体に危険を知らせ，警察に通報する

6 被害者の心身の状態を確認し，受診の必要性を判断する

・職務中の被害は労働災害に該当するため，医師の診断を受けておくことが重要
・目に見える外傷がない場合でも救急外来，近医などにて受診し，身体状態を確認する必要がある

7 被害者に受診が必要な場合は管理者が手配する

8 被害者の家族に連絡する

- 被害者が傷害を負った場合，被害が大きい場合などには，利用者の了承を得て被害者の家族に連絡する
- 緊急連絡が必要な場合は連絡調整係に指示する．その場合は後に管理者から再度被害者の家族に連絡することが望ましい

9 行為者の家族に連絡する

- 被害が大きい場合，サービスの継続が難しい場合は，行為者の家族に連絡する（可能な限り行為者の了承を得て行う）
- 緊急連絡が必要な場合は連絡調整係に指示する．その場合は後に管理者から再度行為者の家族に連絡することが望ましい

10 被害者の意思を確認し，早退・休暇なども含め，業務調整を行う

11 被害者を帰宅させる場合は次の連絡，勤務について確認する

12 管理者に事業所内の基準に従って報告する

13 管理者自身が被害者となった場合には，法人などの上司またはケアマネジャーに対応を委任する

c. 同僚などの対応

1 被害者に必要に応じて応急処置を行い，同僚または管理者が付き添い受診する

- 被害者が自責の念をもつことがないように留意する

2 管理者から指示されたりした場合は，行為者に対する初期対応をする（前頁の **5** に準じる）

d. 事業所としての対応

1 緊急時に応援に行くスタッフ，待機するスタッフを決定し，指示する

2 外部資源（最寄りの警察）への連絡・調整を行う

3 行為者のサービスの継続について検討する

4 管理者は暴力・ハラスメント発生後の対応を確認する

POINT

- 平時より最寄りの専門相談機関〔警察署，こころの相談窓口（精神保健福祉センター，健康福祉事務所・保健所・保健センター，性犯罪被害相談電話），日本司法支援センター，クレーム対応サポート補償によるクレーム相談窓口（訪問看護事業共済会），など〕の連絡先をリストにまとめておく

身体拘束

1. 身体拘束の三原則

❶切迫性

行動制限を行わない場合，利用者の生命または身体が危険にさらされる可能性が高い（意識障害，説明理解力低下，精神症状に伴う不穏，興奮）

❷非代替性

行動制限以外に利用者の安全を確保する方法がない（薬剤の使用，病室内環境の工夫では対処不能，継続的な見守りが困難など）

❸一時性

行動制限は一時的であること

2. 身体拘束をせざるを得ない場合の要件の検討手順（文献12より転載，一部改変）

1 対象者の生命に及ぼす危険性を評価する

2 原因を探る

・必ず，医師，看護職，チームメンバー間で原因（年齢，身体状態，環境，治療の側面）について検討する

3 原因の除去に努める

・恐怖を与えないような対応をし，体動を制限する要因を可能な限り早期に取り除く．睡眠確保，苦痛症状コントロール，家族や友人などの面会，気分転換，リラクセーション，必要に応じて薬剤使用などを行う

4 回避・軽減（代替）方法を検討する

・注射は内服に変更できないか，点滴や胃管・膀胱留置カテーテルの留置の必要性はあるか，安静度は拡大できないか，生活のリズム確立のためにどんなケアができるか

➡上記の方法を検討しても，対象者の状態に改善が望めない場合は **5** に進む

5 チームカンファレンスを開き，身体拘束の目的，開始の判断について検討する

①身体拘束の目的，方法，期間についてチーム内での合意が必要である

②上記の判断について，事業所の責任者が方針をスタッフに示す

③責任者は身体拘束の実施，継続の判断についてスタッフとともに考える

④看護職だけの判断ではなく，利用者の日常生活をよく理解している他職種（主に介護職員）の意見も取り入れることが必要である

⑤身体拘束に関する利用者と家族の思いをよく聞き，話し合い結果をまとめる

POINT

・介入時にすでに拘束が行われていることもある．倫理的課題に気づき，本人・家族，多職種チームで上記の検討をできるよう働きかけることも大切

虐待（文献13より転載，一部改変）

- 虐待が疑われる場合や気づいた時には，行政の相談機関（地域包括支援センターなど）に相談・通報する

連絡先	保健福祉センター	
	電話番号：	担当者氏名：

連絡先	地域包括支援センター/在宅介護支援センター	
	電話番号：	担当者氏名：

- 対応は1人では行わず，他職種や専門家と複数で関わることが重要．相談・通報することで，行政も一緒に関わって対応することができる

発見以降の流れ

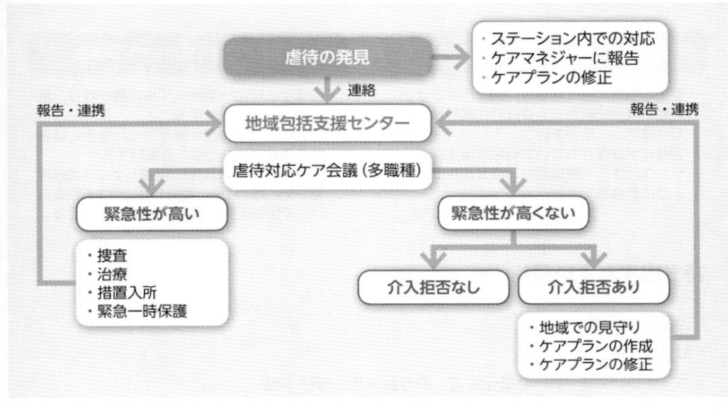

POINT

- 虐待が疑われる場合には，通報の義務がある
- 訪問の際には，ありのままの状況（身体的状況，本人の言動）を記録に残すようにする
- 虐待かどうか判断に迷うことも多いかもしれないが，判断するのはスタッフ個人ではない．気になることがあればまずはステーション内やケアマネジャー，地域包括支援センターに相談する
- 特に地域包括支援センターは高齢者の権利擁護に必要なサポートをしてくれるため，まずは相談をすることが大切

ドメスティック・バイオレンス(DV)

・配偶者からの暴力によって負傷した，または疾病にかかったと認められる人を発見した場合，その旨を配偶者暴力相談支援センター(以下，支援センター)または警察に通報できる．ただし，通報は被害者の意思を確認し，尊重したうえで行う必要がある(DV 防止法第 6 条)

1. DV を受けている人を発見した場合に看護師がとる対応の流れ (文献 14 をもとに作成)

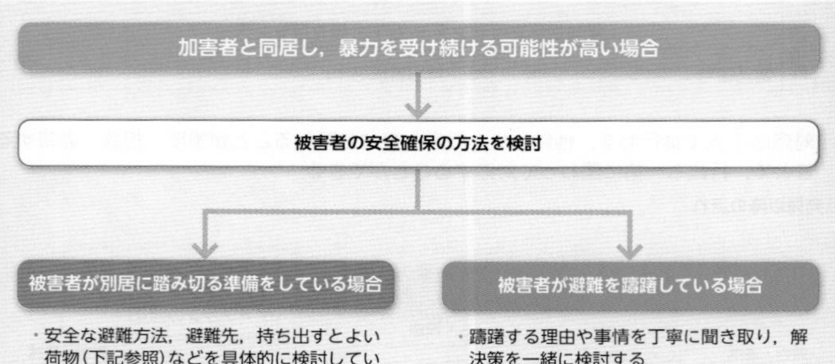

2. 持ち出すとよい荷物 (文献 15 より転載)

- □当面の生活費
- □印鑑，通帳，カード類
- □マイナンバーカード，健康保険証，身分証明書，母子手帳
- □衣類，必需品や寝る時に常用している物
- □診断書，写真，日記，家計簿
- □相談機関，シェルター，今後も連絡をとりたい人や親しい人の電話番号
- □住所録，手帳や手紙など残しておくと居場所の手がかりにされるもの
- □配偶者の財産などがわかる資料
- □(子どもがいる場合)教科書や愛用の玩具など子どもの日常で安心につながるもの
- □その他，加害者に悪用される可能性のあるもの

被害者が支援センターまたは警察に相談した後の流れ（文献 16 より転載，一部改変）

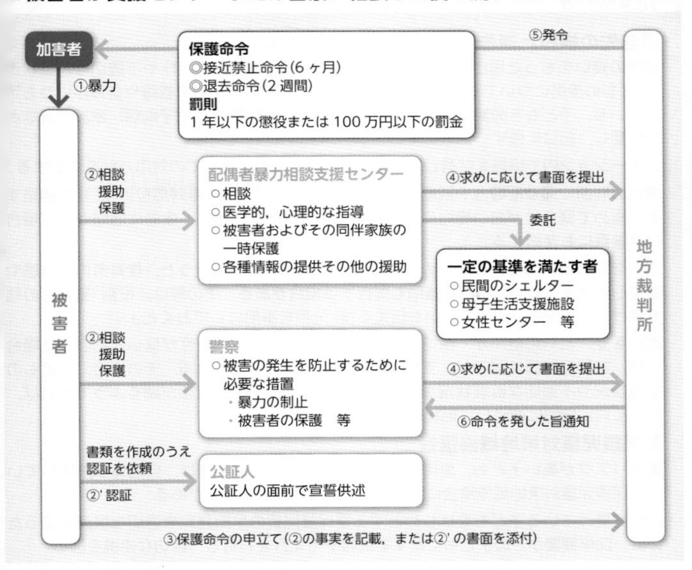

4. DV の被害者が利用できる社会資源

配偶者暴力相談支援センター	DV 被害者の保護や相談において中心的な役割を担う．主な業務は，相談への対応，相談機関の紹介，医学的・心理学的な指導，一時保護，シェルター利用の助言，就業・住宅確保・援護に関する制度利用についての情報提供
婦人相談所	DV や売春などに関する問題の相談業務，カウンセリング，一時保護などを実施．支援センターの機能を担う施設として位置づけれる
母子生活支援施設	18 未満の子どもを同伴している場合に利用可能．一時的であれば，子どもを同伴していない場合でも利用できる

児童虐待

1. 通告先の検討と通告（次頁）（文献 17，18 をもとに作成）

- 虐待の疑いをもった場合，子どもの受傷状況（部位，程度，頻度）や不適切な監護状況（子どもの受傷について不自然な説明，手当をしない，子どもの衣服や身体がいつも汚れている，子どもを頻繁に罵る，子育てに拒否的・無関心），親子関係，家族状況などを確認し，記録に残す
- ステーション内で情報を共有して緊急性を判断し，組織としての対応方針を決定する
- 通告の判断に迷った場合や緊急でない場合には市区町村（虐待対応担当窓口）に連絡する．極めて緊急性が高い場合には地域の児童相談所に連絡し，生命に危険が及ぶ場合には警察にも連絡する
- 通告を受けた対応機関の職員のみで家庭訪問・現状確認を行うと，養育者の不信感や警戒心が強まるため，訪問看護師も同行する場合がある．その際は，役割（養育者の話を受け入れる役と，虐待の疑いを伝える役）分担を事前にしておくとよい
- 通告を受けた対応機関が，虐待が疑われる状態が軽微で緊急性が低いと判断した場合には，訪問看護師は見守り・支援を継続するように依頼される．その場合，子どもの受傷状況や不適切な監護状況を写真などで記録し，心配な状態が続くようであれば，早急に対応機関に連絡し，現状確認を再度依頼する

2. 要保護児童対策地域協議会

- 虐待リスクが高い子ども，虐待を受け経過をみている事例では，自治体が設置している要保護児童対策地域協議会において情報共有がされることがある
- 虐待を受けている子どもをはじめとする要保護児童の早期発見や適切な保護を図るために，関係機関がその子どもに関する情報や考え方を共有し，適切な連携を図る
- この会議で話し合われた内容を養育者などに開示することは，守秘義務違反となる

3. 虐待されている疑いのある子どもと家族への対応

- 常日頃から挨拶したり声をかけて「見守っている」ということを伝えることで，子どもが自分の気持ちを表出できる環境をつくる
- 攻撃的な態度や自傷・他傷行為が見られる場合，「嫌な気持ちだったのね」「イライラしちゃったんだね」など，子どもが抱いたであろう感情を代弁し，寄り添う
- 訪問看護師が家族の育児を“見張る”存在ではなく，それを“応援”“見守る”存在として家族の内側に入っていけるように関わることが，児童虐待防止，早期発見のために重要である
- 訪問看護だけではなく，訪問診療やヘルパー，児童発達支援施設，保育所，幼稚園，学校，保健師，児童民生委員など，できるだけ多くの人がつながり，子どもを見守るネットワークを築き，家族をブラックボックスにしないような環境をつくることが重要である

■通告先の検討と通告までの流れ（文献 19 より転載，一部改変）

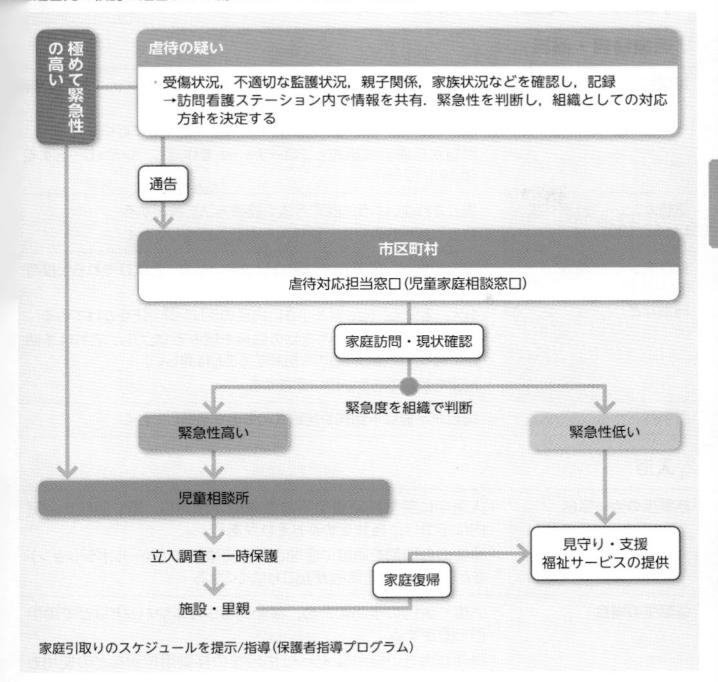

■通告先の連絡先

【市区町村（虐待対応担当窓口）：通告の判断に迷った場合や緊急でない場合に連絡】

＿＿＿＿＿＿＿＿ 課（係）　☎ ＿＿＿＿＿＿＿＿

【地域の児童相談所：極めて緊急性が高い場合に連絡】

・児童相談所虐待対応ダイヤル「189」に電話すると，地域の児童相談所につながる

【警察：生命に対する危険性，緊急性が極めて高い場合には児童相談所と併せて連絡】

＿＿＿＿ 警察署 ＿＿＿＿ 課（係）　☎ ＿＿＿＿＿＿＿＿

乳幼児の安全対策 (文献 20, 21 をもとに作成)

1. 医療機器・器具

呼吸器		・3 電源 (AC, 内蔵バッテリー, シガーライターソケット) 対応の機種をできるだけ選択 ・故障した場合に備え, 予備のバッテリーを用意しておく ・緊急対応時の連絡先とフローチャートを作成し, シミュレートする (p294, 296)
気管カニューレ(p68, 199)	計画外抜去	・抜去されないように固定方法や設置方法を検討する ・抜去された際の対応, 再挿入を事前に練習しておく
栄養チューブ (経鼻胃管, 胃瘻など)	閉塞	・薬剤や食品, 栄養剤で閉塞させやすいもの, およびそれらを投与する際の方法を把握しておく ・1cc, 2.5cc, 5cc など小さい内径のシリンジで圧をかけてみる ・お酢や重曹水などで内容物の融解を試みる (ただし, これは予防法であり, 閉塞したものを融解することは難しい) ・閉塞を解除できない際は交換する
吸引器		・電源が不要な手動式や足踏式のものを準備しておく

2. 入浴

筋緊張の強い場合	・入浴中に突然筋緊張や不随意運動が出現し, 頭や四肢を浴室内にぶつけ, 怪我をするおそれがある ・身体の各関節を適度に屈曲させた前傾姿勢 (ボールポジション) をとらせると, 筋緊張が起こりにくくなる
低緊張の場合	・外傷や脱臼の予防のため, 移動時はタオルやバンドなどで両手首を固定する ・身体が大きい場合はメッシュ生地製の移動用担架などの使用も検討
気管切開の場合	・気管内に水が入らないように人工鼻は付けたまま入浴 ・人工鼻のみで呼吸可能な場合は, 人工鼻を付け, その上からラバータイプのスタイをするなどして水が侵入しないようにする ・カニューレ周囲にガーゼハンカチを巻く, タオルを人工鼻の下に置くなどの工夫を施す ・万が一, 気管に水が入ってしまった場合にはすぐに吸引する. 入浴後にしっかりと排痰させ, 気道内に不潔な水や石けん水が残らないようにする (化学熱傷などの予防)

人工呼吸器使用の場合	・呼吸器を外して入る場合は，電源の入れ忘れを防ぐために，電源は切らないで回路の先端に人工肺（テストラング）をつけておく ・呼吸器をつけたまま入る場合は，本体が水に濡れないように，また湿気を多く含んだ空気を呼吸器が吸い込まないように配置する ・呼気ポートが水につからないように注意．呼気ポートやフィルターに沈着物がみられたら，交換する
体温調整ができない場合	・適切な体温を保てるように入浴時間を調整する ・低体温傾向のある場合は長めに湯に浸かり，入浴後は湯冷めをしないように保温に注意する．うつ熱傾向のある場合は湯温を低めに設定する ・入浴後に体温測定をする
呼吸障害がある場合	・座位の状態で肩まで湯に浸かると，水圧がかかり肺の容積が減少し，呼吸困難をきたす場合がある ・臥位で入浴するか，短時間ですませるようにする
心疾患がある場合	・心負荷を大きくしないため，横隔膜あたりまでの入浴とする

※緊急時に備え，電話連絡などの対応ができる人員を確保しておく．呼吸状態の悪化に備え，必要時はバッグバルブマスクや酸素ボンベを近くに置いておく

3. 外出

- ベビーカー・バギーを使用しての外出・移動の際，大人よりも子どもは道路の路面に近く，路面からの熱・寒さを受けやすいため，熱中症や低体温に注意が必要
- ベビーカー・バギーを選ぶ際には医療者の支援が必要になることが多い．子どもの姿勢保持や搭載物品，取り回しのよい物品配置の可否などに注意して選択する
- 外出先での栄養・水分補給法（食事，栄養剤・水分の保管，温め直し方など）やおむつ交換のできるトイレを事前に確認しておく
- 医療的ケア（呼吸器，吸引，注入，IVH）が必要な子どもの場合，外出先でのトラブルに備えることが重要．必要な物品を揃えたうえで外出しなければならない
- 呼吸器を使用している子どもでは，外出時に移動用回路への交換が必要になる場合があるが，回路には加温加湿器が装着できず，回路に取り付ける人工鼻のみとなるため，気道の乾燥に注意する．また，車のシガーソケットまたは施設の電気コンセントの使用の可否や，ボンベの本数と使用可能時間，呼吸器・吸引バッテリーの稼働時間を確認し，事前に充電しておく

4. 転倒・転落—予防チェックリスト

床	滑って転ばないよう，室内では靴下の着用を避け，裸足で過ごさせているか/(カーペットを使用している場合) 滑り止めを付けているか/ラグマットなど段差となる物を敷いていないか
ベッド	柵は常に上がった状態になっているか/ベッドの中に踏み台になるような物を入れていないか/(つかまり立ちで柵を乗り越える可能性がある場合) マットを一番低い位置まで下げているか
階段	上下階段の出入り口にベビーゲートを付け，ロックをかけた状態にしているか/階段に滑り止めを付けているか
ベランダ	植木鉢や三輪車などの足掛かりになる物を置いていないか/柵に網を張るなどし，柵外に身体が出ないようにしているか
窓，出窓	補助錠やストッパーをつけるなどし，窓が大きく開かないようにしているか/窓の近くにベッドを配置していないか/窓のそばにソファやクッションなどの足掛かりとなる物を置いていないか
抱っこひも	抱っこひものバックルや肩ひもの調節は適切か/抱っこひもを着脱する際は，低い姿勢で行っているか
ベビーカー	腰回りだけではなく，両肩もベルトで固定したか/ベルトを正しくしっかりと締めたか/ベビーカーに重い荷物を引っ掛けていないか

5. 誤飲と窒息

a. 予防チェックリスト

医薬品，洗剤，化粧品 煙草や酒などの嗜好品	□児の目に触れない場所や手の届かない場所に保管しているか
包装フィルム，シール	□ペットボトルのフィルム，パッケージや菓子に付いているシールが児の身近に置かれていないか
電池	□機器の電池の蓋をテープなどで固定し，取り出せないようにしているか
磁石，消臭剤 (樹脂製の吸水ボール)	□児の手の届かない場所に置いてるか (これらの誤飲は腸閉塞を引き起こすおそれがある)
食べ物	□サイズの大きい物 (パン，肉，こんにゃく，キノコ類，海藻類，ゆで卵など) は 1cm 大程度まで小さくして与えているか □球形の食品 (プチトマト，うずらの卵，チーズなど) は 4 等分などして与えているか □食品を口に入れたまま遊ばせたり，寝転んだりさせていないか □泣いている児に対して，あやそうとして食品を与えていないか

b. 気道の異物除去

■意識（反応）のある乳児の場合

1

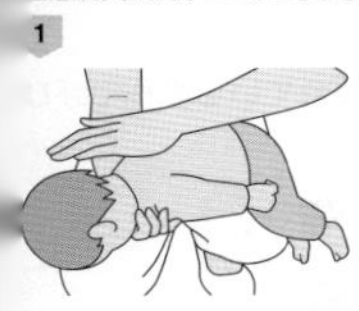

片膝をついてしゃがみ，片手で乳児の頭部と下顎を支え，もう一方の手掌の付け根で児の両肩甲骨の間を5回ほど強く叩く（背部叩打法）

2

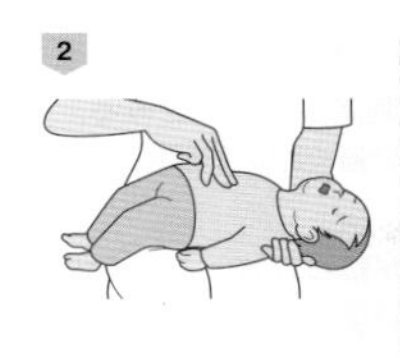

続けて，乳児の頭部と頸部を注意深く支えながら，2本指で児の胸の真ん中を1秒間に1回の速さで5回ほど圧迫する（胸部突き上げ法）

3 背部叩打法と胸部突き上げ法を交互に実施，異物が除去されるまで繰り返す．異物が除去されず，反応（意識）がなくなったら，直ちに救急蘇生法（p270）に移る．併せて，119番通報とAED手配の依頼を行う

■意識（反応）のある幼児の場合―腹部突き上げ法（ハイムリック法）

1 幼児の背後に立つか（ⓐ），膝をついてしゃがみ（ⓑ），児の脇の下に両腕を通して抱きかかえる

ⓐ

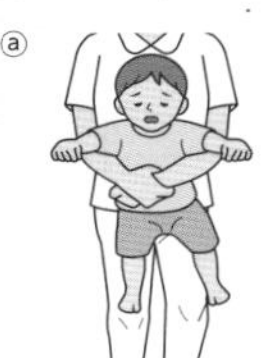

ⓑ

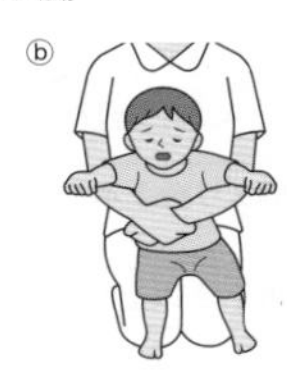

2 一方の手で握りこぶしを作り，母指側を児の臍の上方，剣状突起より下方の部位に当てる．その握りこぶしをもう一方の手でつかみ，ぐっと突き上げるように腹部をこぶしで圧迫する

3 異物が除去されるまで繰り返す．異物が除去されず，反応（意識）がなくなったら，直ちに救急蘇生法（p270）に移る．併せて，119番通報とAED手配の依頼を行う

■意識（反応）のある幼児の場合―背部叩打法

1 片手で幼児を支え，もう一方の手掌の付け根で児の両肩甲骨の間を5回ほど強く叩く

2 異物が除去されるまでまで繰り返す．異物が除去されず，反応（意識）がなくなったら，直ちに救急蘇生法（p270）に移る．併せて，119番通報とAED手配の依頼を行う

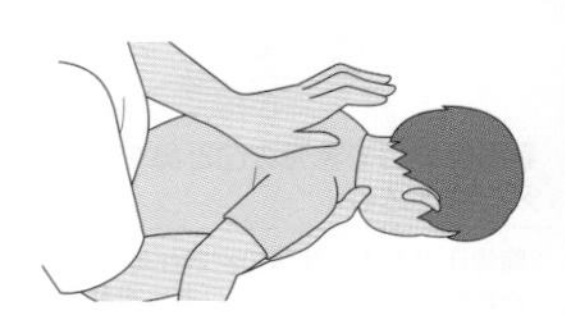

6. 心肺蘇生法

➡「医療用 BLS アルゴリズム」は p270 を参照

a. 意識レベルの把握

- 乳児では足底を刺激して反応をみる．1 歳以上の場合は普段呼ばれている愛称で呼びかけながら，肩を強く叩いて反応をみる

b. 気道確保

- 乳児や頸椎損傷が疑われる場合などには下顎挙上法をとる．幼児の場合，頭部後屈あご先挙上法を選択する

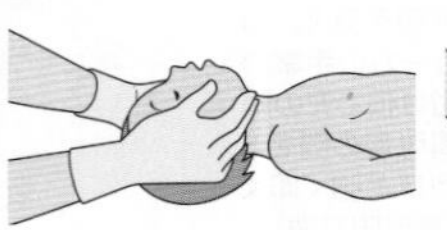
下顎挙上法

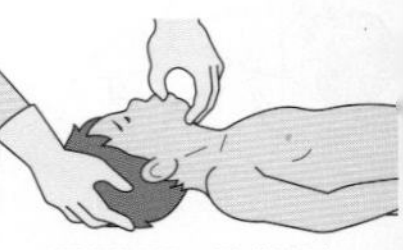
頭部後屈あご先挙上法

c. 胸骨圧迫

	乳児	幼児
	指 2 本で実施	手掌を胸部にのせ，指は児につかないようにする
位置	児の乳首間より指 1 本下の胸骨部	両乳頭を結ぶ線より少し足側（胸骨の下半分）
圧力	胸の厚みの 1/3 以上 4 cm 未満	胸の厚みの 1/3 以上 5 cm 未満
速さ	1 分間に 100〜120 回	

d. 人工呼吸

乳児─口対口鼻人工呼吸	幼児─口対口人工呼吸
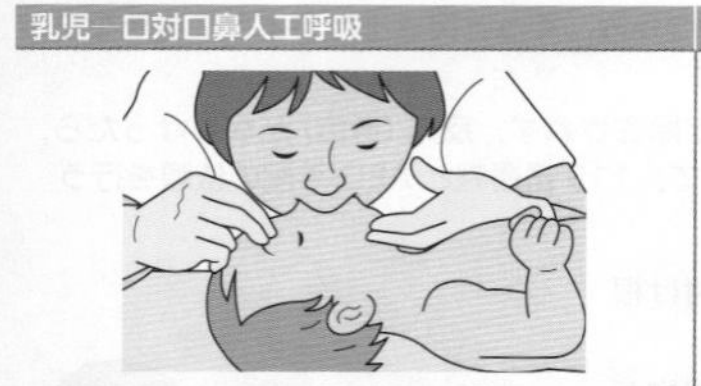	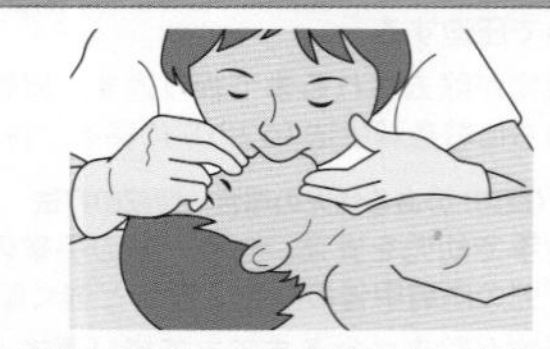
看護師の口で乳児の口と鼻を同時に覆って呼気を吹き込む	児の鼻をつまみ，空気が漏れないようにして呼気を吹き込む

※胸骨圧迫と人工呼吸の回数比は 30：2．救助者が 2 人いる場合は，胸骨圧迫 15 回と人工呼吸 2 回の組み合わせとし，1〜2 分ごとに役割を交代する

Memo

家族へのケア

家族ケアに関する理論の活用

1. 家族ケアに関する理論の特徴 (文献 22〜27 をもとに作成)

家族システム論[22]	家族を 1 つのまとまりをもった単位として捉え，①家族は個々の家族成員の総和を越える，②家族機能の目的はホメオスタシスの維持であり，そのためのルールが存在する，③家族システムは連鎖的，循環的な系であり，個人の変化は家族全体の変化をもたらし，システムの変化は個人の変化をもたらす，という考え方にもとづく
家族発達論[23]	個人の発達過程と同様に，家族を発生から成長の過程を経て消滅する一連のプロセスとして捉えた概念．男女 2 人の婚前交際から配偶者の死亡まで，7〜8 の段階があり，ライフサイクルの時期に応じた発達課題がある (次頁の表参照)
家族看護エンパワメントモデル[24, 25]	家族成員の病気など家族の力で解決できない状況にある際，家族をエンパワメントする (力づける) 看護支援を，①家族の病気体験の理解，②援助関係の形成，③家族アセスメント，④家族像の形成，⑤家族への看護介入の 5 段階で進める
渡辺式家族アセスメント・支援モデル[26]	援助の対象者である当事者や家族が，どのような背景のもとにどのような困り事を抱えているのかを，対象者と関わる人々との関係性において理解するために必要な援助者の思考プロセスをモデル化したツール (道具)．生じている問題の全体像の把握という第 1 段階と，援助の方針と方策の検討という第 2 段階から構成される
家族生活力量モデル[27]	健康・セルフケア・生活という視点を基盤にして，「家族のセルフケア力」と「家族の日常生活維持力」から成り立っているアセスメントツールを用いて，家族を 1 つの単位として捉えるもの

POINT

- これらの理論は，アセスメントや支援を看護師の価値観や推測ではなく，一般的な事実にもとづいて行ううえで役立つ
- 例えば，利用者に合った食形態の食事を用意できない家族がいたとする．これらの理論と照らし合わせながらアセスメントすることで，用意できない理由 (金銭的な問題，身体の不自由，食形態への理解の不足，用意したいという情緒的なつながりの不足，など) を多角的な視点で冷静に検討でき，またその理由に応じた必要な支援を行えるようになる
- 理論を十分の活用しないと，アセスメントに看護師自身の価値観や憶測が反映され，適切な判断や援助が難しくなり，また「この家族は○○○だから」というレッテルを貼ることにつながる可能性がある

家族の発達段階と発達課題（文献 28 より転載，一部改変）

発達段階	発達課題の例
第 1 段階：家族の誕生	・互いに満足できる結婚生活を築く
第 2 段階：出産家族	・家族メンバーが新しい役割を学習する
第 3 段階：学齢前期の子どもをもつ家族	・親役割と夫婦役割を調整する ・親子関係を調整する
第 4 段階：学童期の子どもをもつ家族	・子どもが親から分離できるように促す ・円満な夫婦関係の維持
第 5 段階：10 代の子どものいる家族	・子どもの自由や責任を認める ・両親と子どもの間に開放的なコミュニケーションを確立する
第 6 段階：新たな出発の時期にある家族	・子どもの結婚により新しい家族員を迎え，家族を拡張する ・子ども夫婦のライフスタイルや価値観を認める
第 7 段階：壮年期の家族	・年老いた両親や孫と有意義な関係を維持する ・夫婦関係を強固なものにする
第 8 段階：退職後の高齢者家族	・配偶者の喪失に適応する ・人生を振り返り，自分の存在の意義を見出す

Memo

ジェノグラム/エコマップ

1. ジェノグラム

・ジェノグラムは，①家族に何人の家族成員がいるか，②各家族成員がどのような属性をもつか，③姻戚関係・同居・人間関係などの家族内の関係を示すもの

a. 表記方法 (文献 29 をもとに作成)

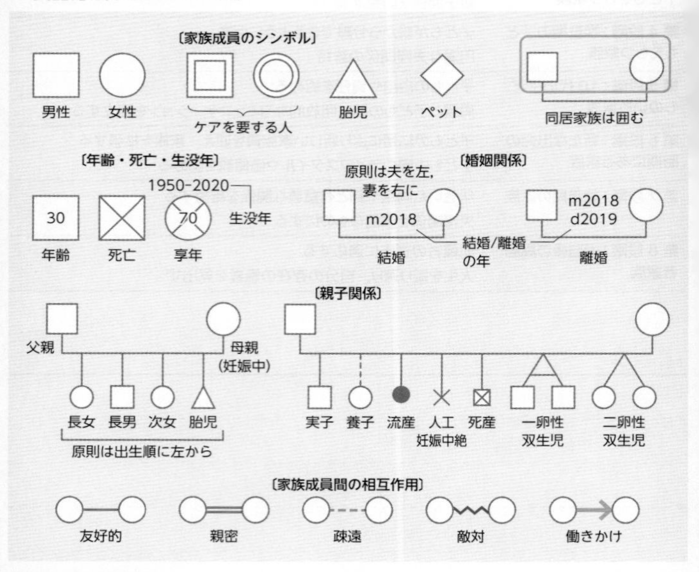

b. 記載する手順

・まず配偶者や近しい血縁者について尋ね，次いで家族成員の最近の出来事（出生や死亡，発病や病状変化など）について聞く．続いて，ともに生活している拡大家族について尋ねる．親族に限らず，友人やペットでその家族にとって家族同様に重要な存在があるなら，注釈をつけてジェノグラムに含める

2. エコマップ

- エコマップは，家族とその外部にあるさまざまなシステム（個人や組織）や，その関係性をアセスメントする時に用いるもの

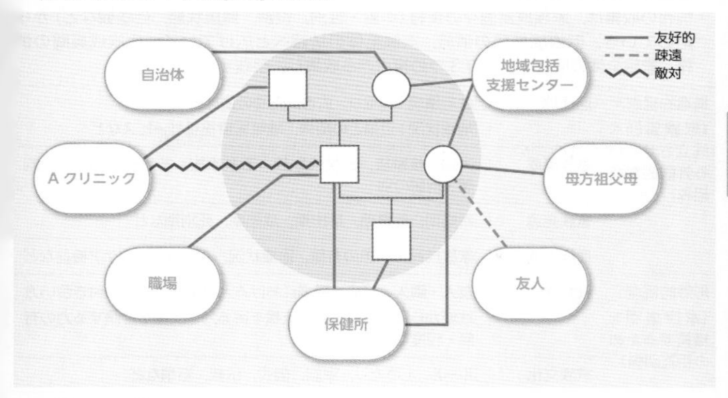

a. 記載する手順

- 家族を中心に大きな円を描き，その中にジェノグラムと同様の形式で同居家族成員を描き込む．その周辺にそれぞれの家族成員が接触している外のシステム（親戚，学校，会社，病院，訪問看護ステーションなど）を描く
- 家族成員とシステムとの間をつなぐ線によって関係性を表す

3. ジェノグラムとエコマップの用い方

a. ジェノグラム

- 家族成員としてどのような関係の人がいるのかといった情報をもとに，それらを整理して家族の構造を明らかにするのに役立つ

b. エコマップ

- ジェノグラムで明確になった家族の構造をもとに描かれるため，家族にとって有用な資源となるもの，本来はそうなるはずなのにそうなっていないものを把握することに役立つ
- カンファレンスや多職種連携の際にジェノグラムやエコマップを用いると，広い視野で利用者と家族を取り巻く資源を整理でき，支援を検討するきっかけとなる

アセスメント，関わり方

1. 家族の情報収集項目 (文献 30 より転載，一部改変)

・情報の収集は，家族成員個々の情報(年齢・性別，役割，健康状態，価値観など)から始めていき，家族成員間の情報，家族全体の情報へと広げていく．家族成員間の情報，家族全体の情報は，表の3つの視点から収集し，整理するとよい

視点	項目	内容
構造的視点(家族集団を成立させている外観的な枠組み)	居住地	□住宅環境：間取り，広さ，交通の便など □地域状況：近隣との関係，地域医療福祉サービスなど
	家族構成	□夫婦，核家族，三世代家族，直系家族，多世代家族など，同居・別居の別
	家族発達	□新婚期，養育期，排出期，成熟期，死別期など
	家族の健康	□家族成員の疾患の有無，治療状況，ADL・セルフケア機能など
形態的視点(家族集団を維持するための相互関係)	社会性	□友人・隣人・親族・職場における人間関係の濃淡，付き合い方 □地域から情報を得る力や支援を得る力，支援を要請する力の有無・程度など
	家族文化	□ルール，しきたり，家訓，儀式，伝統，習慣など
	価値観	□信条，信仰，ジェンダー観など
機能的視点(家族内部の働き)	関係性	□勢力関係，キーパーソン，愛情，関心，反発，葛藤など
	相互交流	□コミュニケーションの程度，余暇活動など
	役割	□成員間における役割分担，立場，調整力，柔軟性，協調性
	対処経験	□病気経験，介護経験，死別経験など

2. 家族との信頼関係を構築し，情報収集をスムーズに進めるためのポイント

・家族が看護師をパートナーとして捉え，協働の姿勢で情報を交換できるような関係性を築くことが大切．そのような関係性を築くための具体的なコツとしては，次の3つが挙げられる

①家族の話を単に情報収集のために聞くのではなく，ケアの一環として丁寧に聴き進めていく

②家族が利用者に実際に直接“やっていること”だけではなく，利用者を見守ったり，気にかけているといった“目では見えない関係性”にも着目し，それを言語化・意識化していく

③看護師自身も利用者と家族を取り巻くシステムの一部であることを認識し，互いに関連し合っていること※を念頭におく

※例えば，看護師が“話が通じない家族”として捉えると，家族との会話は最低限なものとなり，家族のほうも看護師を“話してもわかってくれない存在”と認識し，会話を避けるようになり，結果として両者の間ですれ違いが生じる．一方，看護師が援助関係を構築したいという思いと態度で家族と接することができれば，家族の反応も次第によい方向へ変わってくる可能性がある

- 看護師が家族にとって最も重要なニーズである利用者の健康回復をともに望み，手助けする存在であることを伝え，理解してもらう
- 家族から情報収集する際は，家族の悩み・不安を感じ取るスタンスで積極的に向き合う

〔具体的な声かけの例〕

「お困りのことはないですか?」「立ち入ったことなので，もし不快に思われたら遠慮なくおっしゃってください．実は○○○（家族の内情）が気になっていたんです」

- 利用者のことを知ろうとする姿勢を示す

〔具体的な声掛けの例〕

「これから先のことを決めるために，A（利用者）さんのことをもっと教えてもらえませんか?」「Aさんだったら，どうしてほしいと思われるでしょうか?」

- 看護の目的を家族に伝え，利用者の将来を家族とともに考え，目標を共有していく
- 自己の価値観を押し付けず，家族の多様性を尊重する．利用者・家族に対して「娘なのに」「親なのに」「普通ならもっと面会に来る」など，医療職者としての自分たちの価値観や自らが育ってきた文化に沿って評価をしないよう留意する
- 自分の関心や価値観と隔たりがあっても尊重し，受け入れるというメッセージを伝える

〔具体的な声かけの例〕

「それはAさんのためを思った選択だと思います」「（柔らかい口調で）それはどういうことでしょうか?　詳しく教えてください」

3. 家族との関わり方の例

a. 多重課題を抱えており，途方に暮れている家族

1. 家族の歴史や病気，介護体験などを傾聴する
2. 家族に大切な物事の優先順位をつけてもらう．または，家族が優先順位の認識をもてるようにする
3. その優先順位に応じて，家族機能や社会資源を調整する

b. 利用者への不満や愚痴が多い家族

1. 家族の歴史や病気，介護体験などを傾聴する
2. つらい思いをした中でも肯定的な経験はなかったかを問いかける
3. その肯定的な経験を家族の強みとして認識してもらう

配慮が必要な人への対応，ケア

ヤングケアラー

1. ヤングケアラーとは（文献 31 より転載）

・家族にケアを要する人がいる場合に，大人が担うようなケア責任を引き受け，家事や家続の世話，介護，感情面のサポートなどを行っている 18 歳未満の子ども

障がいや病気のある家族の代わりに，買い物・料理・掃除・洗濯などの家事をしている

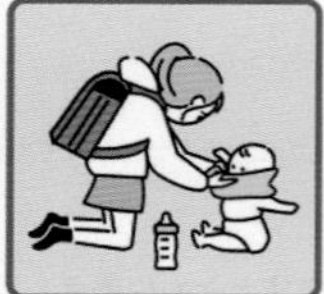

家族の代わりに，幼いきょうだいの世話をしている

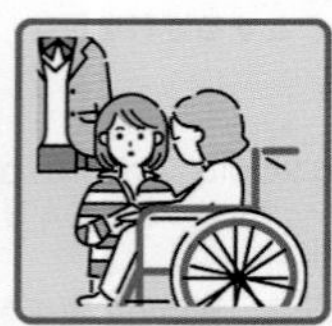

障がいや病気のあるきょうだいの世話や見守りをしている

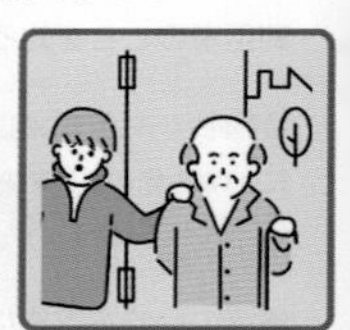

目の離せない家族の見守りや声かけなどの気づかいをしている

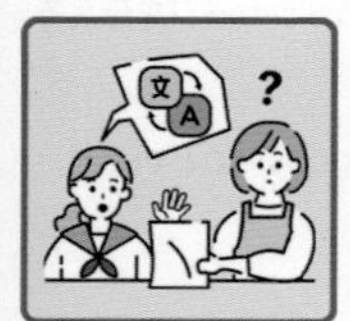

日本語が第一言語でない家族や障がいのある家族のために通訳している

家計を支えるために労働をして，障がいや病気のある家族を助けている

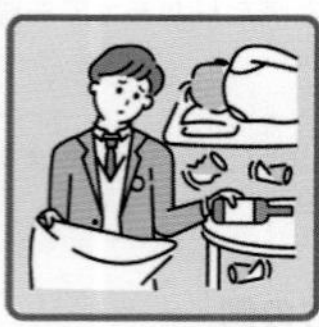

アルコール・薬物・ギャンブル問題を抱える家族に対応している

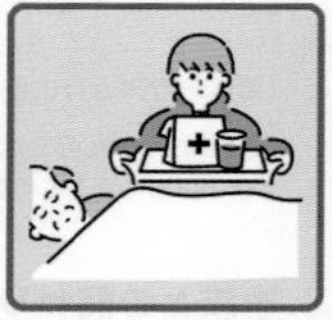

がん・難病・精神疾患など慢性的な病気の家族の看病をしている

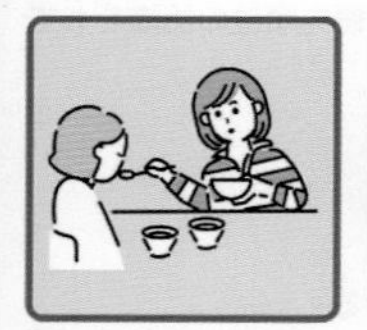

障がいや病気のある家族の身の回りの世話をしている

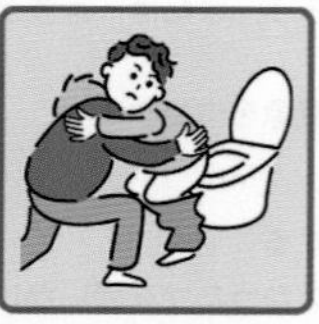

障がいや病気のある家族の入浴やトイレの介助をしている

2. 私たちがヤングケアラーたちにできること

- 子どもらしい生活が送れるように心身の負担の軽減を支援する
- ヤングケアラーの困り事や悩み事の解決に向けて，保護者に説明する場合や，関係機関と情報を共有する場合は，必ずヤングケアラー本人の同意を得ることが大切

a. 悩みを相談できる窓口や場をヤングケアラーに案内する

- 中高生にとって，自らで以下の資源にアクセスするのはハードルが高い場合もあるため，サポートするように心がける
- 悩みを相談できる窓口や場に行くことを無理強いしないように注意する．リーフレットなどをさり気なく置くなど，資源にアクセスするか否かは，子ども本人の意思に委ねるようにする

総合窓口
こども家庭庁【 URL : https://www.cfa.go.jp/policies/young-carer/ 】
「ヤングケアラー　特設サイト」が設けられており，ヤングケアラーがアクセスできる相談先や，当事者・元当事者同士の交流会，家族会などの情報が掲載されている
日本ケアラー連盟【 URL : https://carersjapan.com/ 】
ヤングケアラーを社会全体で支える仕組みをつくるために，4 つの事業・活動（①ケアラー支援事業，②調査研究事業，③政策立案・提言活動，④啓発・情報提供事業）を展開している
一般社団法人ヤングケアラー協会【 URL : https://youngcarerjapan.com/ 】
ヤングケアラーのオンラインコミュニティ（Yancle community）の運営，ヤングケアラーの就職支援，ヤングケアラーが自身と向き合うための自分史制作，自治体・企業・教育機関向けの講演・研修，その他ヤングケアラーが社会に広く認知されるための啓発活動を行っている
ヤングケアラー当事者・元当事者同士の交流会，家族会など
Yancle community（ヤンクルコミュニティ）【 URL : https://yancle-community.studio.site/ 】
チャットサービスの Slack を用いて当事者同士で相談や交流，情報収集・交換ができるオンラインコミュニティ．「返信不要の独り言」「悩みの相談」「仕事の相談」など，テーマごとに分かれたチャットルームで会話を行う．定期的に Zoom を用いてオンライン交流会も開催している
一般社団法人ケアラーアクションネットワーク協会【 URL : https://canjpn.jimdofree.com/ 】
ケアラー同士が対面で交流して親睦を深め，必要とする情報を交換し合う機会を提供．また，家族のケアをしている中学生や高校生がオンライン上で集まり，悩み事や学校での出来事，家族や友人との関係などを気軽に話し合える Zoom 会を開催している
みんなねっとサロン【 URL : https://minnanet-salon.net/service 】
精神疾患をもつ人を身内にかかえる家族が相談・情報交換を行うコミュニティサイト．家族会など対面の場にアクセスすることが難しい人でも，パソコンやスマートフォンから，似た経験をしている当事者とつながることができる

（続く）

（続き

ヤングケアラー当事者・元当事者同士の交流会，家族会など
ふうせんの会【 URL：https://ycballoon.org/index.html 】
家族のケアを担っている高校生以上のヤングケアラーまたは元ヤングケアラーのグループで，関西圏を中心に活動．当事者がケアに関することやさまざまな思いを気軽に吐き出せる居場所となっている．Zoom を通して関西圏以外から参加可能
わたしここライブラリー【 URL：https://kageyamaresearch.wixsite.com/watashikoko 】
主に小・中学校の教員が精神疾患の親をもつ子どもを理解し，支援する際の一助となる動画プログラム「私ここプログラム」などが閲覧できる
こどもぴあ【 URL：https://kodomoftf.amebaownd.com/ 】
精神疾患をもつ親に育てられた子どもの立場の人たちでつくっているコミュニティ．似たような境遇の立場の人たちが集まって 2，3 時間程度語り合う「集い」や 5 回 1 コースでじっくり振り返っていく「家族学習会」，自分の経験を語る「体験発表」がある．オンラインや対面で開催．拠点は 2024 年 2 月時点で東京，大阪，札幌，福岡，沖縄，岡山がある．現在も拠点は拡大中
相談先
児童相談所相談専用ダイヤル【電話番号：0120-189-783/受付時間：24 時間受付】
虐待の相談以外にも，子どもの福祉に関するさまざまな相談を受け付けている
24 時間子供 SOS ダイヤル（文部科学省）【電話番号：0120-0-78310/受付時間：24 時間受付】
いじめやその他の子どもの SOS 全般について 24 時間いつでも相談できる

b. 自治体に問い合わせ，ヤングケアラー支援に関わる機関につなぐ

- ヤングケアラーに関する取り組みはまだ十分に整備されていない．当該市区町村に問い合わせ，ヤングケアラー担当部署や，役所以外の司令塔機能を有する機関の有無，活用できる社会資源，子どもに伝えてよい連絡先などを確認する

セクシュアルマイノリティ(LGBTQ+)

1. 基本知識

- すべての人の性の要素には主に5つある. ①生物学的性別(外性器や内性器, 内分泌などの生物学的要素の性別), ②性的指向(恋愛や性愛の対象となる性), ③性自認(自分の性別をどう認識しているか), ④性表現(服装や髪形, しぐさなど, 自身のジェンダーを表現する性), ⑤与えられた性別(出生時に医師から診断された性別)
- 5つの性の要素は"白か黒"とはっきり定まるものではなく, それぞれグラデーションで表現される(右図)

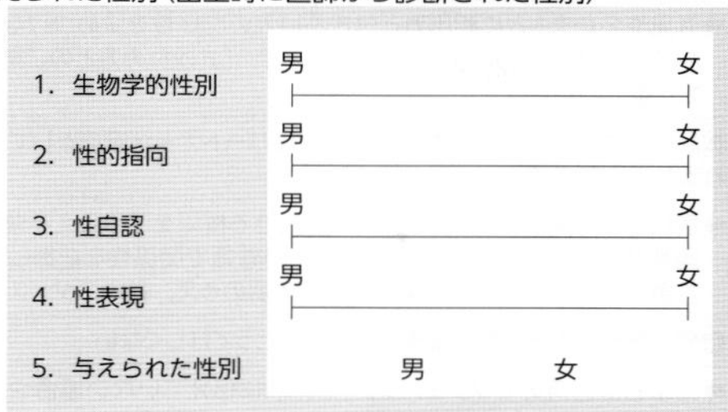

- セクシュアルマイノリティとは, 性のあり方に関して少数派である人のことを指し, この中にLGBTQ+(下記表)が含まれる. 性的指向, 性自認は自分の意思で自由に決められるものではない
- 日本ではLGBTQは人口の約3.3[32] ～10[33] %という調査もあり, 左利きの人と同じ割合と表現されることもある. また, 年齢や障害の有無は関係ないといわれている. そのため, 誰が当事者であってもよい関わりをする
- LGBTQ+を理解するには, 「出生時に男性, または女性とされた人は, 自身を男性, 女性として認識する」という性別二元論, 「男性は女性を, 女性は男性を恋愛対象とする」という異性愛主義から脱却する必要がある
- LGBTQ+に対して, 構えたり, 画一的な対応はしない. 性のあり方は1人ひとり異なることを理解する. 対応する際は, 対象者と対話をして, できる対応とできない対応や, 求められていることを話し合う

性の要素にもとづくLGBTQ+の定義

L	Lesbian(レズビアン)	性自認が女性で, 性的指向が女性に向く人
G	Gay(ゲイ)	性自認が男性で, 性的指向が男性に向く人
B	Bisexual(バイセクシュアル)	性的指向が異性・同性のどちらにも向く人
T	Transgender(トランスジェンダー)	出生時に与えられた性別と性自認が一致していない人(例:トランス女性は, 出生時に与えられた性別が男性で, 自認する性は女性の人のこと)
Q	Questioning(クエスチョニング)	自身の性のあり方を決めていない人, 決めなくてもよいと思っている人
+	+(プラス)	上記以外にも多様な性のあり方があることを表したもの

2. 当事者が直面しやすい困難と考えられる対応

大切に思っている人がいるが，その存在を打ち明けることができない

➡どの利用者に対しても家族やキーパーソンとなる人物に関して尋ねる時は，「パートナー/配偶者はいらっしゃいますか?」などジェンダーを規定しない表現を用いる．彼女・彼氏・妻・夫などの言葉は，本人がそのように表現しない限り，使用を控える

自分と付き添い人との関係性を伝えづらい

➡外見や名前をもとに利用者と付き添い人の関係性を決めつけない．「兄弟/姉妹の方ですか?」など，自分の推測にもとづく質問は避け，「お連れの方とのご関係性は?」などの開かれた質問をする

救急受診や入院が必要になった時，同性パートナーが家族として立ち会い，病状の説明を受けられるか不安である

➡病状説明を聞いたり，救急車に同乗できる権限を予め与える意思表示を示した書面を作成し，同性パートナーに所持してもらう．訪問看護で関係性を把握している場合は，関係性について救急隊や搬送先に伝えてよいか予め確認のうえ，在宅スタッフから伝えることも大切

自分に万一があった時，親族には連絡をとってほしくない

➡当事者は自身のセクシュアリティを親族に伝えていない場合や，それが原因で疎遠になっているケースが少なくない．緊急連絡先として，親族を安易に選ばず，本人の希望する連絡先を丁寧に聞き取る

パートナーと共有の財産をもてない，財産の相続の仕方がわからない，生命保険を受け取れないなど，法的な問題をどこに相談すればよいかわからない

➡法的な問題を抱えるセクシュアルマイノリティが，弁護士などへアクセスできる社会資源(p242)を案内する

性自認・性的指向に悩み，メンタルヘルスの問題を抱えているが，どこに相談すればよいかわからない

➡当事者は特にメンタルヘルスを害するリスクが高い．悩みを相談できるピアサポート団体(p242)などを紹介したり，場合によっては専門の医療機関につなぐ

救急車を呼んだ時に性同一性障害（性別違和）であることを理由に「どう対応したらよいかわからない」と言われ，搬送されるまでに時間がかかった

➡訪問看護で対象者のセクシュアリティを把握している場合には，救急搬送時の対応方法について話し合っておく．また，救急隊や搬送先に情報を共有してよいかや，共有できる範囲を確認し，本人の許可を得ておく

- 「性的指向および性自認を理由とするわたしたちが社会で直面する困難リスト（第3版）」(https://lgbtetc.jp/news/1348/) は，ハラスメントを含め，当事者が直面する社会における困難や生きづらさを理解するうえで役立つ

3. SOGIEとそれに配慮した対応

- p239のすべての人の性の要素である，性的指向(Sexual Orientation)，性自認(Gender Identity)，性表現(Gender Expression)の英単語の頭文字を合わせて“SOGIE(ソジ)”と表現する

a. SOGIEに配慮した対応の例

- SOGIEに関する差別禁止の方針を，施設内やウェブサイトの見えやすい位置に掲示する
- SOGIEの多様性を尊重するとともに，相手のSOGIEを決めつけない．どの人が当事者でもよいように普段から言動に注意することが大切
- 利用者からSOGIEについて開示された場合は，どの情報〔例：同性パートナーをキーパーソンにしたい，通称名を使いたい，清潔ケアは同性(または異性)のスタッフにお願いしたい，など〕を医療者間やカルテ記載で共有してよいかなどを確認する．当事者本人の同意なく，SOGIEに関する情報を第三者に伝えてはいけない

b. 職場でのSOGIEに配慮した対応の例

- セクシュアルマイノリティの理解者・支援者を表す，“アライ”(ally，味方・同盟を意味する英単語)であることを周囲に示したり，レインボーグッズを身につける
- 同性パートナーをはじめとした多様な家族が同等に福利厚生を使えるようにする
- トイレや更衣室は，当事者と相談のうえ，性自認に合わせたものを使えるようにする
- 採用において性別欄はなくす，または自由な記入式にする
- LGBTQ＋に関する研究会・勉強会を定期的に開催する

c. SOGIEハラスメントの例

- SOGIEに関するハラスメントは，医療者–利用者間だけでなく，医療者同士の間でも起こりうる
- 不適切な発言の例としては，下記に挙げるものなどがある．普段から自分の発言に気をつけ，誰もが心地よくコミュニケーションがとれるようにする

> - あの人って“そっち系”の人みたいだよ．オカマなのかな
> - ホモやレズ※のことはよくわからない，気持ち悪い
> - 「内緒で」ということで教えてもらったんだけど，あの人は昔男性だったみたいだよ
> - 男性のくせに，なよなよしてる/女性なんだから，おしとやかに振る舞ったほうがいい
> - 性別を変えたいと言われても困るな．そういうタイプの人はうちでは働けないよ

※オカマ，ホモ，レズはいずれも差別用語であるため，使用してはいけない

4. カミングアウトとアウティング

・カミングアウトとは，当事者が自身のセクシュアリティを開示すること
・アウティングとは，当事者の許可なくSOGIEに関する情報を第三者に話すこと．不用意な情報共有は信頼関係に関わるため，情報共有が必要な際には本人の許可（誰にどの範囲を共有するか）をとってから行う．ただし，自傷他害のリスクがある時は必要な機関に情報共有する

5. 相談・支援先，社会資源

よりそいホットライン【 URL : https://www.since2011.net/yorisoi/n4/ 】
同性愛や性別の違和感，アウティング，カミングアウトなど，性的指向や性自認に関する悩み事や困り事に関する相談を，電話・FAX・SNSチャットで無料で提供．当事者だけではなく，支援者の相談にも対応
特定非営利活動法人パープル・ハンズ【 URL : http://purple-hands.net/ 】
法律・制度，病気，介護，相続などの老後に関わる相談や勉強会，ライフプランニング相談（対面・電話）を実施し，セクシュアルマイノリティの老後を支援
一般社団法人にじいろドクターズ【 URL : https://www.nijiirodoctors.com/ 】
家庭医療・総合診療を専門とする医師で運営され，LGBTQ+と医療に関しての情報発信および医療職向けのピアサポートを提供
東京弁護士会：セクシュアル・マイノリティ電話法律相談【電話番号：03-3581-5515】
セクシュアルマイノリティが直面するあらゆる法律問題について，電話で直接弁護士に相談可．対応日時は，毎月第2木曜日・第4木曜日（祝祭日の場合は翌金曜日）の17：00〜19：00
大阪弁護士会：弁護士によるLGBTsのための電話相談【電話番号：06-6364-6251】
電話で直接弁護士に相談可．対応日時は，毎月第4月曜日の16：00〜18：00
カラフル@はーと【 URL : https://lgbtcath.com/ 】
セクシュアルマイノリティの当事者で，かつ，うつ病や発達障害（神経発達症），依存症などの精神疾患を抱える人たちのためのピアサポート団体．定期的に自助会などを開催し，居場所づくりを行っている
にじいろリハネット【 https://nijireha.wixsite.com/website 】
理学療法士，作業療法士，言語聴覚士で運営され，LGBTQ+と医療リハビリテーションに関する情報発信および医療職向けの研修会を開催

Memo

妊産婦

1. 産後うつスクリーニング

・次のa〜cすべての質問票を用いて，産後うつをスクリーニングすることが推奨されている．質問票はいずれも自己記入式

a. エディンバラ産後うつ病自己評価票（EPDS）（文献34，35より転載，一部改変）

・過去7日間の気分について，10項目を対象者自らに記入してもらう．産後4週目において，合計点が9点以上の場合に産後うつ病の可能性が高いと判断される

※採点のためのに（　）内に得点を示してるが，実際の質問票では（　）内は空欄とする

産後の気分についてお尋ねします．最近のあなたの気分をチェックしてみましょう．
今日だけでなく，**過去7日間**にあなたが感じたことに最も近い答えに○をつけてください．
必ず10項目全部に答えてください．

1．笑うことができたし，物事のおかしい面もわかった．	6．することがたくさんあって大変だった．
(0) いつもと同様にできた． (1) あまりできなかった． (2) 明らかにできなかった． (3) 全くできなかった．	(3) はい，たいてい対処できなかった． (2) はい，いつものようにはうまく対処しなかった． (1) いいえ，たいていうまく対処した． (0) いいえ，普段通りに対処した．
2．物事を楽しみにして待った．	**7．不幸せなので，眠りにくかった．**
(0) いつもと同様にできた． (1) あまりできなかった． (2) 明らかにできなかった． (3) ほとんどできなかった．	(3) はい，ほとんどいつもそうだった． (2) はい，ときどきそうだった． (1) いいえ，あまり度々ではなかった． (0) いいえ，全くなかった．
3．物事が悪くいった時，自分を不必要に責めた．	**8．悲しくなったり，惨めになった．**
(3) はい，たいていそうだった． (2) はい，時々そうだった． (1) いいえ，あまり度々ではない． (0) いいえ，そうではなかった．	(3) はい，たいていそうだった． (2) はい，かなりしばしばそうだった． (1) いいえ，あまり度々ではなかった． (0) いいえ，全くそうではなかった．
4．はっきりした理由もないのに不安になったり，心配した．	**9．不幸せなので，泣けてきた．**
(0) いいえ，そうではなかった． (1) ほとんどそうではなかった． (2) はい，時々あった． (3) はい，しょっちゅうあった．	(3) はい，たいていそうだった． (2) はい，かなりしばしばそうだった． (1) ほんの時々あった． (0) いいえ，全くそうではなかった．
5．はっきりした理由もないのに恐怖に襲われた．	**10．自分自身を傷つけるという考えが浮かんできた．**
(3) はい，しょっちゅうあった． (2) はい，時々あった． (1) いいえ，めったになかった． (0) いいえ，全くなかった．	(3) はい，かなりしばしばそうだった． (2) 時々そうだった． (1) めったになかった． (0) 全くなかった．

OINT

- 項目7〜10は特に重症度が高い産後うつ病の症状に当てはまるため，これらの項目の点数が高い場合は十分な注意が必要
- 各自治体の支援の仕組みも確認し，必要に応じて利用できるように援助する

. 育児支援チェックリスト (文献36より転載，一部改変)

- 育児支援体制や経済的・精神的な問題などについて聞き取り，問題点を把握するためのもの．それにより，早期の対応や支援につなげる
- 妊産婦のどの時期に使用してもよい．妊娠中に使用する場合は項目8，9は省略

あなたへ適切な援助を行うために，あなたのお気持ちや育児の状況について以下の質問にお答えください．あなたにあてはまるお答えのほうに，○をしてください．

	質問			
1	今回の妊娠中に，おなかの中の赤ちゃんやあなたの体について，または，お産のときに医師から何か問題があると言われていますか?	はい	いいえ	
2	これまでに流産や死産，出産後1年間にお子さんを亡くされたことがありますか?	はい	いいえ	
3	今までに心理的な，あるいは精神的な問題で，カウンセラーや精神科医師，または心療内科医師などに相談したことがありますか?	はい	いいえ	
4	困ったときに相談する人についてお尋ねします．			
	①夫には何でも打ち明けることができますか?	はい	いいえ	夫がいない
	②お母さんには何でも打ち明けることができますか?	はい	いいえ	実母がいない
	③夫やお母さんの他にも相談できる人がいますか?	はい	いいえ	
5	生活が苦しかったり，経済的な不安がありますか?	はい	いいえ	
6	子育てをしていくうえで，今のお住まいや環境に満足していますか?	はい	いいえ	
7	今回の妊娠中に，家族や親しい方が亡くなったり，あなたや家族や親しい方が重い病気になったり事故にあったことがありましたか?	はい	いいえ	
8	赤ちゃんが，なぜむずかったり，泣いたりしているのかがわからないことがありますか?	はい	いいえ	
9	赤ちゃんを叩きたくなることがありますか?	はい	いいえ	

c. 赤ちゃんへの気持ち質問票（文献 37 より転載，一部改変）

- 1 歳未満の子どもをもつ母親に記入してもらう
- カットオフ値はないが，通常は 0 点から高くても 4～5 点以内におさまる．得点が高いほど子どもへの否定的な感情が強い
- 各質問票の詳細は『妊産婦メンタルヘルスケアマニュアル』（日本産婦人科医会）で確認

※採点のためのに（ ）内に得点を示してるが，実際の質問票では（ ）内は空欄とする

あなたの赤ちゃんについてどのように感じていますか？ 下にあげているそれぞれについて，いまのあなたの気持ちにいちばん近いと感じられる表現に○をつけてください．

		ほとんどいつも強くそう感じる	たまに強くそう感じる	たまに少しそう感じる	全然そう感じない
1	赤ちゃんをいとおしいと感じる．	（ 0 ）	（ 1 ）	（ 2 ）	（ 3 ）
2	赤ちゃんのためにしないといけないことがあるのに，おろおろしてどうしていいかわからない時がある．	（ 3 ）	（ 2 ）	（ 1 ）	（ 0 ）
3	赤ちゃんのことが腹立たしくいやになる．	（ 3 ）	（ 2 ）	（ 1 ）	（ 0 ）
4	赤ちゃんに対して何も特別な気持ちがわかない．	（ 3 ）	（ 2 ）	（ 1 ）	（ 0 ）
5	赤ちゃんに対して怒りがこみあげる．	（ 3 ）	（ 2 ）	（ 1 ）	（ 0 ）
6	赤ちゃんの世話を楽しみながらしている．	（ 0 ）	（ 1 ）	（ 2 ）	（ 3 ）
7	こんな子でなかったらなあと思う．	（ 3 ）	（ 2 ）	（ 1 ）	（ 0 ）
8	赤ちゃんを守ってあげたいと感じる．	（ 0 ）	（ 1 ）	（ 2 ）	（ 3 ）
9	この子がいなかったらなあと思う．	（ 3 ）	（ 2 ）	（ 1 ）	（ 0 ）
10	赤ちゃんをとても身近に感じる．	（ 0 ）	（ 1 ）	（ 2 ）	（ 3 ）

〔吉田ら（2003）による日本語版〕

2. 母乳育児・離乳の支援

a. 母乳育児（直接授乳，搾乳，排気）の支援のポイント

■直接授乳

・児が母乳を飲みたがっている早期のサイン（左下表）[38] を母親に説明し，理解を促す
・児の哺乳方法が適切か観察し，必要に応じて指導する（右下図）

・頬に触るもののほうに口を向け，唇に触れるものに吸いつこうとして口を大きく開ける(探索反射)
・吸うように口を動かす
・吸う時のような音をたてる
・手を口にもっていく
・急速な眼球運動（レム睡眠時）
・クーとかハーというようなやわらかい声を出す
・むずかる

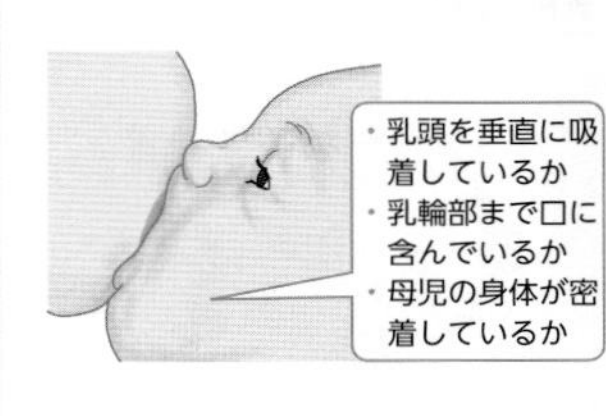

■搾乳

・適切な搾乳方法を看護師や助産師が実演し，母親が視覚的・感覚的に理解できるように工夫する

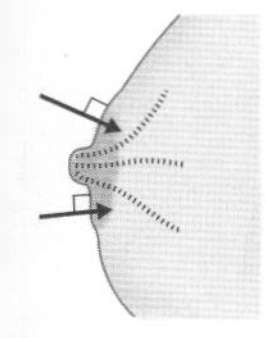
搾乳力の正しい方向(皮膚に直角)

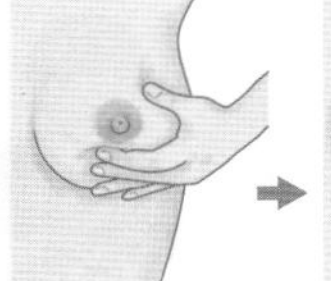
①中指と薬指で乳房を浮かせる

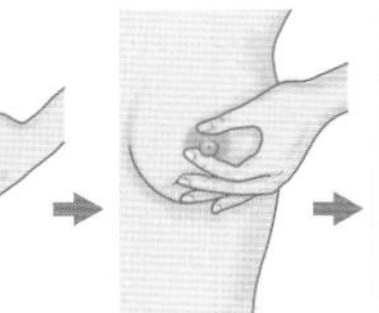
②母指と示指でしぼる

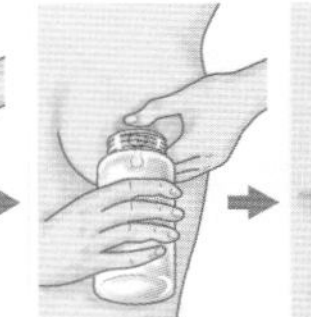
③前傾姿勢で乳汁を排出する

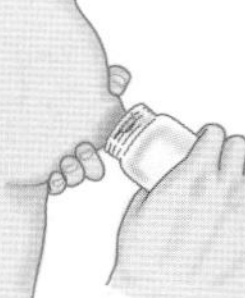
④乳汁を入れる

■排気

・授乳終了後，児の背部をさすりあげたり，軽くたたいたりして，排気を促す方法を指導する．排気時の体位は縦抱きにし，空気が上部に移動しやすくする（下記 a）
・母親が抱っこに不慣れな場合には，児がずれ落ちるリスクがあるため，大腿部にのせた状態で排気させる方法を説明する（下記 b，c）

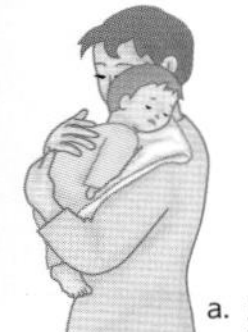
a. 児の顎部を肩にのせる

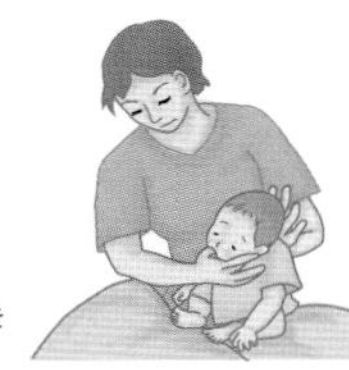
b. 児を大腿部にのせ，前傾させる

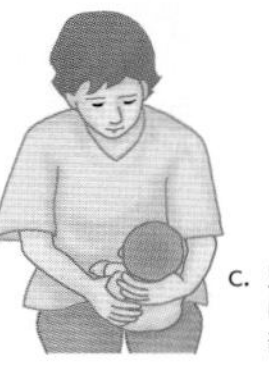
c. 児を大腿部にのせ，背部を支える

b. 乳房の形態に応じた児の抱き方

・乳房の形態によって母乳を飲ませやすい抱き方がある
・乳房の形態に応じて適切な抱き方を選択する．それにより，児の吸啜力が強まり，哺乳量の増加につながる
・授乳時の児の姿勢は，頭と耳・肩・腰が一直線になるようにし，ねじれがないようにする

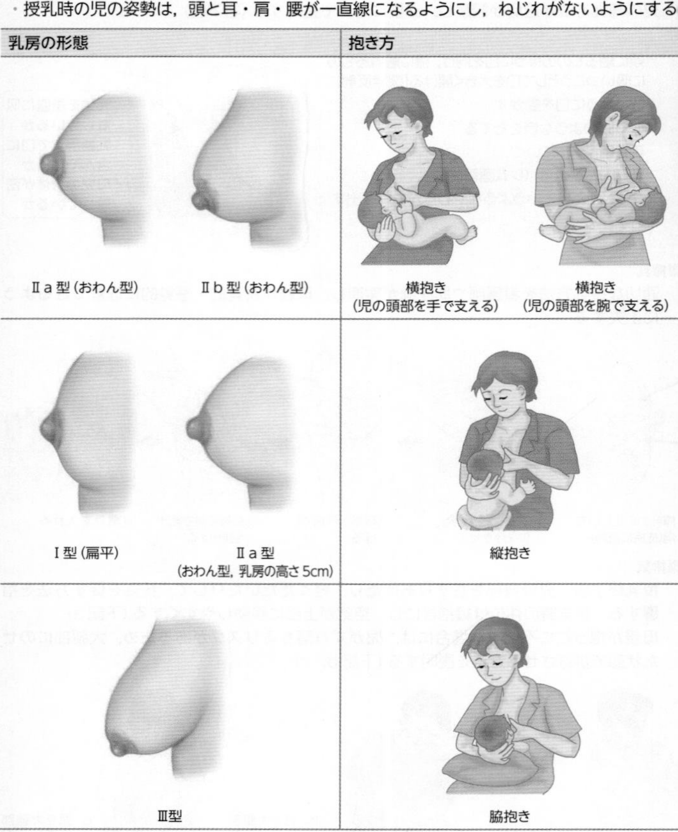

乳房の形態	抱き方
Ⅱa 型（おわん型）　Ⅱb 型（おわん型）	横抱き（児の頭部を手で支える）　横抱き（児の頭部を腕で支える）
Ⅰ型（扁平）　Ⅱa 型（おわん型，乳房の高さ 5cm）	縦抱き
Ⅲ型	脇抱き

c. 離乳の進め方の目安（文献 39 より転載，一部改変）

		離乳の開始 ━━━━━━━━━━━━━━━━━━━━━━━━━▶ 離乳の完了			
		以下に示す事項は，あくまでも目安であり，子どもの食欲や成長・発達の状況に応じて調整する			
		離乳初期 生後 5〜6 か月頃	離乳中期 生後 7〜8 か月頃	離乳後期 生後 9〜11 か月頃	離乳完了期 生後 12〜18 か月頃
食べ方の目安		・子どもの様子をみながら 1 日 1 回 1 さじずつ始める ・母乳や育児用ミルクは飲みたいだけ与える	・1 日 2 回食で食事のリズムをつけていく ・いろいろな味や舌ざわりを楽しめるように食品の種類を増やしていく	・食事リズムを大切に，1 日 3 回食に進めていく ・共食を通じて食の楽しい体験を積み重ねる	・1 日 3 回の食事リズムを大切に，生活リズムを整える ・手づかみ食べにより，自分で食べる楽しみを増やす
調理形態		なめらかにすりつぶした状態	舌でつぶせる固さ	歯ぐきでつぶせる固さ	歯ぐきで噛める固さ
1 回あたりの目安量					
Ⅰ	穀類 (g)	・つぶしがゆから始める ・すりつぶした野菜なども試してみる ・慣れてきたらつぶした豆腐，白身魚，卵黄などを試してみる	全がゆ 50〜80	全がゆ 90〜 軟飯 80	軟飯 80〜 ご飯 80
Ⅱ	野菜・果物 (g)		20〜30	30〜40	40〜50
Ⅲ	魚 (g)		10〜15	15	15〜20
	または肉 (g)		10〜15	15	15〜20
	または豆腐 (g)		30〜40	45	50〜55
	または卵 (個)		卵黄 1〜全卵 1/3	全卵 1/2	全卵 1/2〜2/3
	または乳製品 (g)		50〜70	80	100
歯の萌出の目安			乳歯が生え始める	1 歳前後で前歯が 8 本生えそろう	離乳完了期の後半頃に奥歯（第一乳臼歯）が生え始める
摂食機能の目安		口を閉じ取り込みや飲み込みができるようになる	舌と上顎でつぶしていくことができるようになる	歯ぐきでつぶすことができるようになる	歯を使うようになる

※ BLW〔赤ちゃん (baby) が主導 (led) の乳離れ (weaning) を意味する〕と呼ばれる離乳食の進め方が注目されている．BLW では，食べる量やペース，順番などを児自身が決める．詳細は日本 BLW 協会などの HP を参照

ホームエクササイズ

予防を目的としたホームエクササイズの指導

1. 脳卒中 (文献 40，41 をもとに作成)

・脳卒中の予防には，ウォーキングなどの有酸素運動や，筋力の維持・向上を目的とした簡単な運動が有効

a. ウォーキングのポイント

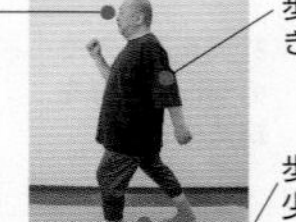

・歩行ペースは，息が少し速くなる程度とする
・歩行時間は約 10〜30 分を目安とする

b. 筋力の維持・向上を目的とした簡単な運動 (赤矢印：身体を動かす方向)

・各運動の目安：1 セット 10〜20 回で，3〜4 セット行う
・各動作は 5 秒かけてゆっくりと行い，5 秒保持し，5 秒で元に戻す
・痛みや疲労感を感じた場合は，無理をせず，速やかに中止するよう指導する

■腕伸ばし運動

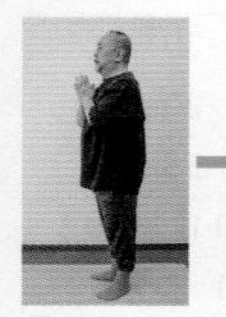
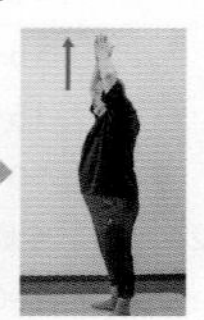

手掌を合わせ，天井へ付き上げる

■ブリッジ運動

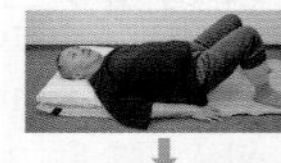
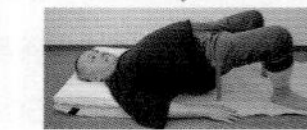

膝を立てた状態から，殿部を持ち上げる

■膝伸ばし運動

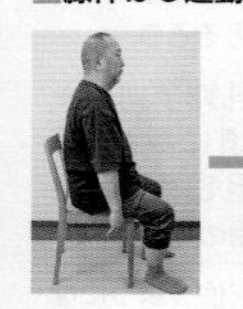
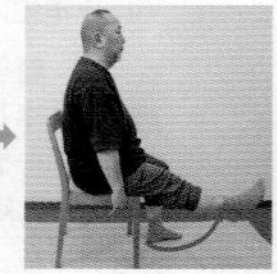

膝をまっすぐになるまで伸展する

■太もも上げ運動

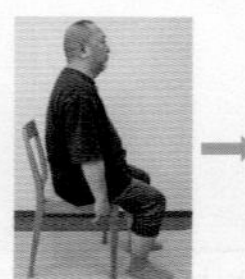
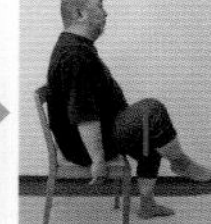

膝を胸に近づけるように持ち上げる

■踵上げ運動

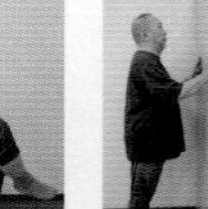
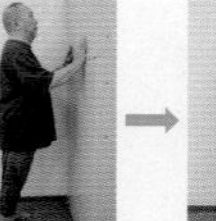
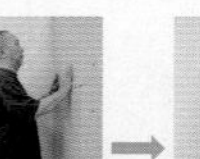
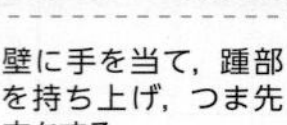

壁に手を当て，踵部を持ち上げ，つま先立ちする

※脳卒中になった後に実施する運動 (リハビリテーション) は，理学療法士などに相談する

腰痛 (文献 42 をもとに作成)

- 腰痛を予防する運動としては，臥位で実施するものと，座位で実施するものがある
- 各運動の目安：1 セット 10～15 回で，2～3 セット行う

. 臥位で実施する運動 (赤矢印：身体を動かす方向)

■お尻の持ち上げ運動

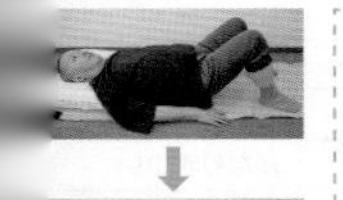

- 息を吐きながら殿部を 5 秒間持ち上げる
- 足部や大腿部ではなく，殿部に力を入れるように指導する

■お尻を伸ばす運動

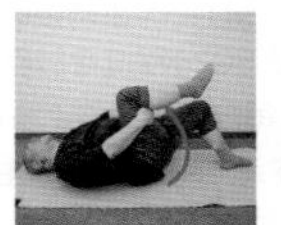

- 息を吐きながら，片足を抱えて膝を肩に近づけるようにし，20 秒間保持する．続いて，反対側も同様に行う
- 腹部の力を抜き，殿部や腰を伸ばすように指導する

■背中の運動

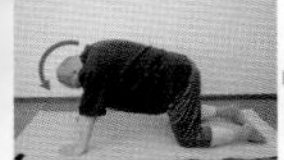

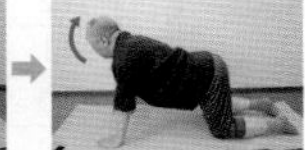

- 大きく息を吸いながら背中を丸めた後，息を吐きながら背中を反らせる
- 腰ではなく，胸部をしっかり動かすように指導する

b. 座位で実施する運動 (赤矢印：身体を動かす方向)

■前後運動

①

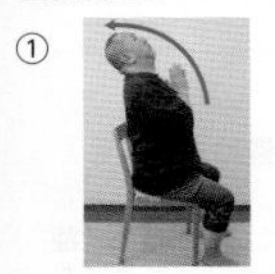

丸めたタオルを殿部の仙骨部に当たるように敷き，腰かける．手を胸の前で組む．息を吐きながら上体を後ろにもっていく

②

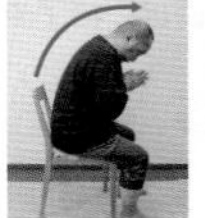

息を吸いながら上体を前にもっていく

■並行運動

①

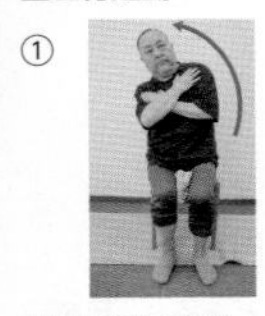

丸めたタオルを膝に挟む．肩の高さが変わらないようにしながら，左右のどちらかに体重をかけていく．バランスが崩れる直前のところで停止する

②

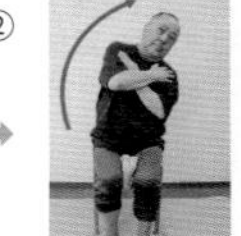

身体の中心部分を外側にもっていくイメージで，反対方向にもゆっくりと倒していく

■円を描く運動

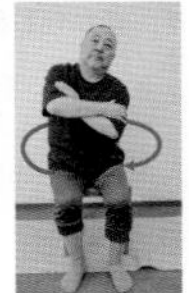

手を胸の前で組み，殿部で円をできるだけ大きく描く．この際，頭の位置は可能な限り変わらないようにし，体幹部分をしっかりと回す

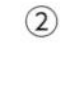

②

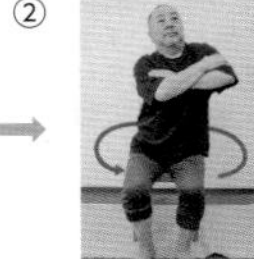

①と逆回転で円を描く．　苦手な方向(右前，右後，左前，左後)があれば，その方向へ重点的に動かす

3. 心筋梗塞・心不全 (文献 43 をもとに作成)

・心疾患の予防には，ウォーキングやエアロビクス，自転車こぎなどの有酸素運動や，筋力の維持・向上を目的とした簡単な運動が有効

a. 有酸素運動

・①ストレッチなどの準備体操 (5〜10 分程度)，②息が弾むくらいの運動 (20〜30 分程度)，③運動後の整理体操 (5〜10 分程度) を行い，全体で 60 分程度を目標とする
・週 3〜4 回，可能であれば毎日実施するように説明する
・食事前後 30 分は運動を控え，何か症状が生じた時は速やかに中止するように指導する
・運動の強さは，右のボルグ指数を目安とする．13 を "息がはずむくらいの運動" とし，運動中の自覚的運動強度が 11〜13 となるような運動を選択する

指数	自覚的運動強度
20	
19	非常にきつい
18	
17	かなりきつい
16	
15	きつい
14	
13	ややきつい
12	
11	楽である
10	
9	かなり楽である
8	
7	非常に楽である
6	

b. 筋力の維持・向上を目的とした簡単な運動 (赤矢印：身体を動かす方向)

・各運動の目安：1 セット 10〜15 回で，3 セット行う．頻度は週 3 回程度
・体力に合わせて 3 セットを 1 日 1〜3 回行う
・息はこらえず，回数を数えながら運動するように勧める
・バランスが不安定な時は，椅子や壁・手すりを持って行うように指導する

■体重を支える筋肉を鍛える運動

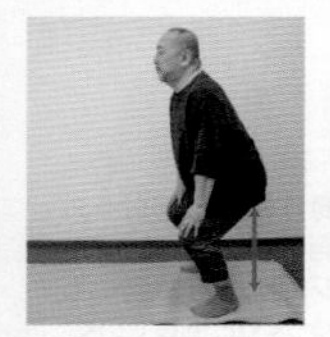

足を広げて立ち，スクワット運動を行う．膝をしっかり曲げ，ゆっくりと殿部を下ろす．膝を伸ばす時は，殿部をすばやく持ち上げる

■ふくらはぎの筋肉を鍛える運動

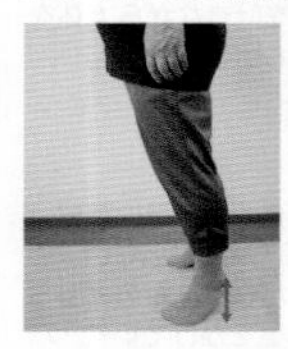

肩幅に足を広げる．踵部をしっかりと上げた後，ゆっくりと下ろす

■お尻の筋肉を鍛える運動

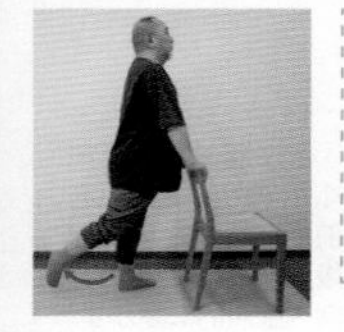

椅子などを持ち，足を後ろにゆっくりと上げる．この際，身体が前方に倒れないように注意する．無理をせず，動かせる範囲で行う

■足を開く筋肉を鍛える運動

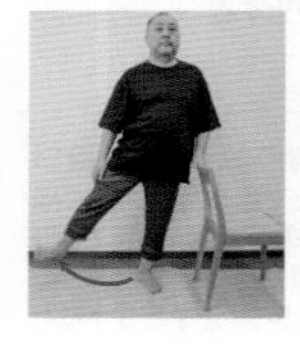

椅子などを持ち，足をゆっくり外に開く．無理をせず，動かせる範囲で行う

.糖尿病とその合併症 (文献 44 をもとに作成)

・糖尿病の悪化や合併症の予防には，有酸素運動や筋力トレーニングが有効

. 有酸素運動

・有酸素運動 (例：ウォーキング，エアロビクス，自転車こぎ) は 1 日 20〜30 分程度を目標とする

・足に痛みがある人には，ペットボトル腕振り運動などを勧める

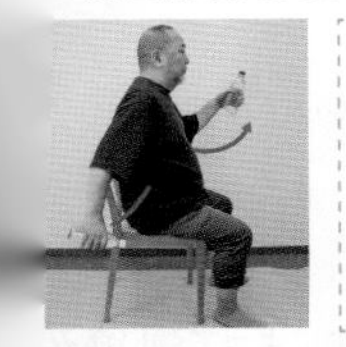

端座位をとる．500mL のペットボトル 2 本に水を入れ，両手で持つ．ペットボトルを前後に交互に振る．水の量を増減することで負荷を調節できる

・薬物療法中は食前の運動は控えるように指導する

b. 筋力の維持・向上を目的とした簡単な運動 (赤矢印：身体を動かす方向)

・各運動の目安：1 セット 10 回から始め，3〜4 セットを目標とする

■膝伸ばし運動

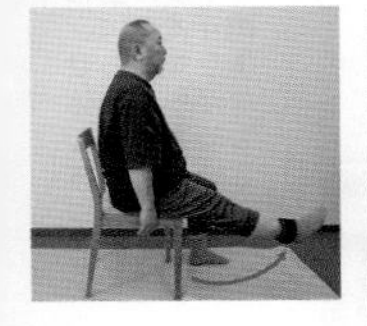

端座位をとる．片方の膝をゆっくりとまっすぐ伸展する．伸ばしきったところで 3 秒間保持し，ゆっくりと下ろす．余裕がある場合には，重錘バンド (1kg 程度) を足首に巻くとよい

■踵上げ運動

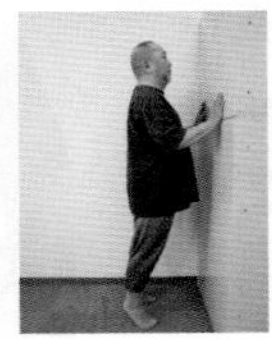

できるだけ膝を伸展したまま，踵部を上げて背伸びをする．バランスを崩し，倒れるリスクがある時は，壁などを支えにして行う

■スクワット

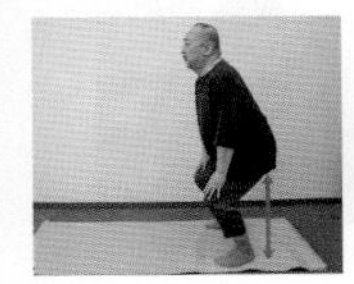

立位をとる．正面を見ながら，殿部を後方に突き出すように膝を屈曲する．バランスを崩し，倒れるリスクがある時は，机などにつかまって行う

疾患・症状に合わせたホームエクササイズの指導

1. 肩関節周囲炎 (文献 45 をもとに作成)

- 肩関節周囲炎は 3 つの病期 (①炎症期：安静時や夜間にも痛みが生じ，拘縮が徐々に進行，②拘縮期：関節可動域が狭くなり，肩を動かしづらくなるが，痛みは軽快，③寛解期：拘縮が徐々に軽減され，肩の動きが改善) をたどり，1～3 年くらいの経過で回復する
- 病期によって指導する運動は異なる

a. 炎症期

- 痛みが強い時は，楽な姿勢で安静を保つ
- 寝ている時は，可能な限り患側を下にしないようにする

b. 拘縮期 (赤矢印：身体を動かす方向)

- 痛みが軽快したら，少しずつ無理のない範囲で動かしていく．運動によって強い痛みが生じる場合には，上記「a. 炎症期」の対応を行う
- 各運動の目安：1 セット 10～15 回で，1 日 2～3 セット行う

■振り子運動

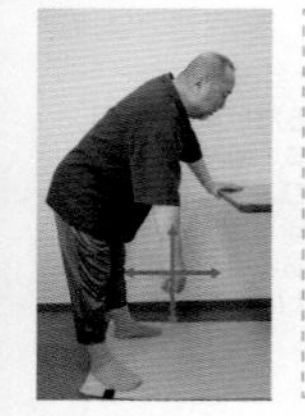

前傾姿勢をとり，片方の手を机などの上に置き，身体を支える．もう一方の手を垂らし，リラックスした状態で前後左右に揺らす

■テーブル運動

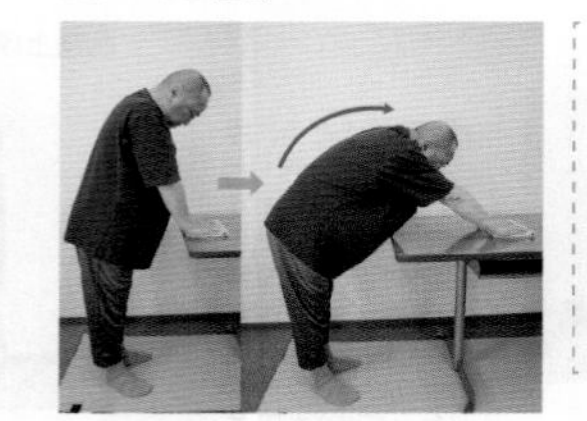

タオルの上に両手を置く．手をすべらせながら，身体を前方に倒していく．身体を元の位置にゆっくりと戻す

■膝上運動

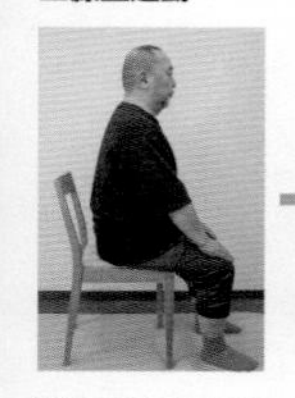

膝の上に手を置く．大腿部をすべらせながら，手を腰に当てる．手を元の位置にゆっくりと戻す

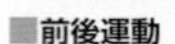

■前後運動

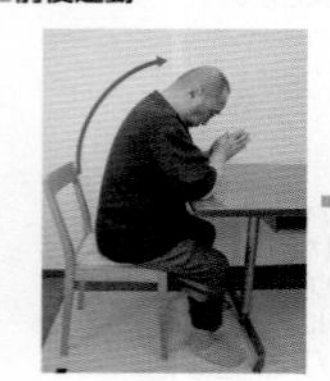

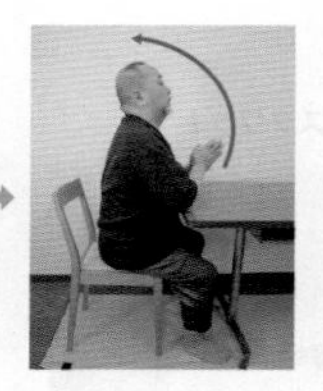

肘を机の上につく．息を吐きながら，腹部をへこませるようにして背中を丸める．次に，息を吸いながら，肩甲骨を寄せるようにして胸部を突き出す

■左右運動

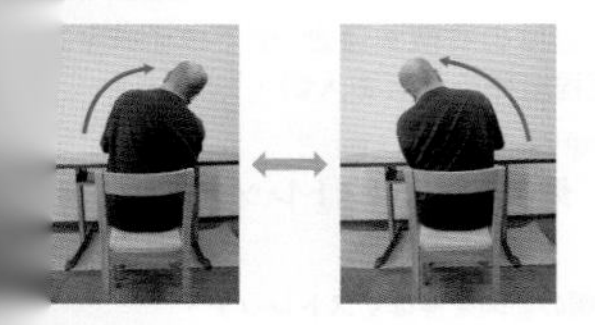

机に肘をつく．息を吐きながら，上体を右に倒す．この際，上体の左側をCの形にするように意識する．同様に，上体を左に倒し，反対側を伸展する

c. 寛解期（赤矢印：身体を動かす方向）

・痛みがなくなり，拘縮が軽減してきたら，運動を積極的にゆっくりと行う．運動によって，肩に痛みや強い動かしづらさを感じる場合は，無理をせず，前記「a. 炎症期」「b. 拘縮期」の対応・運動を行う

・各運動の目安：1セット10〜15回で，1日2〜3セット行う

■Y-W運動

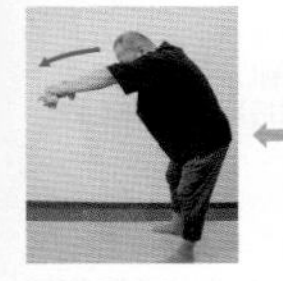

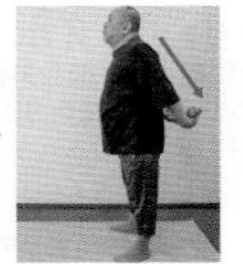

両手を斜め上45度に広げ，Yをつくる．両肘を腋窩につけ，Wをつくる．この際，肩甲骨を寄せることを意識する

■前後運動

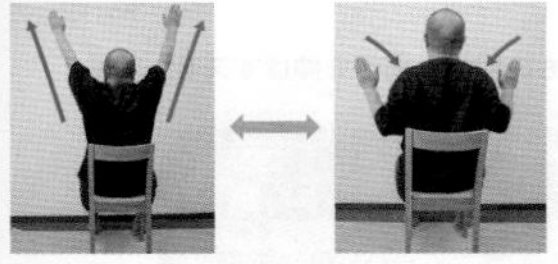

肩幅程度の位置でタオルを持つ．息を吐きながら，腕を前方に伸ばし，骨盤は後方に引いて背中を丸める．次に，後ろでタオルを持つ．息を吸いながら，肩甲骨を寄せるようにして胸部を突き出す

■左右運動

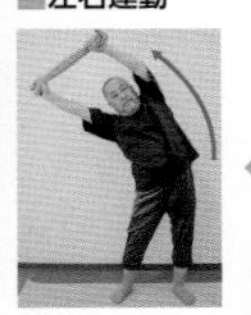

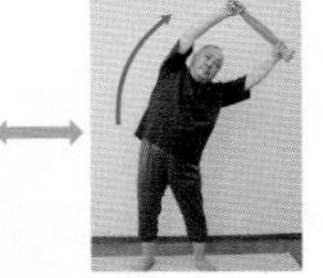

タオルを引っ張り，持ち上げる．息を吐きながら，上体を右に倒す．この際，左側の骨盤から側腹部を伸展するように意識する．同様に，上体を左に倒し，反対側を伸展する

■ねじり運動

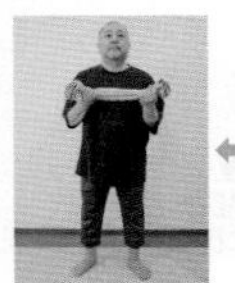

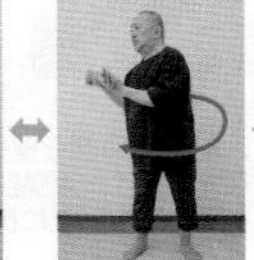

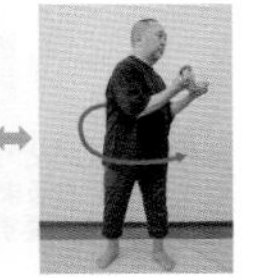

腋窩を閉じ，肘を曲げた状態でタオルを持つ．息を吐きながら，身体をゆっくりとねじる．同様に，身体を反対側にゆっくりとねじる

2. 変形性膝関節症 (文献 46 をもとに作成)

- ストレッチ・トレーニング以外にも，少し疲れる強度の有酸素運動 (例：ウォーキング，ラジオ体操，サイクリング) を 30 分，週 2 回程度行うことも大切

a. 膝関節の可動域を大きくするストレッチ (赤矢印：身体を動かす方向)

- 各ストレッチは無理のない回数でゆっくりと行う．健側も同様にストレッチする
- 痛みやつらさを感じる場合は速やかに中止する

■膝の曲がりをよくするストレッチ

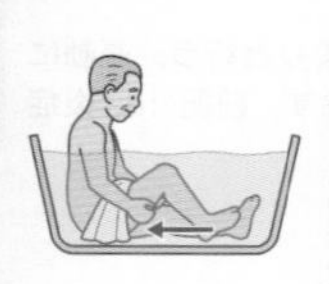

踵部を床につけたまま膝を屈曲し，しっかり屈曲したところで 5 秒保持する．反対側も同様に行う

■太ももの裏側の筋肉を伸ばすストレッチ

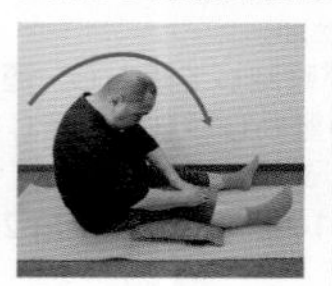

下肢をクッションなどの上に置き，両手を膝の上に乗せる．背筋をまっすぐに伸ばしたまま，上体を前に倒してその姿勢を 30 秒保持し，ハムストリングスを伸展する．反対側も同様に行う

■ふくらはぎの筋肉を伸ばすストレッチ

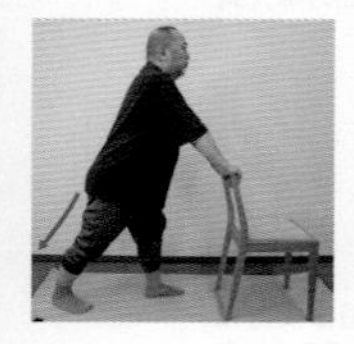

椅子などをつかむ．前に出した下肢の膝を屈曲し，後ろに引いた下肢の下腿三頭筋を伸展する (この姿勢を 30 秒保持)．反対側も同様に行う

■太ももの内側の筋肉を伸ばすストレッチ

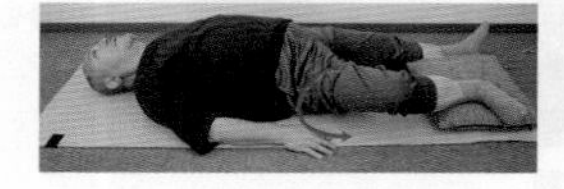

仰臥位をとる．片方の下肢をクッションなどの上に置く．下肢を外側へ倒し，内転筋を伸展する (この姿勢を 30 秒保持)．反対側も同様に行う

b. 膝関節を支える筋肉を鍛えるトレーニング (赤矢印：身体を動かす方向)

- 各トレーニングの目安：1 セット 15〜20 回で，2〜3 セット行う．それぞれの動作は 3 秒程度で行う
- 「強度強め」は，理学療法士や医師に相談してから行う
- 痛みやつらさを感じる場合は速やかに中止する

■太ももの前の筋肉を鍛えるトレーニング

強度低め

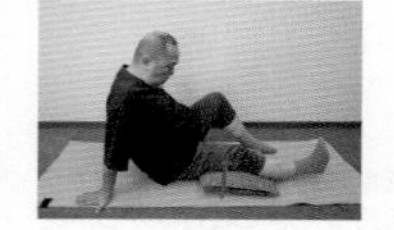

両膝を立てて座位をとる．クッションを押しつぶしながら，片方の下肢の大腿四頭筋を伸展した後，戻す．反対側も同様に行う

強度強め

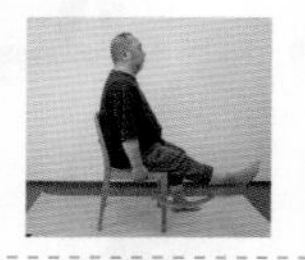

端座位をとり，両手で座面を握る．膝がまっすぐになるまで持ち上げ，大腿四頭筋を伸展した後，戻す．反対側も同様に行う

■太ももの外側の筋肉を鍛えるトレーニング

強度低め

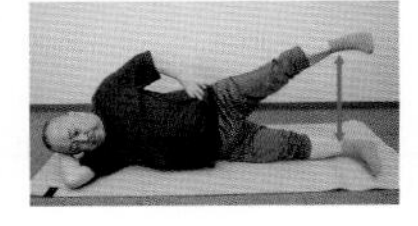

側臥位をとる．上側の下肢を持ち上げ，大腿外側面の筋を伸展した後，戻す．この際，下側の下肢は少し屈曲させ，バランスをとる．反対側も同様に行う

強度強め

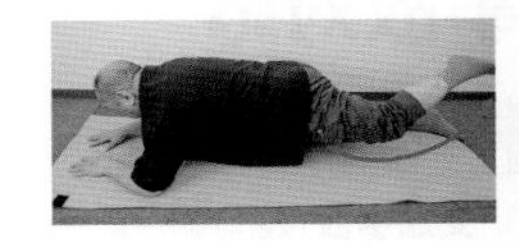

四つ這い位をとり，片方の下肢を持ち上げる．持ち上げたら，胸のところまで下肢を引き戻す．反対側も同様に行う．床についた膝が痛い場合はクッションなどを敷く

■太ももの裏の筋肉を鍛えるトレーニング

強度低め

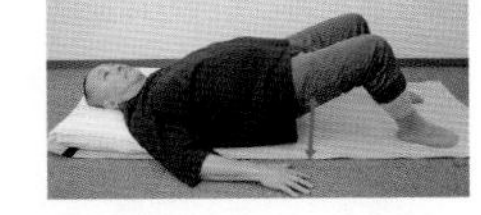

仰臥位をとり，膝を90度程度に屈曲する．膝・殿部・胸部一直線になるように腰を持ち上げ，ハムストリングスを伸展した後，戻す

強度強め

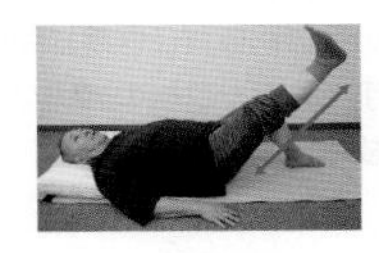

仰臥位をとり，膝を90度程度に屈曲する．片方の下肢を伸展し，まっすぐになるまで持ち上げた後，戻す．反対側も同様に行う

■足全体の筋肉を鍛えるトレーニング

強度低め

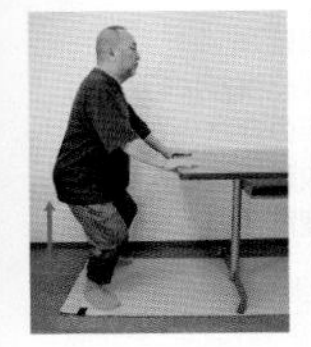

立位をとる．足を肩幅く程度に広げ，つま先は少し外側に向ける．両手を机などの上に置ながらき，殿部を下ろした後，戻す

強度強め

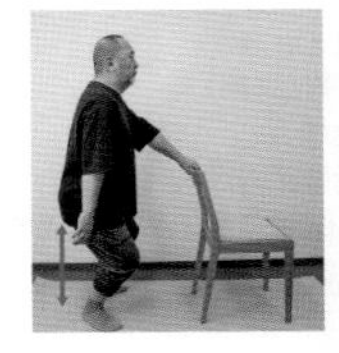

立位をとる．足を肩幅く程度に広げ，つま先は少し外側に向ける．片手で椅子などをつかみながら，殿部を下ろした後，戻す

事故対応

事故対応の流れ

1. 交通事故 (文献 47 より転載，一部改変)

1 相手・スタッフの生命救済・治療優先
2 事故の程度の判断➡①人身事故 ②器物破損 ③なし
3 警察への連絡➡どんな小さな事故でも必ず事故証明書をとる
4 管理責任者への連絡
5 保険（自転車・自動車）に関係する時は，保険会社の担当者に連絡
6 その他の賠償責任保険に関係する時は，管理責任者を通して会社に連絡
7 相手・スタッフへの適切なフォロー
8 事故報告書を作成

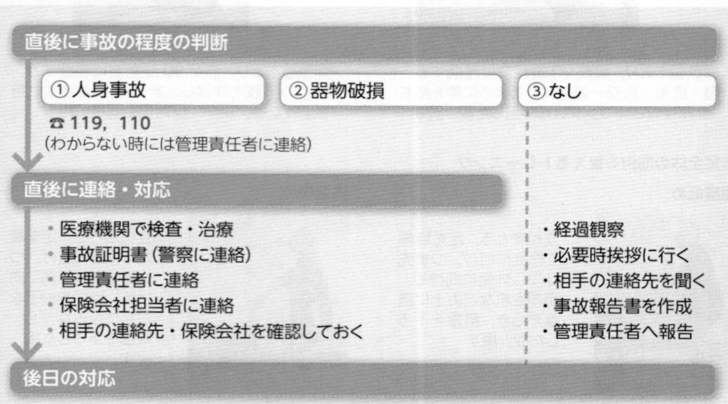

・保険が関係する場合は，保険会社の担当者の指示に従う
　・医療費の負担（自賠責か労災か，その他），自動車・自転車の修理代の負担や修理場所，塀や備品の修理代の負担
・相手方に面会・挨拶（・謝罪）
　・責任関係がはっきりしない時は謝罪しない，お金の交渉は保険会社同士で行う旨を伝える
・当事者スタッフのフォロー
　・落ち込まないように，落ち着くように声がけ，事故報告書を一緒に作成

POINT

- どんなに小さな交通事故でも，警察へきちんと届け，必ず「事故証明書」をもらうようにする
- 当事者ではなく，管理責任者がその日のうちに相手方へ出向き，挨拶（・謝罪）を行う．ただし，責任関係がはっきりしない時は謝罪しないことが望ましい

2. 針刺し（文献48より転載，一部改変）

直後の対応（利用者宅で直ちに）

1. 直ちに傷口を流水で洗い流す
2. 直ちに管理責任者に報告，責任医師に連絡する
3. 当事者スタッフ，利用者の血液情報を確認（1年以内の検査結果は有効）または利用者に血液検査を実施することの同意を得る（※事前の同意書が必要）

事後の対応（後日，行った検査結果についての取り扱い）

1. 利用者の血液検査の結果を責任医師が確認し，当事者スタッフと管理責任者に必要な対応を指示する
2. 責任医師または管理責任者から，利用者の主治医に検査結果を報告

利用者の血液検査

1. 下記について利用者の血液情報を入手する
   a. HIV抗体　b. HBs抗原　c. HCV抗体
2. どれか1つでも不明なものがあれば利用者の採血をして検査を実施する
   ※利用者に説明し，承諾書にサインをもらうこと
   主治医と被事故者の責任で

［検査項目と方法］

- HIV抗体…迅速測定キット使用→15分で判定可
- HBs抗原…迅速測定キット使用→15分で判定可
- HCV抗体…通常の検体検査

※検査費用の負担は検討する．スタッフは労災で負担

利用者の血液情報の入手，採血までを，針刺し発生後30分以内を目標に行うこと！

利用者がHIV抗体(+)ならp260へ，HBs抗原(+)ならp261へ，HCV抗体(+)ならp262へ，いずれも(−)ならばとりあえずスタッフの採血のみ実施

a. 針刺し（HIV 感染の可能性がある場合）

1 応急手当
- 傷口を流水で洗い流す

2 管理責任者，提携医療機関に連絡
- 事故の状況，48 時間以内の所在場所と連絡先を報告する

3 血液情報把握
- 利用者・スタッフ双方について！

HIV 感染の可能性がある場合の対応のポイントと流れ

利用者が HIV 抗体陽性と判明している場合

- 当事者スタッフは直ちに指定医療機関を受診（採血）する．また，できるだけ早期に予防服用

受診医療機関名： ________________________________

電話番号： ________________________________

❶責任医師に連絡し，当事者スタッフへ説明してもらう
❷担当病院に連絡し，直ちに来院
❸被事故者が女性の場合，妊娠反応（尿検査）を行う
（ただし，妊娠の可能性がまったくない場合は省略してよい）
❹抗 HIV 薬の予防服用について決定する
・服用する場合の承諾書
・服用拒否に関する承諾書
❺抗 HIV 薬の予防服用を開始する
・開始の場合は，できるだけ早く服用を始める（事故から 2 時間以内）
❻ 2 回目の服用は，8 時間以内
※以後の服用は，責任医師と相談したうえで
❼利用者へのインフォームド・コンセントを責任医師が行う（同意書）
❽スタッフへの対応はすべて労災扱い

利用者の情報が不明な場合

- 血液検査の実施については，よく協議して対応を検討する

POINT

- 在宅では感染症の情報を入手することが難しい場合が多く，また在宅療養中に検査をすることもあまりない．そのため，入退院を経る場合は，その医療機関からのサマリーの記載もしくは問い合わせにて確認を行うことが望ましい

b. 針刺し（B 型肝炎感染の可能性がある場合）

1 応急手当
- 傷口を流水で洗い流す

2 管理責任者，提携医療機関に連絡
- 事故の状況，48 時間以内の所在場所と連絡先を報告する

3 血液情報把握
- 利用者・スタッフ双方について！

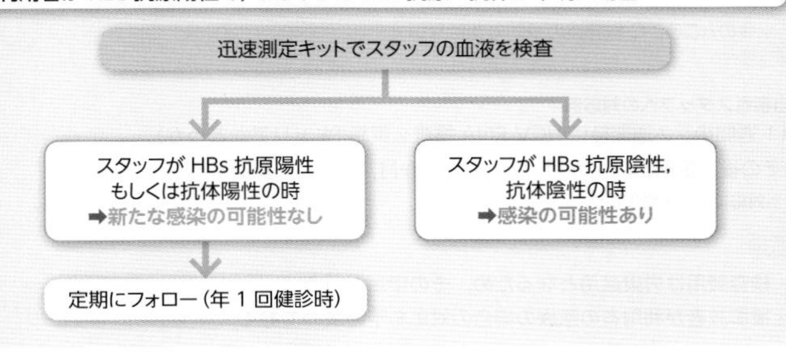

4 感染の可能性が判明した場合

❶事故後，48 時間以内の抗 HBs 人免疫グロブリンを注射する

❷ HB ワクチンを注射する

※対応はすべて労災扱い

POINT

- B 型肝炎は，直ちに対応すれば感染を予防できる．事故後 48 時間以内の注射の実施など，迅速に対応できるようにするためにも，血液検査のことも含め，連絡・相談できる医療機関を決めておくことが重要

c. 針刺し（C 型肝炎感染の可能性がある場合）

1 応急手当
・傷口を流水で洗い流す

2 管理責任者，提携医療機関に連絡
・事故の状況，48 時間以内の所在場所と連絡先を報告する

3 血液情報把握
・利用者・スタッフ双方について！

C 型肝炎感染の可能性がある場合の対応のポイントと流れ

血液情報にて利用者が HCV 抗体陰性，
当事者スタッフが HCV 抗原・抗体のどちらかが陽性の場合

・感染の危険なし

利用者の HCV 抗原・抗体が不明の場合

・利用者の血液検査を実施

利用者が HCV 抗体陽性で，スタッフの HCV 抗原・抗体が不明，または抗体が陰性

※今のところ，C 型肝炎の予防対策はない

■当事者スタッフへの対応例

❶ 1 週間後，2 週間後に HCV RNA 検査を実施（キャリアかどうか）
❷その後，定期的に 1 か月，2 か月，3 か月，6 か月に採血する
※対応はすべて労災扱い

POINT

・検査費用は労災適用となるため，その申請を行う
・被事故者が利用者の家族の場合の対応も予め決めておく

3. 盗難・紛失・情報漏洩・破損事故 (文献 49 より転載，一部改変)

a. 利用者に被害が及ぶ場合 (備品破損，個人情報漏洩など)

・スタッフが原因で相手に被害を与えてしまった場合➡全面的にこちらの負担で補償する

【例】

・利用者宅の鍵の紛失➡鍵を変更し，その料金は事業所で負担
・カルテの紛失➡その旨を利用者に伝え，謝罪する
・車いすの破損➡可能ならば，保険で修理
・原因がはっきりしない場合➡利用者・家族と話し合いをする

b. スタッフ・ステーションが被害に遭う場合 (盗難，備品破損・紛失など)

・ステーションへの泥棒，自転車の盗難など➡警察に被害届を出す
・その他の盗難は臨機応変に
・ステーションの備品の破損・紛失の場合➡管理責任者の報告書を提出する

連絡先	警察署	
	電話番号：	担当者氏名：

連絡先	警備会社	
	電話番号：	担当者氏名：

POINT

・個人情報保護に関するトラブルは最も起こる可能性がある．スタッフが紙カルテを持ち歩く場合，紛失のリスクが常にあるため，起こった際の対応や予防などの策を講じておく (p302)
・タブレット端末やスマートフォンなどから電子カルテを閲覧する場合，衆目のある公共の場で利用しないこと，またロックがかかっていることが大切

4. 利用者の自殺

1. 110 番または 119 番に連絡
2. 事業者の管理責任者に連絡
3. 主治医に連絡
4. 家族に連絡
5. ケアマネジャーなど関連機関に連絡
6. 自殺の原因などについて関係者と話し合い，次の教訓を引き出す努力をする

緊急対応

緊急対応の全体の流れとポイント

※下記の内容はあくまで一般的な緊急対応の流れを示したものである．スタッフや主治医と話し合い，ステーションごとで方針を取り決め，それに沿って対応することが重要

1. 電話での初期対応

・具体的な情報収集，カルテ 1 号記録の確認などを行い，緊急訪問の必要性を判断する

□利用者の氏名 (フルネーム)
□電話しているのは誰か (利用者本人か，家族か)
□現病歴
　・主訴
　・ABCDE (p267) の確認
　・具体的な本人の状態⇒ OPQRST (p272) で聴取
□次のアクションまでに本人や家族でできることの提示

・緊急訪問が必要と判断した場合には，到着予定時刻を伝える．その際，利用者の状態に応じて本人が安全に待機できるようにするための方法を伝える〔例：嘔吐を生じている場合には顔を横に向けるようにする (嘔吐物による窒息の予防)，呼吸困難を訴える場合には起座位をとらせたり，側臥位で枕を抱かせたりするなど楽な姿勢を保つようにする，床に倒れて起き上がれない場合には無理に動かさない，など〕
・呼吸が停止している，呼びかけても全く反応しないなど，緊急を要する内容であれば，連絡してきた家族・関係者に直ちに救急要請をするように伝える

2. 緊急訪問での対応

・**ABCDE アプローチによる対応** (p267) を迅速に行う

1. 第一印象の評価を素早く行い，緊急度を把握する
2. 一次評価にて生命危機にあるか否かを判断する．ABC に異常があれば医師 (・救急隊) に直ちに連絡する．必要に応じて，蘇生を実施
3. 二次評価にて病歴聴取を行う．また，バイタルサインを測定し，視診・聴診・触診・打診などのフィジカルイグザミネーションを全身的に行う
4. 一次評価・二次評価による情報収集を行った後，医師に連絡し，指示を仰ぐ

3. 利用者の救急搬送―救急要請をした場合

a.「119 番」通報で指令員から聞かれること

消防庁の指令員	通報者 (看護師)
①消防庁です．火事ですか，救急ですか?	救急です
②救急車が向かう住所を教えてください	◇◇区△△町□-☆です
③どうしましたか?	※利用者の主訴と現病歴を伝える．医師による指示があれば，その旨も伝える
④お名前を教えてください (電話番号も教えてください)	○○ステーションの看護師××です (電話番号は○○○−○○○○−○○○○です)

b. 到着した救急隊に伝えること

□利用者の状態
- ABCDE アプローチによる対応 (p267) で得られた情報

□かかりつけ医の情報
- 受診しているかかりつけ医の病院・診療科
- 電話番号

□緊急連絡先
- 家族・関係者の電話番号など

□自分の所属・連絡先
※名刺を渡すとよい

c. 救急搬送時に持っていったほうがよい物のリスト

□保険証
□お薬手帳，薬情 (できれば 2〜3 日分の薬)
□お金 (入院ではなく帰宅となった場合の交通費など)
□本人の靴

d. その他

- 救急隊から搬送先の病院を確認しておく
- 訪問看護ステーションなどに状況を報告する
- 落ち着いた時点で連絡をしてもらうように家族に伝えておく

4. 緊急訪問した後の対応 (文献50をもとに作成)

□ (同居していない) キーパーソンへのフォロー
- 緊急対応時の状況や本人の状態，その後の経過などを報告し，情報共有する

□主治医との連携
- 緊急対応時の状況や本人の状態，その後の経過などを報告し，情報共有・連携する

□ケアマネジャーとの連携
- 本人の状態について，専門用語を使用せず，わかりやすい言葉で説明する
- 他職種に共有してほしい内容や，介護保険サービスで行ってもらいたいことを具体的に説明する
- 必要を要するサービスや環境調整の提案・相談をする

□ヘルパーへの連絡
- ヘルパー事務所へ連絡を入れ，情報共有する
- 連絡がつかない場合には，利用者宅に緊急対応時の状況や本人の状態，看護師の連絡先などを記したメモを残しておく

□ (自身が担当していない利用者に対応した場合) 担当看護師との連携
- 情報共有し，引継ぎを行う

Memo

ABCDE アプローチによる対応 (文献 51 をもとに作成)

- 第一印象の評価→一次評価→二次評価の流れで進める

1. 第一印象の評価

- A (気道), B (呼吸), C (循環), D (中枢神経障害), E (体温) を 3〜5 秒で評価し, 緊急度を把握する
- 「わかりますか？」などと呼びかけ, 発語の様子から気道 (A) の異常または中枢神経障害 (D) の有無を確認する. 同時に, 前頸部や胸部に目を向けて呼吸 (B) の状態を観察し, 手で末梢の皮膚や脈に触れて循環 (C) と体温 (E) を確認する

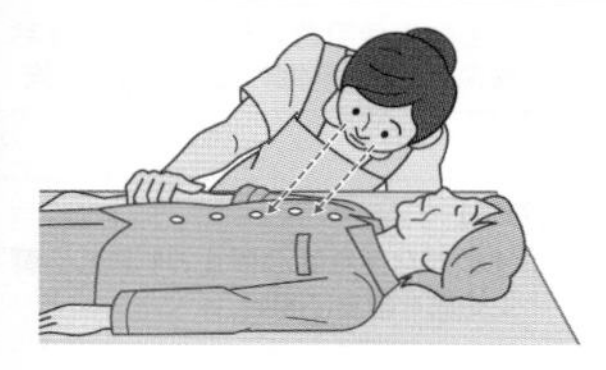

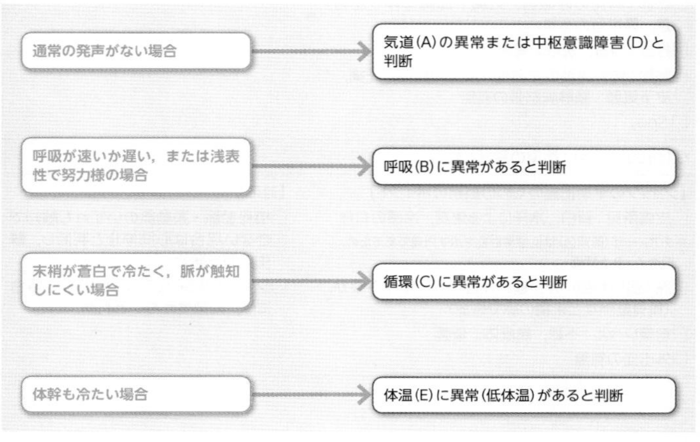

➡ 一次評価に進む

2. 一次評価

・第一印象の評価後，ABCDE アプローチにて生命危機にあるか否かを判断し，異常があれば医師に連絡する．必要であれば，蘇生処置を実施

A (airway)：気道の評価と対応		
【観察のポイント】 □陥没呼吸，シーソー呼吸，気管牽引の有無 □顔面・口腔における創傷，腫脹，熱傷，異物，出血の有無 □血液やその他の分泌物などによる口腔内の異常音，喘鳴，嗄声の有無	➡	【気道閉塞/閉塞のおそれがある場合の対応】 □下顎挙上法による気道確保 □吸引，異物除去 □頸椎保護 □在宅酸素使用者であれば，その在宅酸素でできる範囲の酸素投与を実施

B (breathing)：呼吸の評価と対応		
【観察のポイント】 □視診：呼吸数，呼吸様式，胸郭運動の左右差，胸壁の変形・動揺，呼吸補助筋（胸鎖乳突筋など）の使用の有無 □聴診：両側の呼吸音，気胸や血胸に伴う左右差，異常音の有無 □打診：鼓音，濁音の有無 □触診：胸郭運動の左右差，胸壁の動揺，圧痛，皮下気腫，頸静脈怒張の有無 □ Sp_{O_2}	➡	【対応】 □呼吸がなければ心停止と判断し，蘇生処置を直ちに開始

C (circulation)：循環の評価と対応		
【ショックの早期把握のための観察のポイント】 □皮膚所見：蒼白，冷汗による湿潤，冷感の有無 ※チアノーゼ（暗紫色）は低酸素血症を示す所見であるため，再度 A・B を評価 □脈：弱いか強いか，速いか遅いか，整か不整か（橈骨動脈など末梢の脈で確認） □意識レベル：不穏，無反応，昏睡 □外出血の有無	➡	【対応】 □橈骨動脈・頸動脈のいずれも触知できない場合は心肺停止と判断し，蘇生処置を開始 □ショックの 5P (p277) を認める場合には，緊急度が高いと判断

D (dysfunction of CNS)：中枢神経障害の評価と対応

【観察のポイント】
□意識レベル〔GCS，JCS (p274)〕
□瞳孔所見：瞳孔不同，対光反射の有無 (p275)
□片麻痺の有無
□クッシング現象 (徐脈，血圧上昇) の有無

➡

【対応】
□ GCS，JCS の評価から意識障害の有無を判定
□ A・B・C の安定化を図る

E (exposure and environmental control)：体温の管理

【対応】
□体温低下を認める場合は保温に努める (例：毛布などで被覆する，室温を高くする)

3. 二次評価

- 一次評価の完了と A・B・C が安定していることを確認してから，二次評価を開始
- SAMPLE を用いて病歴聴取を行う．本人から聴取できない場合は家族・関係者から可能な範囲で聴取する

Symptoms	症状：具体的な症状，発症した時間
Allergy	アレルギー：薬，食物，環境などアレルギーを引き起こす因子の有無
Medication	薬：常用薬の種類・量，最終服薬時間
Past history	既往歴，基礎疾患の有無
Last meal	最後の食事：食事内容と時間
Event	現症の発端となった出来事・経緯

※ SAMPLE を日本語で言い換え，その頭文字をとったものとして，“GUMBA (グンバ)” がある．G：原因，U：訴え，M：飯，B：病気・既往歴 (服薬薬含む)，A：アレルギー

- 続いて，バイタルサインを測定し，視診・聴診・触診・打診などのフィジカルイグザミネーションを全身的に行う

BLS（一次救命処置）

1. 医療用 BLS（一次救命処置）アルゴリズム（文献 52 より転載）

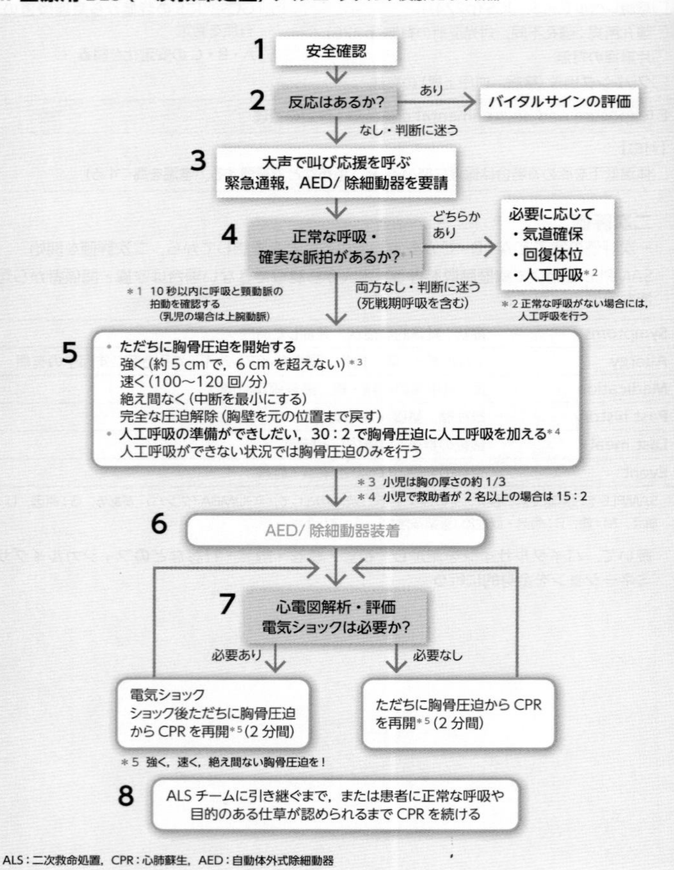

Memo

問診・報告ツール

1. OPQRST

・利用者から痛みの訴えがあった際に聴取する項目をまとめたもの．痛みだけではなく，他症状の現病歴を整理しながら聴取するのにも使える
・緊急搬送時や医師への報告，臨床推論などに役立つ

英語	日本語	聴取の例
Onset	発症様式	痛みはいつから始まりましたか?
Palliative & Provoke	寛解・増悪因子	どんな時に痛みが楽になりますか/悪くなりますか?
Quality & Quantity	性状・強さ	どのような痛みですか?/どれくらい痛みますか?
Region	部位	どこが痛くなりますか?
Symptoms	随伴症状	他にどのような症状がありますか?
Time course	時系列・時間経過	痛みの時間経過は?

※各アルファベットと日本語の意味にはいくつかの異なるものが存在する

■緊急搬送時や医師への報告の例

○○さんですが，胸痛を訴えています．胸痛は 30 分前に発症し(O)，呼吸時に痛みが増悪するそうです(P)．鈍痛で絞扼感があり(Q)，胸全体に生じています(R)．吐気・悪心，発汗，呼吸困難も訴えています(S)．胸痛はずっと続いており，徐々に悪化しているようです(T)

2. MIST

・外傷を負った人について，緊急搬送時や医師に報告する項目をまとめたもの

Mechanism	受傷機転
Injury	生命を脅かす損傷
Sign	意識，呼吸，循環の状態(バイタルサイン)
Treatment	行った処置

■緊急搬送時や医師への報告の例

○○さんですが，5 分前にトイレに行こうとして段差につまずき，頭部を強くぶつけています(M)．頭部には 5cm 程度の深い傷があり，出血もみられます(I)．JCS Ⅱ-20，血圧 88/54 脈拍 61 回，呼吸数 12 回です(S)．出血部をタオルで圧迫止血しています(T)

3. ISBARC

・要点を押さえ，相手にわかりやすく伝えるためのコミュニケーションツール

Identify (報告者・対象者の同定)	例：○○（看護師氏名）です．□□町にお住まいの△△さん（利用者氏名）についてご相談があります．
Situation (利用者の状況・状態)	例：2 日前から食事をとると嘔吐するそうです．熱○度，脈○回，SpO_2 ○%，呼吸数○回です．吐物からは便臭がし，腹部膨満もあります．
Background 利用者の背景・経過	例：胃がんで訪問看護を利用されています．
Assessment アセスメント	例：イレウスが疑われると思うので，病院で検査をしたほうがよいと考えています．
Recommendation 依頼・要請	例：本日中に診察をお願いできないでしょうか？
Confirm 口頭指示の復唱確認	例：（医師からの口頭指示に対して）了解しました．それでは～するようにします．

POINT

- 看護師としてのアセスメントをしっかりと伝えるようにする．利用者を支えるチームの一員として対等に落ち着いて話すことを意識する
- 医師から「この所見はどう？」と聞かれることもあるが，焦らずに再度所見をとることを伝え，正確な情報を共有するようにする
- 臨床推論で情報が不足していた場合，医師は必要なことを聞いてくれる．正しく判断できるように互いに協力する
- “わからない”“できない”ことをしっかりと伝えることは，安全な医療を提供するうえで大切なことである．打開策をチームで一緒に考え，次につなげる

意識障害

1. JCS (Japan Coma Scale，3-3-9 度方式)

0	意識清明
Ⅰ 刺激しないでも覚醒している状態	
1	だいたい意識清明だが，いまひとつはっきりしない
2	見当識障害がある
3	自分の名前，生年月日が言えない
Ⅱ 刺激すると覚醒し，刺激をやめると眠り込む状態	
10	ふつうの呼びかけで開眼する
20	大きな声，または身体を揺さぶることにより開眼する
30	痛み刺激を加え，呼びかけを繰り返すと，かろうじて開眼する
Ⅲ 刺激しても覚醒しない状態	
100	痛み刺激に対し，払いのけるような動作をする
200	痛み刺激で少し手足を動かしたり，顔をしかめる
300	痛み刺激に反応しない

R：不穏 (restlessness)，I：尿失禁 (incontinence)，A：無動無言症 (akinetic mutism)，失外套状態 (apallic state) がある場合には，スケールの後にそれぞれ R，I，A をつける．例) Ⅲ-100-R など

2. GCS (Glasgow Coma Scale)

開眼 E (eye opening)	
4	自発的に開眼する
3	呼びかけにより開眼する
2	痛み刺激により開眼する
1	まったく開眼しない
最良言語反応 V (best verbal response)	
5	見当識あり
4	混乱した会話
3	混乱した言葉
2	理解不明の音声
1	まったくなし

最良運動反応 M (best motor response)	
6	命令に従う
5	疼痛部を認識する
4	痛みに対して逃避する
3	異常屈曲
2	伸展する
1	まったくなし

開眼 (E)，言語 (V)，運動 (M) の 3 項目に分けて評価する．それぞれの評点に応じて，E4V4M5 などと記載する

POINT

• JCS は短時間で簡便に意識レベルを評価でき，急性期に向く．一方，GCS は 3 側面の総和で評価するため，やや複雑であるが，亜急性～慢性期の意識障害のある人の身体残存機能や予後の評価に適するとされる

3. 瞳孔の正常と異常所見 (文献 53 より転載)

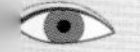 

正常
- 3〜4 mm
- 左右差なし
- 形は正円

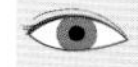 

中間位
- 4〜5 mm
- 形は不正円形
- 対光反射(−)
- 中脳障害

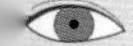 

両側縮瞳(軽度)
- 2〜3 mm
- 対光反射(+)
- 低血糖などの代謝異常，間脳障害

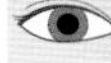 

両側散瞳
- 5〜6 mm
- 対光反射(−)：重度の低酸素状態
- 対光反射(+)：交感神経作動薬の可能性

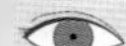 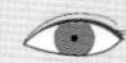

両側縮瞳(重度)
- 2 mm 以下
- 対光反射(+)
- 橋出血，脳幹部梗塞，モルヒネなどの中毒

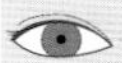  

一側性の散瞳：瞳孔不同
- 左右で 0.5 mm 以上の差
- 動眼神経麻痺，脳浮腫や出血などの頭蓋内圧亢進

4. AIUEO TIPS—意識障害をきたす原因疾患の鑑別

A	Alcohol	急性アルコール中毒，Wernicke 脳症，アルコール離脱症候群
I	Insulin	低血糖，糖尿病性ケトアシドーシス，高浸透圧高血糖症候群
U	Uremia	尿毒症
E	Encephalopathy	肝性脳症，高血圧性脳症
	Electrolytes	低 Na，高 Ca
	Endocrinopathy	副腎不全や甲状腺クリーゼ，粘液水腫などの内分泌疾患
O	Oxygen	呼吸不全，低酸素血症，CO_2 ナルコーシス，一酸化炭素中毒
	Overdose	薬物中毒，過量投与 (向精神薬，睡眠薬など)
	Opiate	オピオイド過量投与
T	Trauma	脳挫傷，硬膜下/外血腫
	Temperature	低体温，高体温
	Tumor	脳腫瘍
I	Infection	中枢神経感染症 (脳炎，髄膜炎，脳膿瘍)，敗血症
P	Psychiatric	精神疾患
	Porphyria	ポルフィリア
S	Seizure	けいれん/てんかん (非けいれん性てんかん重積)
	Stroke/SAH	脳梗塞，脳出血，くも膜下出血などの脳血管障害
	Shock	ショック
	Syncope	失神 (一過性循環障害)

ショック

1. 分類

・ショックはその種類によって対応が異なる．共通の対応は，気道確保や換気補助，適切な酸素化，補液・薬剤投与などの循環補助（静脈路の確保）

分類		特徴，症状	原因，疾患	治療・処置
循環血液量減少性ショック		循環血液量減少，頻脈，四肢の冷感・湿潤，尿量減少	出血，体液喪失など	乳酸リンゲル液，輸血，体温保持（積極的加温），外科的止血処置など
血液分布不均等性ショック	アナフィラキシーショック	皮膚紅潮，蕁麻疹，舌・口唇の腫脹，嗄声，喘鳴	食物や薬剤，ハチ刺症などによるアナフィラキシー	アドレナリン，生理食塩液・乳酸リンゲル液の急速投与など
	敗血症性ショック	循環血液量不足，末梢血管拡張，心機能の低下	感染症，敗血症	感染源の外科的治療，抗菌薬投与，輸液，ノルアドレナリン，ドブタミン投与など
	神経原性ショック	徐脈，四肢が比較的温かい	頭頸部外傷，高エネルギー外傷，腰椎麻酔後（医原性）	生理食塩液・乳酸リンゲル液の急速投与，ノルアドレナリン，アトロピン（徐脈）など
心原性ショック		循環血液量減少，意識レベル低下，血圧低下，四肢の冷感・湿潤，無尿・乏尿	急性心筋梗塞，心筋症，弁膜症，不整脈など	心機能評価（スワン-ガンツ・カテーテルなど），心機能維持（ドブタミン，ドパミンなどの投与），不整脈治療，後負荷軽減（血管拡張薬投与など），前負荷軽減（利尿薬投与など）
心外閉塞・拘束性ショック		静脈圧上昇（頸静脈怒張），血圧低下，頻脈	心タンポナーデ，緊張性気胸，肺塞栓など	心タンポナーデ：心嚢穿刺，緊張性気胸：胸腔穿刺，肺塞栓：血栓溶解，カテーテル的血栓吸引，外科的血栓除去

2. ショック状態にある利用者を発見した時の対応の流れ（例）

1. ABCDE の確認をする
2. ABC が確保できておらず，呼吸停止・心停止の場合は 119 番へ TEL，CPR の開始
3. ABCDE のうち，一部不安定な内容（例：ショックの 5P がある）がある際は主治医へ連絡し，救急診療や訪問診療の相談をする

. ショックの 5P（共通する 5 つの症状）

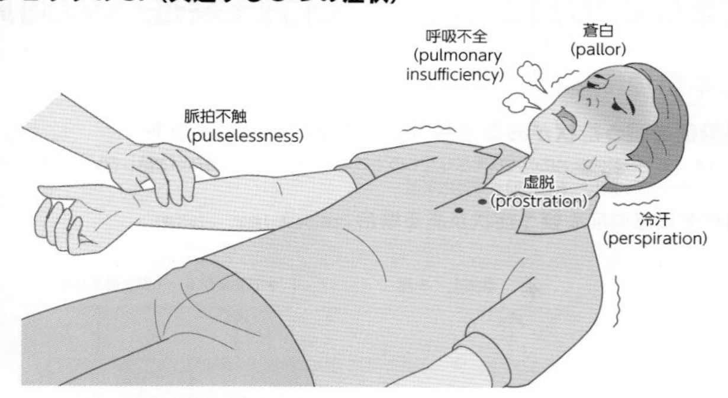

4. ショック指数（Shock Index：SI）

- 主に循環血液量減少性ショックの 1 つである出血性ショックの初期評価に使用される
- 心拍数/収縮期血圧で算出される値をもとに重症度を評価する

$$\text{Shock Index (SI)} = \frac{\text{心拍数}}{\text{収縮期血圧}}$$

	正常	軽症	中等症	重症
SI	0.5	1.0	1.5	2.0

5. q-SOFA

- 敗血症および敗血症性ショックの人をスクリーニングするためのツール
- 感染症が疑われる場合，呼吸数，意識レベル，血圧を測定し，q-SOFA で評価する．下記の 3 項目のうち，2 つ以上を満たす場合には敗血症を疑う

①呼吸数≧22 回/分
②精神状態の変容（GCS<15）
③収縮期血圧≦100mmHg

- q-SOFA の感度は低く，多くの死亡に至る重症例を抽出できないことが指摘されており[54]，敗血症および敗血症性ショックの人の単独のスクリーニングツールとして使用しないことが推奨されている[55]ことに留意する
- 重症感染症を疑う目安としても押さえておく

飛沫などの経路による流行感染症への対応

基本事項

1. 感染症を疑う症状がある場合の対応のフローとポイント

※下記はあくまで一般的な対応の流れを示したものである．スタッフや医師などと話し合い，ステーション
ごとで方針を取り決め，それに沿って対応する

a. 利用者に感染症を疑う症状がある場合 (文献 56 より転載，一部改変)

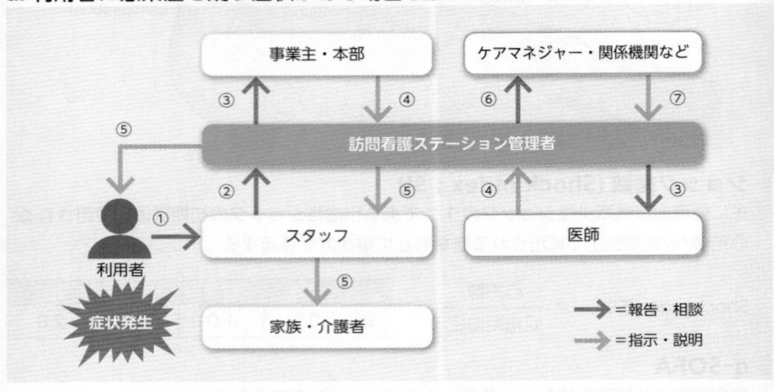

・スタッフは管理者に，管理者は事業主や医師に迅速に報告・相談し，指示・説明を受ける
・家族・介護者に次頁の感染伝播防止のポイントなどを指導する

b. スタッフに感染症を疑う症状がある場合 (文献 57 より転載，一部改変)

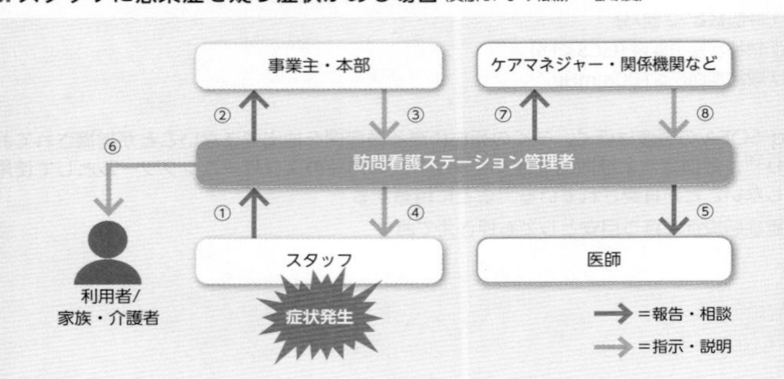

・利用者や家族にも状況を説明し，感染症を疑う症状がないか継続的に電話などで確認するようにする

2. 利用者や家族・介護者に説明する感染伝播防止のポイント (文献 58 をもとに作成)

❶部屋を分ける
・利用者は極力自分の部屋から出ないようにする．食事や就寝の部屋も分ける
・洗面所やトイレ，風呂場などの共用スペースの利用は最小限とする
・部屋を分けられない場合には，距離をとる (少なくとも 2m 以上)，カーテンやパーテーションなどの仕切りを設けるなどして対処する
❷利用者の介護・世話はできるだけ限られた人で行う
・特に基礎疾患がある人や糖尿病をもつ人，免疫機能が低下した人，妊婦は介護・世話を避ける必要がある
❸マスクを着用する
・利用者は使用したマスクを自分の部屋から持ち出さないようにする
❹こまめに石けんで手を洗う
・例) 食事の前後，マスクの交換時，ドアノブに触れた後など
❺手で触れる共用部分 (ドアノブ，ベッド柵，照明スイッチ，洗面台など) を消毒する
・病原体に応じてアルコールや次亜塩素酸ナトリウムなどで消毒する
❻定期的に換気する
・共用スペースや他の部屋の窓もあけ，十分な換気を行う (1～2 時間ごとに 5～10 分間)
❼汚れたリネンや衣服などの洗濯物を取り扱う際は，マスクと手袋を着用する
・洗濯は通常の方法 (一般的な家庭用洗剤を使用し，乾燥させる) でよい
❽ゴミは密閉してから捨てるようにする
・使用したティッシュやマスクは直ちにビニール袋に入れて密閉し，廃棄する

3. 訪問セットの例 (文献 59 をもとに作成)

<table>
<tr><th>PPE</th><th>環境整備・機器用の消毒薬</th><th>その他</th></tr>
<tr><td rowspan="3">□手袋
□マスク (サージカル/N95)
□ガウン (袖付き)
□ゴーグルもしくはフェイスシールド
□キャップ
□シューズカバー
□擦式アルコール手指消毒薬</td><td>□アルコール (70～90%)
または次亜塩素酸ナトリウム (0.05%)</td><td rowspan="3">□ゴミ袋 (大小)
・車内に置くもの
・玄関から上がった場所に置き，清潔ゾーンを確保するもの
・手袋を入れる小さいもの
□大きめのレジ袋
・機器類や小さいゴミ袋をまとめて入れるもの</td></tr>
<tr><th>ケア物品</th></tr>
<tr><td>□血圧計
□ SpO_2 モニター
□体温計</td></tr>
</table>

在宅で出合う感染症別の対応

1. 疥癬 (文献 60 をもとに作成)

1 利用者に疥癬を疑う症状がある

・瘙痒を伴った紅斑性丘疹 (臍部・腹部・胸部・腋窩・大腿内側など)/赤褐色結節 (外陰部)/疥癬トンネル (手関節屈側, 手掌, 指間, 指側面など)/厚い角質増殖 (手足, 肘頭, 膝蓋部　※角化型疥癬の場合)

2 同居者に疥癬の症状がないか確認する

3 皮膚科専門医を受診するように説明する. 皮膚科への受診ができない場合には写真を撮り, 専門医の指示を得る

4 治療 (イベルメクチン内服, フェノトリンローション外用など) の開始

5 疥癬の種類 (通常疥癬, 角化型疥癬) に応じた対応をとる. 感染者・同居者に指導し, 感染の拡大を防ぐ

	通常疥癬	角化型疥癬
特徴	ヒゼンダニの寄生数は数十匹以下. 主に直接接触で感染	寄生数は約 100～200 万匹. 感染力が強く, 間接接触でも感染する. 免疫機能が低下した人に生じる
手洗い	処置ごとに手洗いを実施	
身体介護に伴う個人防護具 (PPE) の着用	特別な感染予防策は不要	ガウン・手袋を着用する. 使用後, 落屑が飛び散らないようにビニール袋などに入れる
入浴	通常のとおり. 入浴後, 浴槽は通常の清掃でよい	感染者の入浴の順番は最後とし, 介助者は手袋を着用する. 入浴後, 浴槽や洗い場を水で流す. 脱衣所に掃除機をかける
掃除	通常のとおり	モップ・粘着シートなどで落屑を回収後, 掃除機 (フィルター付が望ましい) をかける
シーツ・寝具・衣類の交換	通常のとおり	毎日
洗濯	落屑などが飛び散らないよう, 洗濯物はビニール袋などに入れて運ぶ. 洗濯の方法は通常のとおり	洗濯物は速やかにビニール袋などに収容する. 温湯消毒 (50℃以上, 10 分間以上) した後に通常の洗濯を行う, または通常の洗濯後に乾燥機を使用する
同居者への指導	寝具やタオルを共用しない. 皮膚科を受診し, 予防治療を受ける	

. ノロウイルス感染症 (文献 61 をもとに作成)

1 利用者にノロウイルス感染症を疑う症状がある

- 激しい嘔吐/下痢（特に水様便）/腹痛/発熱

2 p278 のフローに準じた対応をとる

3 同居者と居住空間を分けてもらう

4 訪問時には以下の対応を行う．利用者・同居者にも指導し，感染の影響拡大を防ぐ

対応

- 標準予防策に加えて，感染経路〔接触感染，飛沫感染（嘔吐時），空気感染（吐物が乾燥した場合など）〕別の予防策をとる
- 同居者は潜伏期間（24〜48 時間）に発症する可能性があるため，その期間内は疑い例として扱う
- 利用者のトイレは専用とし，使用後は 0.1%（1000ppm）次亜塩素酸ナトリウム液で消毒する
- 利用者の隔離期間は症状消失後 48 時間までとする
- 利用者や同居者に感染伝播防止のポイント（p279）を説明し，感染の影響拡大を防ぐ
- 脱水症を予防するために経口補水液摂取の必要性を説明し，尿の回数・量の減少，口腔内や口唇などの乾燥を注意深く観察するように伝える

嘔吐物・排泄物（下痢便）の処理手順

❶嘔吐物の処理時や排泄物が付着したおむつ交換の際は，使い捨てのマスク，ガウン，手袋を着用する

❷嘔吐物は濡れたペーパータオルなどで覆い，外側から内側に寄せながら丁寧に拭き取る. 0.1%（1000ppm）次亜塩素酸ナトリウム液※を染み込ませたペーパータオルで汚染部分を広範囲（少なくとも半径 2m）に清拭する

❸使用したペーパータオル，おむつ，個人防護具（PPE）はビニール袋に密閉し，感染廃棄物として処理する

❹液体石けんと流水による手洗いを行う

❺窓をあけて，十分な換気をする

※市販の家庭用塩素系漂白剤（塩素濃度約 5%）を使用した場合の 1000ppm の調製方法⇒① 500mL のペットボトル 1 本の水に 10mL の漂白剤（ペットボトルのキャップ 2 杯分）を加える，または② 5L の水に 100mL の漂白剤（漂白剤のキャップ 5 杯分）を加える．トイレの便座やドアノブ，手すりなどの高頻度接触面では，次亜塩素酸ナトリウム液は 0.02%（200ppm）でよい．なお，アルコールでの消毒は無効

5 看護師が罹患した場合には本人に対して就業制限を行う（通常は症状消失後 48 時間まで）

3. インフルエンザ (文献 62 をもとに作成)

1 利用者・同居者に対して，予防接種の必要性や有効性，副反応について十分に説明する．同意を得たうえで接種を受けてもらい，重症化を予防する（看護師も同様）

- 高齢者への効果：34～55%の発病の阻止，82%の死亡の阻止[63)]

2 利用者にインフルエンザを疑う症状がある

- 急な発熱（38～40℃）/頭痛・腰痛・筋肉痛・全身倦怠感などの全身症状
- 高齢者では発熱が顕著に認められないことがあることに留意する

3 p278 のフローに準じた対応をとる

4 同居者と居住空間を分けてもらう

5 訪問時には以下の対応を行う

- 標準予防策に加えて，感染経路（飛沫感染，接触感染）別の予防策をとる
- 利用者宅の前で使い捨て手袋，ガウン，サージカルマスク，ゴーグル（またはフェイスシールド），キャップを装着してから居宅に入る
- 事前の連絡なく PPE を装着し訪問すると，利用者や家族・介護者が驚くだけでなく，不快な感情をもつ可能性もあるため，訪問前に十分な説明を行う
- 十分な換気と，利用者のサージカルマスク装着ができているかを確認する
- 可能な限り，血圧計や体温計などは利用者宅の物品を使用させてもらう．自施設の物品を用いる場合は，使用後にアルコールなどで消毒する
- 擦式アルコール製剤による手指消毒を①利用者に接触する直前，②接触後，③環境から出る前のすべてで実施する
- PPE などの廃棄物はゴミ袋に密封し，利用者の承諾が得られれば，約 72 時間利用者宅で管理してもらった後に家庭ゴミとして廃棄してもらうよう依頼する（市区町村の条例によっては，家庭ゴミとして受け入れていない場合があるため，事前に要確認）
- 利用者や家族・介護者に感染伝播防止のポイント（p279）を説明し，感染の影響拡大を防ぐ

6 看護師が罹患した場合には本人に対して就業制限を行う〔例：発症した後 5 日を経過し，かつ，解熱した後 2 日を経過するまで（学校保健安全法）〕

※厚生労働省が毎年「インフルエンザ総合対策」を公表している．地域の流行の把握や具体的な感染予防策・感染発症時の対応の検討などに役立つため，参照されたい

COVID-19 (文献 62，64 をもとに作成)

1 利用者に COVID-19 を疑う症状がある

- 発熱/呼吸器症状/倦怠感/頭痛
- その地域での流行

2 p278 のフローに準じた対応をとる

3 同居者と居住空間を分けてもらう

4 訪問時に以下の対応を行う

- 標準予防策に加えて，感染経路（飛沫感染，接触感染，エアロゾル感染）別の予防策をとる
- 利用者宅の前で使い捨て手袋，ガウン，N95 マスク，ゴーグル（またはフェイスシールド），キャップを装着してから居宅に入る
- 事前の連絡なく PPE を装着し訪問すると，利用者や家族・介護者が驚くだけでなく，不快な感情をもつ可能性もあるため，訪問前に十分な説明を行う
- 十分な換気と，利用者のサージカルマスク装着ができているかを確認する
- 可能な限り，血圧計や体温計などは利用者宅の物品を使用させてもらう．自施設の物品を用いる場合は，使用後にアルコールなどで消毒する
- 擦式アルコール製剤による手指消毒を①利用者に接触する直前，②接触後，③環境から出る前のすべてで実施する
- PPE などの廃棄物はゴミ袋に密封し，利用者の承諾が得られれば，約 72 時間利用者宅で管理してもらった後に家庭ゴミとして廃棄してもらうよう依頼する（市区町村の条例によっては，家庭ゴミとして受け入れていない場合があるため，事前に要確認）
- 利用者や家族・介護者に感染伝播防止のポイント（p279）を説明し，感染の影響拡大を防ぐ

5 看護師が罹患した場合には本人に対して就業制限を行う〔例：発症後 5 日間が経過し，かつ解熱および症状軽快から 24 時間経過するまで（厚生労働省）〕

退院調整

主な確認事項

- 事前に利用者・家族に面談ができる場合は，本人や家族の希望などを確認しておくと，余裕が生まれる
- 在宅に戻った際の看護の頻度や内容について想定しておく．入院機関先からの情報と実際に在宅に戻った際の必要看護量にギャップがある可能性があるため，できるだけ退院後の環境や介護量などを踏まえ，準備をしておく
- 退院調整会議での主な確認事項は以下のとおり

今回の入院期間での経緯

- 病状，治療，内服，栄養，リハビリテーションの内容
- 看護内容や看護師がフォーカスしている看護問題などについて

方針

- IC の内容（本人・家族）
- 本人と家族の希望
  ➡希望する過ごし方などについて，必ず本人・家族に直接伺う．今最も不安なことも質問し，できるだけその予期的な不安を緩和できるように対応していくことや，一緒に取り組むことを具体的に伝える
- 急変時の対応と治療方針

必要になるハード面

- 医療機器の有無と維持
- 必要物品（処置・ケア）
  ➡消耗品（例：ガーゼや吸引カテーテル）をいくつかもらって帰れるか，なども確認する
- 自宅環境で課題になる部分
  ➡福祉用具や住宅改修などで対応が可能か事前検討する．介護保険ではケアマネジャーが中心に進めてくれるが，必要に応じて事前の自宅訪問によるアセスメントも検討する．病院の PT が訪問し，評価などを行ってくれることもある

必要になるソフト面

- 現在の入院生活と在宅生活を比べた，ヘルパーなどの必要回数やケア内容
- 看護師の訪問必要回数や処置・ケア内容

生活の状況

- 点滴や栄養，ミルクの時間
  ➡例えば，ミルク・栄養注入の両方があると家族が疲弊するため，夜は 5～6 時間まとめて眠れるようにタイミングの調整依頼を検討する，などの対応が必要な場合もある
- 排泄
  ➡排泄時の動線や自立度，本人の希望のやり方などを確認する
- ADL

・食事

➡食事形態，内容，食べたいものをどれくらい食べてよさそうか，などを確認する

・内服

➡帰宅後，自己管理が必要な場合，その方法を確認・検討する必要がある（例：退院するまで看護師が手渡しで内服させている場合はヘルパーサポートのもとに管理する，在宅を見据えた自己管理の練習を入院期間中に依頼する，など）

・保清

➡本人の希望，治療内容から帰宅後に入浴が可能か，入浴を日常的に行えるようにするための訪問入浴などの資源はあるか，などを確認する

・指導状況

➡病院側が「指導をした」と一口に言っても，口頭で説明しただけの場合，実際に手技を見せた場合，1回は実施させた場合，複数回実施させた場合など，さまざまなパターンが考えられる．また，病院と在宅で使う物品が異なることもある．これらにより，手技の習得状況は全く変わるため，具体的にどのレベルで指導を行ったのか確認することが望ましい

➡退院時に手技を習得していても，在宅への移行後，環境が変わり，できなくなることも起きるため，そのフォローも念頭におく

・体調変化の際の連絡の可否

➡本人が自分で家族を呼んだり，コールをすることができるか，などを確認しておく

・退院後の1週間や1日のスケジュール

➡例えば，起床時間が遅く，昼に起きる人であれば，朝分の内服のタイミングについて検討依頼するなどの対応が必要になる場合もある

退院時

・移動手段

・移動中の急変の場合の方針（病院に戻るか，そのまま自宅まで行くか）

・退院日時

・自宅到着時の対応，退院日の訪問の必要性

➡呼吸器や医療機器がある場合は，到着後に環境整備や動線の調整などの対応が必要な可能性が高い

・初回の訪問診療日・訪問看護日までに必要な対応，処置物品

➡状態変化があった際の対応については十分に確認しておく

事務関係

・訪問看護指示書

➡どこから，いつから，いつまで，途中で変わるか確認する．退院月は入院機関から，翌月から訪問診療に切り替えなどが多い

・看護サマリー，リハビリサマリーの用意の依頼

➡診療情報提供書のコピーをもらえるか，なども確認する

・社会保障・社会資源

➡利用している保険の種類や公費の有無を確認しておく．入院中に申請しているものがあることも多い〔特定医療費（指定難病）助成制度，自立支援医療（精神），小児慢性特定疾病医療費助成制度など）〕

災害

災害時の対応

1. 171（災害用伝言ダイヤル）

- 大規模災害の発生時に利用することができる電話を用いた音声による伝言板システム
- 安否や居場所などの伝言を録音または再生できる
- 携帯電話では，契約会社によって利用できないことがあるため，事前確認が必要

a. 伝言の録音の手順

1. 171 にダイヤル

   （音声ガイド）こちらは災害用伝言ダイヤルセンターです

2. 1 にダイヤル

   録音される方は 1，再生される方は 2，暗証番号を利用する録音は 3，暗証番号を利用する再生は 4 をダイヤルしてください

   ※暗証番号を利用する録音で伝言を残す方法は，平時から家族などと暗証番号を決めておく必要がある

3. ①被災地にいる人は「自宅の電話番号」，②被災地にいる人と連絡をとりたい人は「被災地にいる人の電話番号」を市外局番から入力
4. 伝言を残す（30 秒以内）
5. 電話を切る

b. 伝言の再生の手順

1. 171 にダイヤル
2. 2 にダイヤル

   ※暗証番号を利用する再生方法では，平時から家族などと暗証番号を決めておく必要がある

3. ①被災地にいる人は「自宅の電話番号」，②被災地にいる人と連絡をとりたい人は「被災地にいる人の電話番号」を市外局番から入力
4. 伝言が再生される
5. 「お伝えする伝言は以上です」という音声ガイドが流れたら，電話を切る

POINT

- 人工呼吸器を装着しているなど，優先順位が A，B の利用者については，本人・家族・多職種で 171 の利用の練習を行っておくとよい
- お試し利用は，毎月 1 日・15 日 00：00〜24：00，正月三が日（1 月 1 日 00：00〜1 月 3 日 24：00），防災週間（8 月 30 日 9：00〜9 月 5 日 17：00），防災とボランティア週間（1 月 15 日 9：00〜1 月 21 日 17：00）の期間に可能

災害発生直後～72時間の対応 (文献65をもとに作成)

1 現状の把握と迅速な情報収集を行い，今後予測される事態（二次災害）の予防に努める

- 市町村災害対策本部，消防署，公民館，近隣の訪問看護ステーション，介護保険サービス事業所などと連絡をとり，正確な情報を入手する
- 電話などの通信網も途絶えることも予測されるため，上記の所在地のマップを作成しておく

2 ステーション機能の確保に努める

- ①施設・設備の確認，②スタッフの確保，③訪問看護の持参品と救急医療品の確保，④乗り物の確保，⑤救援物資と支援の要請に努めるとともに，営業時間内および営業時間外・休日のフローチャート（次頁）に従い，適切に行動する
- 施設が半壊・全壊し，機能が完全に停止し場合は，市町村災害対策本部などに支援を要請

❶ 施設・設備の確認

ガスなどの火気器具	・ガス漏れの確認．ガス臭がわずかでもする場合，戸・窓を開けて換気し，元栓を閉める ・屋外配管からのガス漏れの場合，ガス会社へ連絡し，対応してもらう
電気	・通電火災に注意．停電した場合，電気器具はすべてコンセントから抜き，ブレーカーを切る ・浸水した電気器具は，業者による点検が終了するまでは使用しない
パソコン	・水害に備え，サーバーなどは机や戸棚に置くようにし，倒れないよう金具などで固定しておく
水	・断水し，施設に給水システムがない場合は，給水車などにより水を確保 ・1人1日3L必要

❷ スタッフの確保

- スタッフは速やかに管理者やステーションに安否の連絡を入れる
- スタッフが参集できたら，役割を分担し，対応する

役割分担の内容例

- 全体の指揮命令
- スタッフの安否確認（スタッフが分担して担当）
- 利用者の安否確認
- 近隣ステーションとの情報交換
- 事業所の被害状況の確認・復旧作業
- 主治医との連携
- 他機関との連携
- 情報収集，情報整理・開示
- 利用者への訪問
- 外部協力者の受け入れ

❸ 訪問看護の持参品と救急医療品の確保

・ステーション内に備蓄してある物品の使用可能状況を調べ，使える物を1か所に集め

❹ 乗り物の確保

・車は家屋の崩壊や渋滞で身動きがとれなくなる可能性があるため，自転車を複数台確保しておくことが望ましい

❺ 救援物資と支援の要請

・必要な救援物資の支給は，行政に依頼

・支援の要請は，日本看護協会災害支援ネットワーク，都道府県看護協会，全国訪問看護事業協会，訪問看護連絡協議会などから可能

営業時間内に発生した場合の対応の流れ（災害発生24時間以内）

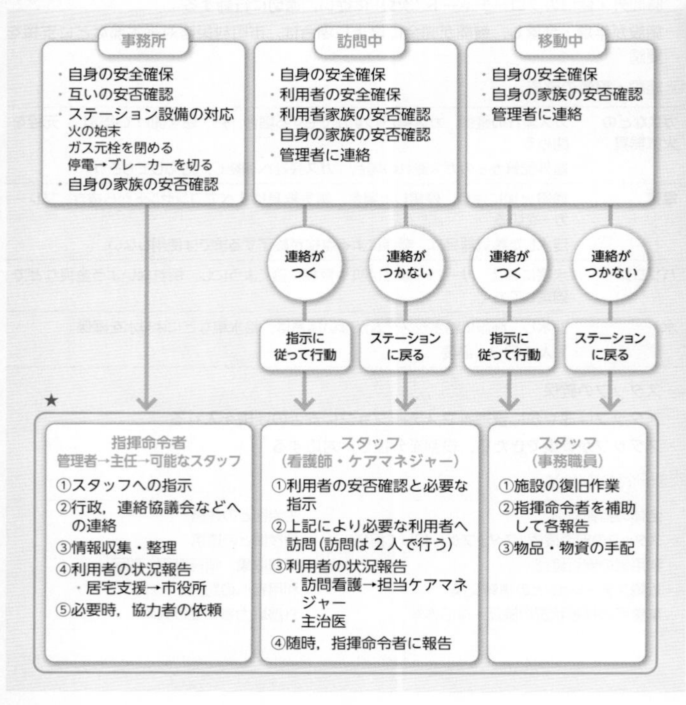

業時間外・休日に発生した場合の対応の流れ（災害発生 24 時間以内）

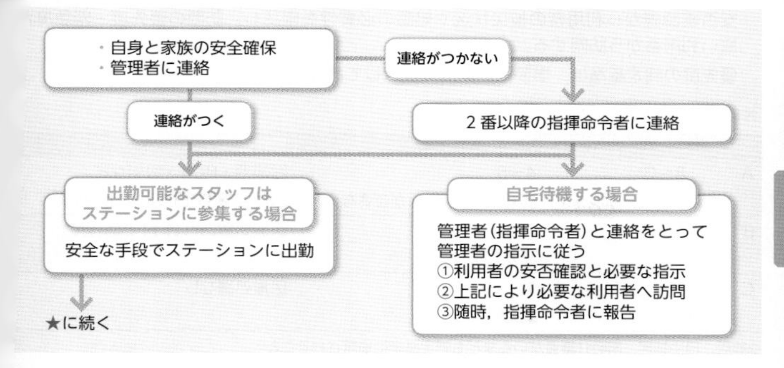

3 利用者への訪問

・迅速に利用者の安否確認を行う．器具などが使えなくなる状況に陥ることもあるため，訪問の優先度・緊急度を正確に判断することが求められる

❶ 利用者の安否確認

・「安否確認表」を活用し，生死や避難場所を記入し，優先度・緊急性を判断する
・安否確認の方法として，携帯電話だけでなく，メールや SNS などの活用も予め検討
・利用者が避難所や親せき宅に避難したり，病院に搬送されることもあるため，3 件以上の連絡先（携帯電話番号含む）を事前に確認しておく

安全確認表の使用例

	利用者 A	利用者 B	利用者 C	…
優先度	C	B	C	
安否確認（確認日・状況）	1/15　生存・死亡・負傷・その他（　）	1/16　生存・死亡・負傷・その他（　）	1/14　生存・死亡・負傷・その他（　）	
場所	自宅・入院・入所	自宅・入院・入所	自宅・入院・入所	
避難場所	○○小学校	自宅	○○公民館	
医療機器	パウチ	胃ろう	気管カニューレ	～
電話番号/住所	◎◎-◎◎◎◎/ □丁目 1-1	◎◎-◎◎◎◎/ □丁目 1-2	◎◎-◎◎◎◎/ □丁目 1-3	
主治医	D（TEL：×××）	E（TEL：×××）	F（TEL：×××）	
ケアマネジャー	G（TEL：×××）	H（TEL：×××）	I（TEL：×××）	
備考				
月/日，場所，状況			1/15　日中は公民館，夜間は車中泊	
月/日　場所，状況				

❷ 訪問の優先度・緊急度の判断

- 安否確認表から利用者の被災状況や処置の必要性を確認し，訪問の優先度・緊急度が高い利用者から訪問する
- 優先度の判定基準は，事前に事業所で設定しておく

例 1

優先度	日常生活自立度	要介護度	管理状況
A	B〜C	・4〜5 ・認知症あり（判断ができない）	呼吸器・HOT・吸引など 医療処置（1 日数回以上）あり
B	A〜C	・1〜3 ・認知症あり	医療処置あり（1 日 1 回程度）
C	J	・1 ・認知症なし	医療処置なし

※独居，日中独居，常時介護者がいるなども判定基準に網羅されること

例 2

優先度	利用者の状況
A	医療機器を使用，介護力の低い利用者
B	A 以外の医療機器使用の利用者
C	精神疾患，認知症，独居，介護力の低い利用者
D	上記に属さない利用者

❸ 訪問の方法

- 通行止めや渋滞のために車が使用できない可能性もあるため，バイクや自転車，徒歩で訪問
- 焼け跡の熱やガラスの破片などによる被害を受けないようにするために，登山靴やトレッキングシューズなど底の厚い靴を履く
- スタッフであることがわかる身分証明書を携帯する

POINT

- 大規模災害があった際は，災害拠点病院や，地域医師会指定の場所などに設置される医療救護所にて負傷者の搬送，トリアージなどが行われる．近隣の災害拠点病院や医療救護所がどこに設置される計画であるのかなど，平時に確認しておく

● 訪問時の持参品の例

・利用者・家族・近隣の人々が負傷し，手当てが必要になる場合も考慮し，多めに持参する

訪問看護・救急医療用品						救援物資	
品名		品名		品名		品名	
携帯用血圧計		タオル		高カロリー食品		水	
体温計		ウェットティッシュ		栄養補給剤		乾パン	
聴診器		ペーパータオル		ベビーフード			
ペンライト		ティッシュ				栄養補給剤	
ガーゼ		おむつカバー		ゴミ袋		ペーパータオル	
絆創膏		ドライシャンプー		手袋（未滅菌）		トイレットペーパー	
止血帯		ストロー		保温シート		ドライシャンプー	
包帯				軍手		清拭剤	
綿棒		湿布薬		食品用ラップ		ウェットティッシュ	
カット綿		創傷被覆材				タオル	
サージカルテープ		火傷用処置剤				毛布	
消毒薬		浣腸液				使い捨てカイロ	
滅菌綿球		生理食塩液				紙おむつ	
滅菌ピン		コルセット					
滅菌ゴム手袋		吸引器（およびこれに準じる物）				移動用シート	
ピンセット						ミニテント	
ハサミ		褥瘡予防用品					
うがい薬							
アルコール							
紙おむつ							
生理用品							

❺ 他機関との連携

主治医・地域医師会	・利用者の情報を迅速に主治医に報告し，入院や入所などについて情報交換を行い，指示を受ける ・主治医と連絡がとれない場合は，地域医師会を通して連絡 ・場合によっては，地域医師会から代理の主治医を紹介してもらう
近隣の訪問看護ステーション	・スタッフ，ステーションの被災状況などの情報交換を行う ・災害時訪問看護の実施に向けて，速やかに協力支援体制を整備
医療機関・関連施設	・入院・入所の受け入れ可能状況などの情報を入手 ・利用者の情報を主治医に報告し，主治医から医療機関・関連施設に連絡してもらう
介護保険関連事業者	・利用者の安否や入院・入所などの情報交換を行い，情報収集に努める
行政	・地区防災センターとなっている機関と連絡をとり，被災状況や利用者などの情報収集を行う

3. トリアージ

・訪問看護師も災害直後の利用者の安否確認などが済み次第，災害拠点病院や医療救護所などでの活動が求められる可能性がある

a. 判定分類

トリアージカテゴリー		疾病状況	症例
I (赤) 即時	・緊急治療群 ・迅速な救命処置を必要とする人	生理学的な異常があり，直ちに救命処置が必要なもの	・気道の異常 (窒息など) ・呼吸の異常 (緊張性気胸など) ・循環の異常 (多量の出血，ショックなど) ・意識の異常 (頭部外傷など) ・気道熱傷 ・TAF な XXX※
II (黄) 緊急	・非緊急治療群 ・赤の後で外科的な処置や救急処置が許容される人	多少治療の時間が遅れても，生命に危険がないもの．バイタルサインは安定していることが多い	・四肢骨折 ・脊髄損傷 (胸髄以下) ・中等度熱傷 ・災害要救護者 (小児，妊婦，基礎疾患のある人，高齢者，旅行者，外国人など)
III (緑) 猶予	・治療不要もしくは軽処置群 ・赤および黄の後で処置が許容され，軽微な処置や，処置不要の人	軽微な傷病で必ずしも専門医の治療の必要がないもの．アンダートリアージや容態の変化に注意する必要がある	・指趾骨折 ・脱臼，捻挫 ・小範囲の外傷，打撲 ・過換気症候群 ・軽度熱傷
0 (黒) 死亡	・区分I，II，III以外 ・救命困難もしくは死亡	心肺蘇生をしても救命が困難である群，あるいはすでに死亡しているもの	・死亡，生命徴候なし ・高度損傷 ・除脳硬直 ・呼吸停止 (気道を開放したうえで)

※TAF な XXX：T (Tamponade)；心タンポナーデ，A (Airway obstruction)；気道閉塞，F (Flail chest)；フレイルチェスト，X (open pneumothoraX)；開放性気胸，X (tension pneumothoraX)；緊張性気胸，X (massive hemopneumothoraX)；大量血気胸，腹部大出血，骨盤骨折，両側大腿骨骨折

b. トリアージタッグ

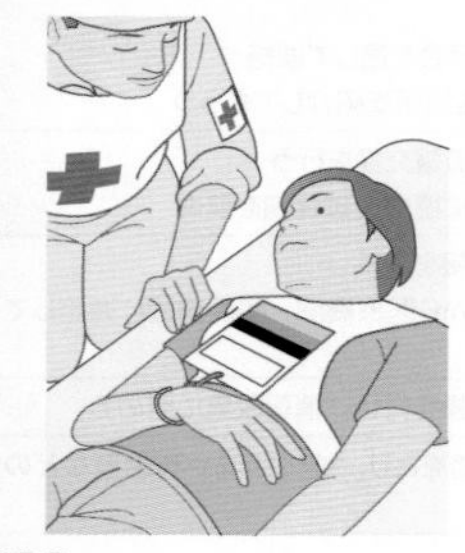

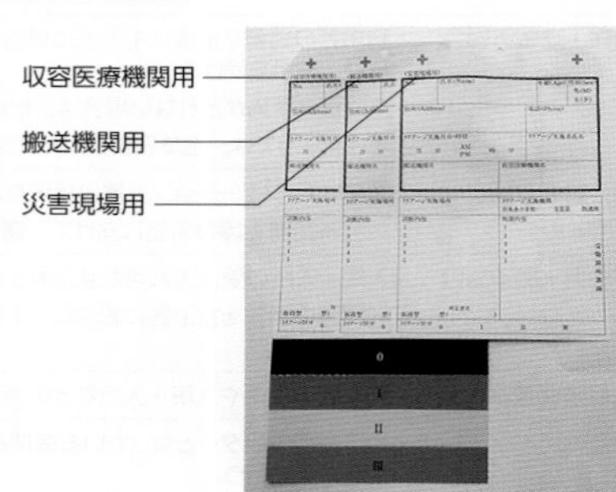

POINT

- 現場到着前に記載できる部分（通し番号，トリアージ実施月日，実施場所，実施機関，実施者や職種）を埋めておく
- 装着部位は，原則として右手首とするが，不可能な時は①右手，②左手，③右足，④左足，⑤頸部の順で優先される．必ず身体に付けるようにする
- トリアージ区分は時間経過や治療，人的・医療資源の充足度により変化する
- トリアージは 2 人 1 組（実施者と記録者）で行う

c. START 変法

step1 歩行の確認

その場で歩けない場合は，歩行不能と評価する

step2 呼吸の確認

五感を使って（胸腹部の上下運動を見て，呼吸音を聞いて，呼気を感じて）確認する．呼吸がなければ気道確保を行うが，人工的換気は行わない

6 秒間で呼吸を評価する
- 6 秒間呼吸なし→9 回/分以下
- 6 秒間で 3 回以上→30 回/分以上

step3 循環の確認

ショックの徴候〔冷汗，皮膚湿潤，脈触れが微弱，顔面蒼白，頻脈（120 回/分以上）〕があれば，赤と評価する
- 6 秒間で 12 回以上の場合，頻脈とする

step4 意識の確認

「目を開けてください」「手を握ってください」「名前を教えてください」などと声をかけて従命反応をみる．脊髄損傷などで四肢麻痺がある場合，氏名などを答えることができれば，従命反応ありとする

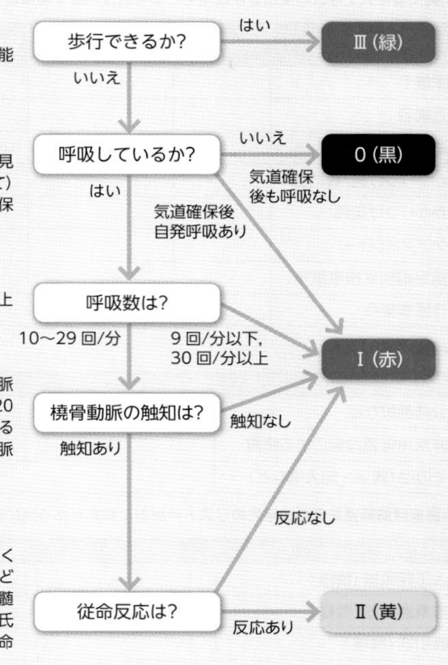

※災害要救護者は，START 変法では考慮しない．30 秒以内で評価できるように実施する．行ってもよい処置としては，気道確保と圧迫止血

発災時における在宅人工呼吸器使用者への対応

1. 平時に在宅人工呼吸器使用者・家族らとともに決めたり，作成しておくもの

■在宅人工呼吸器使用者・家族らが自身の安否の状態を連絡する機関/担当者/安否確認の手段（例：災害用伝言サービス，E メール，訪問など）

機関	担当者	安否確認の手段
訪問看護ステーション（ ）		
区市町村担当部署		

■発災後に人工呼吸器使用者が連絡をとる可能性のある関係者・機関の連絡先のリスト

続柄・区分など	氏名・名称	所属・勤務先など	電話番号・メールなど	災害用伝言板登録の有無
家族（ ）				
近隣者				
避難支援者				
かかりつけ医/専門医				
かかりつけ薬局				
ケアマネジャー				
指定相談支援事業所				
介護事業所				

■避難先のリスト

区分	名称・氏名	電話番号
公共施設など		
非常用電源設備のある施設		
その他（親戚・知人宅など）		

■医療機器販売業者の連絡先のリスト⇒機器に異常がある時に連絡

区分	担当者	所属	電話番号
人工呼吸器（機種： ）			
酸素濃縮器（機種： ）			
吸引器（機種： ）			

■災害用備蓄品リスト（文献 66 より転載）

- 備蓄数，および災害時に避難や受診をする場合の持出数を記入する．それぞれの数は 7 日間を目安とする

・必要な項目があれば適宜追加する．各項目の備蓄品の使用期限を定期的に確認し，期限が過ぎているものは交換する

品目			備蓄数	避難時の持出数	置き場所など
呼吸関連	人工呼吸器			☐	
	蘇生バッグ			☐	
	外部バッテリー			☐	
	予備呼吸器回路			☐	
	予備気管カニューレ			☐	
	加温加湿器			☐	
	パルスオキシメーター			☐	
	酸素ボンベ			☐	
吸引関連	吸引器	バッテリーなし		☐	
		バッテリーあり		☐	
		非電源式		☐	
	吸引チューブ			☐	
	低圧持続吸引ポンプ（唾液を吸引する機器）			☐	
衛生材料	グローブ			☐	
	アルコール綿			☐	
	蒸留水/精製水			☐	
	注射器			☐	
				☐	
				☐	

品目		備蓄数	避難時の持出数	置き場所など
栄養	経腸栄養剤（　　）		☐	
	イルリガートル		☐	
	接続チューブ，注射器		☐	
	経鼻経管栄養チューブ等		☐	
薬	常備薬		☐	
	頓服（　　）		☐	
排泄	オムツ		☐	
	膀胱留置カテーテル等		☐	
意思伝達	文字盤など		☐	
			☐	
非常用電源等	発電機　使用燃料（　　）		☐	
	蓄電池		☐	
	乾電池		☐	
	延長コード（三叉プラグ）		☐	
	シガーソケット・ケーブル		☐	
その他	懐中電灯		☐	
	情報機器（ラジオやスマートフォンなど）		☐	
	ビニール袋，ティッシュペーパー		☐	
	水		☐	
			☐	

■発災時の受診・体調悪化時の相談先

・有事ではかかりつけ医や訪問看護ステーションなどによる医療・ケアを受けられず，本人の体調が悪化するおそれもある．そのような場合に備え，発災時の受診・体調悪化時の相談先を予め決めておく

■緊急時の医療情報連絡票

・避難先などで医療関係者に伝えるべき事項をまとめた「緊急時の医療情報連絡票」を作成しておく

2. 災害時に当事者・家族らが行う人工呼吸器の作動確認と対応の流れ

- どのような場合に連絡・相談，避難，受診するかなどを決め，当事者・家族らととも
にシミュレーションを行っておく
- 災害直後の確認事項〔①本人の状態（バイタルサイン，SpO_2，顔色，負傷の有無），②
人工呼吸器の作動状況（人工呼吸器のモニター値の変化や異常の有無，呼吸回路の接続
部の外れやゆるみの有無），③ライフライン（電気・水道・ガスの状況）〕を説明してお
く

■災害時における人工呼吸器の作動確認と対応の流れ（文献 67 より転載）

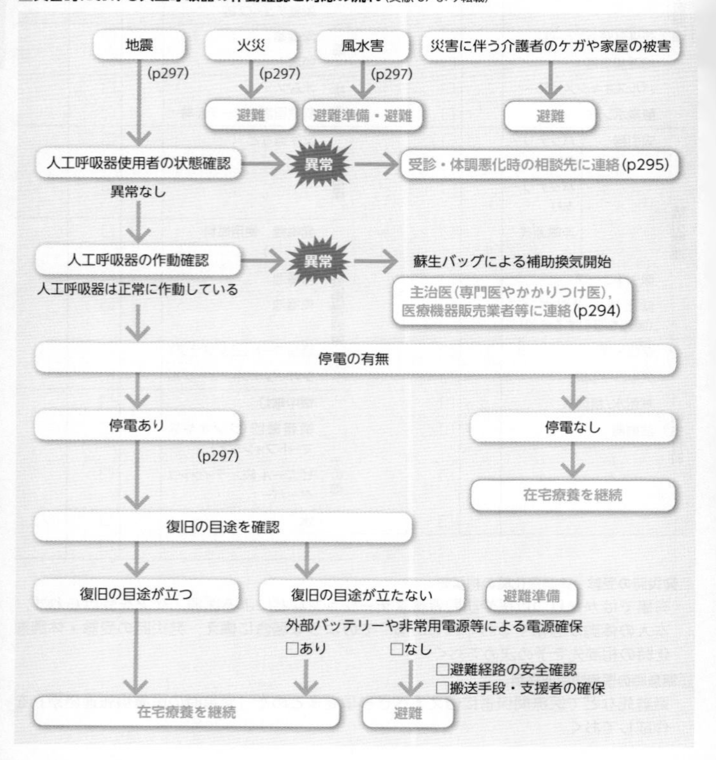

■地震/火災が起こった場合に当事者・家族らがとる対応

①安否の連絡	□予め決めていた連絡先に自身の安否の状態を報告する（p294）
②近隣で火災発生	□近隣者に支援を求める □予め決めていた安全な場所へ避難する（p294） □可能であれば災害用備蓄品（p295）を持って避難する
③停電発生	□下記「■停電が起こった場合に当事者・家族らがとる対応」に準じる

■風水害（洪水，高潮，土砂災害など）が起こった場合に当事者・家族らがとる対応

【防災気象情報の警戒レベルに応じた対応】

警戒レベル 1【早期注意情報】
□ニュースなどで情報を注意深く収集し，必要に応じて避難の準備を始める □人工呼吸器などの外部バッテリーを充電する，車の燃料を補充する
警戒レベル 2【注意報】
□迅速に避難できるよう，避難行動や災害用備蓄品（p295）の確認・準備を完了する □移送手段を確認し，必要に応じて連絡をとる □予め決めていた避難先に連絡をする（p294）
警戒レベル 3【高齢者等避難】
□避難先への移動を速やかに開始する．難しい場合には，自宅または周辺の頑強な建物の 2・3 階以上へ垂直避難する
警戒レベル 4【避難指示】
□避難完了を目指す □予め決めていた連絡先に自身の安否の状態を報告する（p294）

■停電が起こった場合に当事者・家族らがとる対応

【呼吸関連機器およびそれ以外の機器への対応】

呼吸関連機器	人工呼吸器	□バッテリー作動に切り替わっているか確認する．作動が停止した場合には蘇生バッグで人工換気し，主治医や医療機器販売業者などに速やかに連絡する □加温加湿器に微温湯や水を追加する，または人工鼻に変更する（※併用は禁忌）
	吸引器	□低圧持続吸引ポンプを使用している場合⇒乾電池式に切り替える ※万が一に備え，電源を使用しない非電源式吸引器を準備しておく
	酸素濃縮装置	□酸素ボンベに切り替える
呼吸関連機器以外		□懐中電灯やラジオ，パルスオキシメーター，意思伝達装置などは，乾電池を使用して対応する

事業継続計画(business continuity plan:BCP)(文献 68 をもとに作成

- 「厚生労働省医政局在宅医療の事業継続計画(BCP)策定に係る研究班」が，訪問看護事業所の BCP 策定の手引き・テンプレートやシミュレーション訓練キットなどの資料を作成している．これらの資料は，研究班の HP (https://healthcare-bcp.com/) より申し込むことができる(※資料は無料で提供されている)

1. 訪問看護事業所における BCP 策定のプロセス

- 研究班による手引きでは，BCP は以下の 8 つのステップを踏みながら策定することが推奨されている
- ★印の箇所においてはテンプレート(上記の HP より入手可)があり，それを活用しながら BCP を策定していく

1 BCP 策定の目的・基本方針の明確化と組織づくり

1. 自機関の BCP 策定の目的と基本方針を決定する

- 「有事下において組織としてどのような状態でありたいか」を言語化し，BCP 策定の目的をつくる．続いて，この目的を実現するための，基本的な姿勢や考え方を示す基本方針を決定する(★➡テンプレート：組織方針・体制)

2. 実際に BCP 策定・管理する体制を構築する

- 誰が BCP の責任者(リーダー)になるか，責任者不在時には誰が代行者(サブリーダー)を務めるか，誰が BCP の発動者になるかなど，具体的な役割とその担当者を決める(★➡テンプレート：組織方針・体制)

2 リスクアセスメント

1. 組織に対するリスクの抽出と頻度・影響の評価

- 遭遇する可能性のある，あらゆるリスク(例：感染症，地震，台風，水害，火災，積雪，停電，ガス・水道の停止，交通事故)を洗い出す(★➡テンプレート：想定されるリスク)
- それらのリスクが生じる頻度とその影響の程度を評価する(★➡テンプレート：リスクの頻度と影響)．発生頻度が高く，かつ影響の程度が大きいリスクに対しては，優先的に対策を講じるようにする
- リスクに対する評価の結果を要約し，文書で書き示す(★➡テンプレート：リスクアセスメントサマリー)

2. 組織(事業所)の状況把握

- 建物，電気・ガス・水道などのライフライン，備蓄の状況などを把握する(★➡テンプレート：組織の状況把握)．そのうえで，有事下で何が，どのような影響を受ける可能性があるかを確認する
- スタッフ 1 人ひとりの職種と勤務形態，自宅住所と職場までの距離，徒歩通勤時の所要時間，教育(研修受講)状況，出勤に影響する同居家族の有無，大規模災害時の出勤の可否などを把握する(★➡テンプレート：有事出勤可否表)

3. リスクシナリオの作成

- 上記「1．組織に対するリスクの抽出と頻度・影響の評価」で洗い出した各リスク

(＝事象）が発生した場合，組織にどのようなことが起き得るかを具体的に想定し，リスクシナリオを作成（★➡テンプレート：リスクシナリオ表）．事象ごとで，「ヒト」「モノ」「カネ」「ライフライン」「情報」にどのような影響が生じるかを考えていく

4. リスク値の算出

・作成した個々のリスクシナリオについて，「シナリオが起こった時の影響の大きさ（影響度）」と「シナリオについてその対策がとられているかどうかのレベル（脆弱性）」の2つの指標を点数評価する．それらを乗算し，リスク値を算出する（★➡テンプレート：リスクシナリオ表）

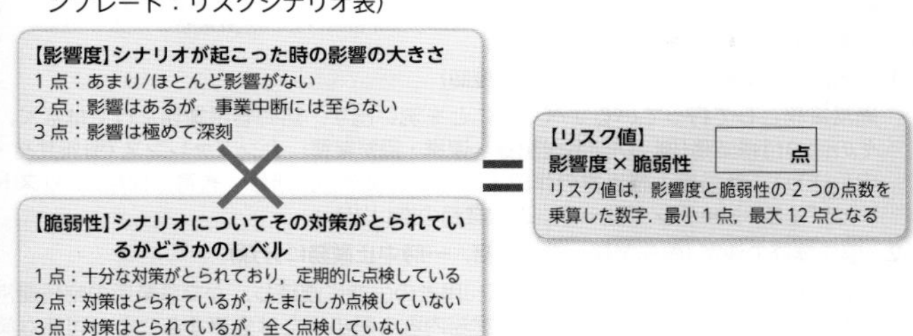

5. リスク対応計画書の作成

・導き出したリスク値をもとに「リスク対応計画書」を作成し，リスクに備えるための対応策を考えていく（★➡テンプレート：リスク対応計画書）

・リスク値が9点以上だった項目は，業務継続に支障をきたし，早急に対策強化が必要なものと判断する．不備な点に対する対策，費用対効果のある対策を具体的に検討し，まとめる．また，対策を講じるまでの期限と担当者を決める

3 初期対応・緊急対応（いわゆる災害対応マニュアル）

1. リスクごとのアクションカードまたはマネジメントシートの作成

・アクションカード（災害発生直後に最低限必要となる行動を，簡単かつ具体的に示したもの）を，地震や火災などのリスクごとで作成する（★➡テンプレート：アクションカード）．カードは常に携帯し，訪問先や移動中，事務所滞在中など，どの場面でもすぐに参照できるようにしておく

・気象情報や自治体が発出する警報などにより，発災前にある程度の事前情報を得られ，被害を抑える対策が講じられるリスク（例：台風による風水害，感染症）に対しては，マネジメントシートを作成する（★➡テンプレート：マネジメントシート）

2. 組織としての災害対応

・スタッフだけではなく，組織としての初期対応・緊急対応の手順も決めておく

・災害が発生した場合に参集し，その危機に対応するスタッフとその役割（例：危機対策本部長，本部長代行，自治体などからの情報収集担当，利用者安否確認担当，記録担当）を決める（★➡テンプレート：指揮者マニュアル）

- 被災の状況や組織としての今後の対応などを記した文書の下書きを平時から作成し，災害時に速やかにHPに公開したり，利用者に送付できるようにしておく（★➡テンプレート：利用者へのお知らせペーパー）
- 有事に連絡をとる可能性のある機関や団体，医療・介護・福祉機関を洗い出し，各連絡先をリストにまとめ，迅速にコンタクトがとれるようにしておく（★➡テンプレート：コンタクトリスト）
- 災害対応マニュアルの作成にあたって，見落としたり不足している項目がないか確認する〔★テンプレート：チェックリスト（インシデントマネジメント）〕

4 業務影響分析

1. 通常業務の洗い出し（日々の業務の棚卸）

- 通常業務として行っているすべてのことを洗い出す．訪問看護業務だけではなく，その他の付帯業務〔例：訪問看護記録，連携・調整業務，カンファレンス（情報共有・申し送り），計画書・報告書の作成・送付，請求業務，研修・教育，採用〕もリストアップする（★➡テンプレート：通常業務の洗い出し）

2. 優先業務の決定（優先業務，縮小業務，一時中止業務に分類）

- 洗い出した通常業務を，①優先業務（利用者の生命に直結し，かつ事業所の継続運営のために必須の業務），②縮小業務（業務内容を縮小または変更することが可能な業務），③一時中止業務（優先度が低く，一時的に休止可能な業務）に分類する（★➡テンプレート：通常業務の洗い出し）

3. 業務影響分析

- 「ヒト」「カネ（収入・支出）」「モノ（物資・機器）」「移動手段」「ライフライン」「情報・システム」の点から，優先業務に分類したものを継続するうえで妨げになる事柄（ボトルネック）を特定する．次に，そのボトルネックに対応するための代替手段を検討する（★➡テンプレート：業務影響分析）

5 業務継続のための戦略

- 業務影響分析で整理された内容をもとに，業務を継続させるための戦略を練り，実効性のあるBCPの枠組みを作成する．BCPの枠組みは緊急度のステージごとで区分し，各ステージでBCPに関する対応・判断，戦略を立てていく（★➡テンプレート：BCPサマリー）

6 事業継続計画（BCP）の文章化

- 5 で作成したBCPの枠組みに，「有事の業務継続計画」「平時からの備え」「担当者とスケジュール」の内容を加える
- 「有事の業務継続計画」には，有事に優先業務をどう継続するかの具体策を記載する．「平時からの備え」には，その具体策を実施するために事前に何を備えておくべきかを記す．「担当者とスケジュール」には，平時からの備えについて誰がいつまでに進めるかを明記する（★➡テンプレート：BCPサマリー）

➡事業所としてのBCPの完成．これを運用しながら，改良を加えてく

7 事業継続マネジメント（BCM：演習・評価・維持プログラムを含む）

・平常時に訓練や研修を実施し，その結果をBCPに反映させ，常に有事に備えている状態を維持するための管理プロセスを，業務継続マネジメント（business continuity management：BCM）という

1．訓練の実施と評価

・演習・訓練のプログラムを作成し，災害の発生時刻，発災前の状況，発災後の被害などを細かく設定する（★➡テンプレート：訓練プログラムの設定）．被害については，発災後1時間→3時間→6時間→12時間を目安に，起こりそうな出来事を列挙するようにする．これをBCPを発動するかどうかを見極めるための訓練などに利用する

・シミュレーション訓練キットなども用いて訓練を重ねていく（★➡シミュレーション訓練キット）．訓練を実施し，評価を行い，見直し・改善するというプロセスを繰り返し，BCPを改良していく

2．BCPの維持・管理

・定期的な訓練の他，電子カルテなどの大幅な変更や新たな脅威の発生・確認，監査による指摘，人事異動，近隣施設の追加/統廃合などのタイミングでもBCPを見直し，改良するようにする

・BCPの見直し/改訂の履歴は残すようにする（★➡テンプレート：改訂履歴）

8 連携型BCP/地域BCPの策定

1．連携型BCPの策定の検討

・有事の際の近隣の訪問看護事業所や医療・介護提供機関との助け合い（例：代替訪問，支援者の派遣，利用者の受け入れ）によるBCPを連携型BCPという

・近隣の事業所・機関と支援協定を結び，平時から相談を重ねていく．有事下で代替訪問や支援者の派遣を依頼することになった場合に備え，個別的なケア内容や手順の申し送りの方法，利用者・家族への説明方法などを検討し，具体的な取り決めを作成しておく

2．地域BCPの策定の検討

・有事に地域の医療・ケアを継続させるための，保健医療福祉の多職種・多機関によるBCPを地域BCPという

・地域にある既存の多職種連携の会議体を活用したり，地域BCPワーキンググループを新たに設置し，地域のさまざまなステークホルダーが一堂に集まれる場をつくる

・各事業所・機関単独では解決しない，地域全体の課題を抽出し，優先順位をつけ，取り組むテーマ（例：有事における迅速で効率的な安否確認の方法，情報の集約・共有・発信の方法，自宅避難者・自宅療養者への対応，地域の医療・ケア機能の分担，医療物資の確保の方法，避難所の運営・サポート，支援派遣・応需体制の検討）を決める

・そのテーマの課題への解決策を多職種間で話し合い，検討を重ね，地域全体の有事への備えや対応を可能にしていく

※これらの内容は概要であり，詳細についてはHPよりBCP策定の手引き・テンプレートを参照すること

個人情報保護

個人情報漏えいと対策 (文献 69 をもとに作成)

1. 起こりうる個人情報漏えいの例と具体的な対策

例 1) タブレット，USB メモリが入ったカバンなどを紛失・置き忘れる

タブレットには必ずパスワードを設定しておく．セキュリティ対策機能付き USB メモリを使用する．忘れ物・落とし物防止タグを取り付け，紛失したものの場所が特定できるようにしておく

例 2) 利用者のファイルから必要になりそうな部分をコピーし，訪問時に持参したが，紛失

タブレットとクラウドシステム (ネットワーク上に情報を保存するもの) を導入する．訪問時にはタブレットを携帯し，クラウドシステムから必要な情報を引き出すようにする

例 3) 個人情報を含む紙類をそのままゴミ箱に捨て，廃棄する

個人情報を含む紙類には，訪問看護計画書や診療録などの正規の書式以外にも，面会予定などをメモした付箋や各種記録なども含まれる．シュレッダーに必ずかけてから廃棄する

例 4) 近隣者に利用者の情報を聞かれ，それに答えてしまう

近隣者から利用者に関する情報を尋ねられた場合 (例:「A (利用者) さんは具合はどうなんですか?」「今度手術を受けられると聞きました，大変らしいですね」) には，「守秘義務があるので，ご利用者様の個人情報についてはお答えすることはできません」と回答する

例 5) 退職者が利用者リストやファイルを持ち出す

個人情報を人為的に漏えいすることは，犯罪になることをスタッフに周知し，宣誓書を取得しておく．退職直前には本人に再度伝え，個人情報の持ち出しがないように徹底する

例 6) スタッフ同士の利用者に関する話や噂話などが外部に漏れる

電車・バスでの移動時や，喫茶店や居酒屋など，事業所外ではスタッフ同士で利用者に関する話や噂話はしないようにする

例 7) 番号を間違えて第三者に FAX を誤送信

FAX 送信前後のチェックリストを作成する．送信直前に現場にいる複数人のスタッフで番号を確認する．よく連絡する相手先を短縮番号に登録する

2. 紛失・置き忘れにより個人情報を漏えいした場合の対応の流れ

1. 事業所の個人情報取扱責任者に経過を報告する
2. 利用者・家族，警察，ケアマネジャーなどにも連絡する
3. 誠意あるフォローアップをする

- 利用者・家族に対して，謝罪だけではなく，今後の防止策を書面で提出したり，その後の経過を報告したりする

3. 利用者本人の同意なく，個人情報を第三者に提供できるケース

- 「人の生命，身体又は財産の保護のために必要がある場合であって，本人の同意を得ることが困難である時」には，本人の同意を得ずに，第三者に個人情報を提供できる（個人情報の保護に関する法律第 27 条第 1 項第 2 号関係）
- 訪問看護では以下の場合などが該当すると考えられる

□医療機関からの緊急の問い合わせ
□行方不明時の警察からの問い合わせ
□災害時の安否についての問い合わせ
□急変で意識がない利用者の病状について，家族などに説明する場合※
□重度の認知症の利用者の状況について，家族などに説明する場合
□自殺未遂をした利用者において，自殺の防止を目的として関係機関に情報を提供する場合
※本人の意識が回復した際には，誰にどのような個人情報を提供したかを説明する

Memo

管理，マネジメント

ポジティブな事例検討 (文献 70，71 をもとに作成)

- 行き詰まっている事例でなく，「何がよかったのかがわからないが，うまくいった事例」を取り上げ，訪問看護師の思考と技を言語化し，見える化することをめざすもの
- 看護師のうまくいった実践を言語化して他のスタッフと共有することで，ポジティブな効果を得られる

1. 進め方

1 スケジュールを立てる

- 検討会が散漫にならないよう，所要時間は最長 1 時間とする
- 毎月の定期開催とし，日程は固定化するとよい (第○週○曜日)
- 参加者は，事例提供者 1 名，ファシリテーター 1 名，その他のスタッフ (人数に制限なし)

2 必要物品を準備する

- ホワイトボード，マーカー (黒，赤，青)，ポジティブ・フレームワークシート (次頁)
- ホワイドボードには予め以下の 9 つの枠組みを書き込んでおく

①事例を紹介しようと思った理由	②事例の概要	③家族構成 (ジェノグラム)
事例経過と看護実践 ④ 訪問開始 ―――― 現在 →		
⑤利用サービス		
⑥利用者の言葉・様子		
⑦看護師が考えたこと		
⑧看護師が実践したこと		
⑨その他		

3 約束事を共有する

- ①まずは受け入れて否定しないこと，②長く話し過ぎないこと，の 2 つの約束事を参加者同士で共有する

4 参加者全体で事例を共有する（目安：20分）

- 下記1～3の流れで，ファシリテーターと他のスタッフは質問を投げかけ，事例提供者がそれに答え，事例を共有していく．また，ファシリテーターは発せられた言葉や意見をホワイトボードに書き込んでいく

1. ホワイトボードの①，②，③を共有する
2. 次に「事例経過と看護実践」に移る．時間軸の整理のため，④の訪問開始から現在までの簡単な流れと，⑤について共有する
3. 訪問開始から現在までの⑥，⑦，⑧について，時系列に沿いながら共有していく

5 参加者全体で事例について話し合う（目安：20分）

- 共有された事例の情報〔①～⑧（⑨その他）〕をもとに，さらに事例について話し合っていく
- この際，ファシリテーターは⑦と⑧を重点的に質問し，それらについて深掘りするようにする（例：「どうしてその場面でそのケアを行おうと思ったのですか？」「連携を図ったとおっしゃいましたが，具体的にどのようなことを実践されたのでしょうか？」）．看護師が考えたこと・実践したことを具体的に言語化させ，すぐにその日から他のスタッフも真似して行えるようなレベルまで落とし込むことが重要なポイント

6 グループディスカッションを行う（目安：10分）

- 1グループ5～6人になり，下記のポジティブ・フレームワークシートの項目について話し合う．参加人数が少ない場合にはグループは1つでもよい

①この実践の一番の「すごい!」は，どのようなところにあるでしょう.	②この実践から新しい視点・活用できると思ったことはありますか?
③あなただったら同じような利用者さんにどのようにケアをしますか?	**④その他，気づいたこと・疑問点**

7 事例提供者が検討会で得た気づきや感想をコメントし，終了とする（目安：5分）

※終了後，ホワイトボードに日付と事例提供者とファシリテーターの氏名を追記したうえで写真を撮影し，記録として蓄積していくとよい

スタッフの状態を評価するツール

1. 日本語版バーンアウト・アセスメント尺度（BAT-J）（文献72より転載）

・身体的・精神的な疲労により，燃え尽きてしまっている状態を評価するための尺度
・中核症状（疲弊感，精神的距離，認知コントロールの不調，情緒コントロールの不調）と二次症状（心理的苦痛，心身の不調）の項目を評価する

日本語版BAT（BAT-J）仕事関連版（work-related version）

教示文

以下の記述は，あなたがご自身の仕事をどのように体験し，どのように感じているかに関するものです．それぞれの記述は，あなたにどの程度（どのくらいの頻度で）あてはまりますか？　最もあてはまるものを選んでください．

得点

まったくない	めったにない	ときどきある	しばしばある	いつもある
1	2	3	4	5

中核症状（BAT-JC）

	まったくない	めったにない	ときどきある	しばしばある	いつもある
疲弊感					
仕事をしているとき，精神的に疲れ果ててしまったと感じる．＊	□	□	□	□	□
仕事にかかわるすべての面で，かなりの努力が必要だ．	□	□	□	□	□
一日の仕事が終わった後，エネルギーを回復させるのが難しい．＊	□	□	□	□	□
仕事をしているとき，身体的に疲れ果ててしまったと感じる．＊	□	□	□	□	□
朝起きたときに，その日の仕事にとりかかるためのエネルギーが足りない．	□	□	□	□	□
意欲的に仕事に取り組みたいと思うが，なぜかそうすることができない．	□	□	□	□	□
仕事で頑張ったときには，いつもより早く疲れてしまう．	□	□	□	□	□
一日働いた後は，精神的に疲れ果てて，くたくたになったと感じる．	□	□	□	□	□
精神的距離					
自分の仕事に何とか熱意を持とうと苦労している．＊	□	□	□	□	□
仕事をしているときは，自分が何をしているのか考えもせず，惰性で行動している．	□	□	□	□	□
仕事に対して強い嫌悪を感じる．＊	□	□	□	□	□
自分の仕事に対して無関心である．	□	□	□	□	□
自分の仕事が他人の役に立っているとは思えない．＊	□	□	□	□	□

認知コントロールの不調					
仕事をしているとき，集中力を保つのが難しい．*	□	□	□	□	□
仕事をしているとき，頭がクリアな状態で考えるのに苦労する．	□	□	□	□	□
仕事をしているとき，忘れっぽく，気が散る．	□	□	□	□	□
働いているとき，集中できない．*	□	□	□	□	□
仕事中に他のことに気を取られてミスをしてしまう．*	□	□	□	□	□
情緒コントロールの不調					
仕事をしているとき，自分の情緒をコントロールできないと感じる．*	□	□	□	□	□
仕事中に知らぬ間に，感情的な反応をしてしまう．*	□	□	□	□	□
仕事で思い通りにいかないと，イライラしてしまう．	□	□	□	□	□
仕事中にわけもなく取り乱し，悲しくなる	□	□	□	□	□
仕事をしているとき，無意識のうちに過剰に反応してしまう．*	□	□	□	□	□

二次症状（BAT-JS）

	まったくない	めったにない	ときどきある	しばしばある	いつもある
心理的苦痛					
なかなか寝付けなかったり，夜中に目が覚めてしまったりする．	□	□	□	□	□
くよくよしがちである．	□	□	□	□	□
緊張やストレスを感じる．	□	□	□	□	□
不安を感じたり，パニックになったりする．	□	□	□	□	□
騒音や人ごみが気にさわる．	□	□	□	□	□
心身の不調					
動悸や胸の痛みに悩まされている．	□	□	□	□	□
胃や腸の不調に悩まされている．	□	□	□	□	□
頭痛に悩まされている．	□	□	□	□	□
首や肩，背中などの痛みに悩まされている．	□	□	□	□	□
しばしば体調を崩す．	□	□	□	□	□

2. ユトレヒト・ワーク・エンゲイジメント尺度(UWES) — 17 項目版(文献 73 より転載)

・仕事に積極的に向かい活力を得ている状態を評価するための尺度

仕事に関する調査(UWES)©

次の 17 の質問文は，仕事に関してどう感じているかを記述したものです．各文をよく読んで，あなたが仕事に関してそのように感じているかどうかを判断してください．そのように感じたことが一度もない場合は，0(ゼロ)を，感じたことがある場合はその頻度に当てはまる数字(1 から 6)を，質問文の左側の下線部に記入してください．

	ほとんど感じない	めったに感じない	時々感じる	よく感じる	とてもよく感じる	いつも感じる
0	1	2	3	4	5	6
全くない	1 年に数回以下	1 ヶ月に 1 回以下	1 ヶ月に数回	1 週間に 1 回	1 週間に数回	毎 日

1. ______ 仕事をしていると，活力がみなぎるように感じる．(*活力 1*)*
2. ______ 自分の仕事に，意義や価値を大いに感じる．(*熱意 1*)
3. ______ 仕事をしていると，時間がたつのが速い．(*没頭 1*)
4. ______ 職場では，元気が出て精力的になるように感じる．(*活力 2*)*
5. ______ 仕事に熱心である．(*熱意 2*)*
6. ______ 仕事をしていると，他のことはすべて忘れてしまう．(*没頭 2*)
7. ______ 仕事は，私に活力を与えてくれる．(*熱意 3*)*
8. ______ 朝に目がさめると，さあ仕事へ行こう，という気持ちになる．(*活力 3*)*
9. ______ 仕事に没頭しているとき，幸せだと感じる．(*没頭 3*)*
10. ______ 自分の仕事に誇りを感じる．(*熱意 4*)*
11. ______ 私は仕事にのめり込んでいる．(*没頭 4*)*
12. ______ 長時間休まずに，働き続けることができる．(*活力 4*)
13. ______ 私にとって仕事は，意欲をかきたてるものである．(*熱意 5*)
14. ______ 仕事をしていると，つい夢中になってしまう．(*没頭 5*)*
15. ______ 職場では，気持ちがはつらつとしている．(*活力 5*)
16. ______ 仕事から頭を切り離すのが難しい．(*没頭 6*)
17. ______ ことがうまく運んでいないときでも，辛抱強く仕事をする．(*活力 6*)

Memo

現場教育

1. 同行訪問で指導者が新任訪問看護師への関わり方として押さえておくべき項目 (文献 74 より転載)

①訪問前	□訪問の準備の手順，必要な物品の確認 □利用者の状況(経緯，現状，目標，サービス内容，留意事項等)の確認 □訪問時の手順のリハーサル □訪問にあたっての心構え，各職員の目標の意識づけ □不明・不安な点の確認，解消	③訪問後	□新任訪問看護師とともに，訪問内容の全体を振り返る □よかった点，目標が達成できた点を確認する □改善が必要な点について気づきを促す □問題点や不安の確認，解消 □次の目標の設定
②訪問時	□利用者・家族への接遇やケアの模範を示す □利用者・家族への接遇やケア内容の指導，支援 □観察，判断，対応における専門職としての視点を示し気づきを促す □新任訪問看護師の態度・行為全般等のチェック		

※同行訪問などを通して新任訪問看護師が達成すべき目標項目とその評価項目のシート(『訪問看護 OJT マニュアル』)が，東京都福祉局の HP からダウンロードできる

2. 同行訪問などでの振り返りに使える技術

a. 効果的なフィードバック (文献 75 をもとに作成)

・効果的なフィードバックを行うと学びが深まり，次の実践の場で活かしやすくなる．フィードバックの順序と使用する言葉の例は以下のとおり

構成	順序	使用する言葉の例
セットアップ	①新任看護師にフィードバックを提案する	「少し時間をとってフィードバックを行ってみましょうか?」
	②日時・場所を決める	「明日の 9 時にステーションでいかがですか?」
	③新任看護師にフィードバックの目的や意味を説明する	「今回のフィードバックの目的は，ご家族への対応について検討し，改善するためです」
フィードバック	④新任看護師の自己評価を確認する	「前回の訪問時のご家族への対応について，自分ではどのように感じていますか? よかった点と改善点は何だと思いますか?」
	⑤指導者が具体的なフィードバックをする	「(ご家族への対応で，息子さんへの気配りは非常によくできていたと思いました．一方，)※ご主人への対応は○○○だったかもしれません」 ※ネガティブな内容を伝える前後で，前向きな言葉を入れるようにする(サンドイッチ話法)

行動計画	⑥新任看護師とともに，よりよくするための計画を立てる	「次はどうすれば，よりよくなると思いますか?」 指導者の提案も伝える
まとめ	⑦よかった点や改善点を振り返るとともに，次回の行動計画やフォローアップについて述べる	「息子さんへの気配りはよくできていたので，次は□□□をして，ご家族への対応がさらにうまくなることを目標としましょう．次回の訪問も同行するので，何か不安なことや疑問点があれば，相談してください」

●. リフレクション（文献 76，77 をもとに作成）

- 新任看護師の看護実践の振り返りを「Gibbs のリフレクティブ・サイクル」の枠組みを用いて行うと，経験から学ぶ力が身につく
- 指導者は枠組みに沿いながら問いかけていき，新任看護師の気づきを促すようにする

構成要素	指導者から新任看護師への問いかけの例
1．記述・描写 (何が起こったのか?)	指導者「先ほどの○○○の処置についてですが，手早く行えていましたね．ただ，処置中の利用者さんの表情はどうでしたか?」
	新任「痛みで少し苦しそうな表情をされてました」
2．感覚 (何を考え，何を感じたのか?)	指導者「そうですね．その状況に対して，どのように感じましたか?」
	新任「どういう声かけをしたらよいかがわからず，そのまま処置を続けてしまいました」
3．推論 (この経験の何がよくて，何が悪かったのか?)	指導者「慣れていない処置だったので，声かけができなかったのかもしれませんね．それに気づけたことで，次に活かすことができると思います．この経験について，よかった点と改善点は何だと思いますか?」
	新任「処置の際，利用者さんの反応を観察することの重要性を理解できました．その一方で，痛みを和らげるような工夫をもっとすべきだったと反省しています」
4．分析 (この状況から意図されるものは何か?)	指導者「この経験から，処置を行う時にどのような配慮が必要だと思いますか?」
	新任「処置だけに集中するのではなく，利用者さんの表情を注意深く観察し，痛みに配慮した声かけも必要だと感じました」
5．評価 (他に何ができたか?)	指導者「重要な気づきですね．それを次の実践につなげるには他にどんなことができるでしょうか?」
	新任「先輩に声かけや処置の仕方についてアドバイスをいただくことでしょうか」
6．アクションプラン (もしまたそれが起こったらどうするか)	指導者「そうですね．先輩のケアから学べることも多いと思います．これまでの話から，次回の訪問の際はどのようなことを意識して○○○の処置を行うとよいでしょうか?
	新任「処置だけではなく，利用者さんの表情にも意識を向け，痛みに配慮した声かけを行いたいと思います．また，次回の訪問までに，先輩に声かけのコツやアドバイスを聞いてみるようにします」

文献

1) 厚生労働省：障害福祉サービスの利用等にあたっての意思決定支援ガイドライン．p11，厚生労働省，2017
2) 日本老年医学会：高齢者ケアの意思決定プロセスに関するガイドライン―人工的水分・栄養補給の導入を中心として．日老医誌 49(5)：633-645，2012
3) 關本翌子，栗原美穂，市川智里：NURSEとはどのようなコミュニケーションスキルか，日本がん看護学会(監)：《がん看護実践ガイド》患者の感情表出を促すNURSEを用いたコミュニケーションスキル．p4，医学書院，2015
4) Lunney JR, Lynn J, Hogan C: Profiles of older medicare decedents. J Am Geriatr Soc 50(6): 1108-1112, 2002
5) 淀川キリスト教病院ホスピス(編)：緩和ケアマニュアル　第5版．p2，最新医学社，2007
6) 木澤義之(編)：これからの治療・ケアに関する話し合い―アドバンス・ケア・プランニング．神戸大学，2018
7) 宮崎和加子(編著)：在宅ケア　リスクマネジメントマニュアル　第2版．pp31-32，日本看護協会出版会，2016
8) 公益社団法人兵庫県看護協会　兵庫県：訪問看護師・訪問介護員が受ける暴力等対策マニュアル Ver.1．pp4-5，2018
9) 前掲8)，pp5-6
10) 前掲8)，p6
11) 前掲8)，pp13-14
12) 日本看護倫理学会　臨床倫理ガイドライン検討委員会：身体拘束予防ガイドライン．pp15-16，日本看護倫理学会，2015
13) 前掲7)，p183
14) 打越さく良：第3版　Q＆A　DV(ドメスティック・バイオレンス)事件の実務―相談から保護命令・離婚事件まで．p265，日本加除出版，2018
15) 鈴木隆文，麻鳥澄江：ドメスティック・バイオレンス　三訂版―援助とは何か　援助者はどう考え行動すべきか．p285，教育資料出版会，2008
16) 内閣府(編)：平成14年版男女共同参加白書．p116，2002
17) 倉石哲也：保育現場の子ども虐待対応マニュアル―予防から発見・通告・支援のシステムづくり．中央法規出版，2018
18) 文部科学省：児童虐待への対応のポイント―見守り・気づき・つなぐために(令和4年11月改訂版)
19) 愛知県健康福祉部児童家庭課：あいち子どもの虐待対応マニュアル：市町村向け．p10，2005
20) 田中道子，前田浩利(編著)：Q＆Aと事例でわかる訪問看護　小児・重症児者の訪問看護．pp57-59，中央法規出版，2015
21) 冨田　直(編著)：(みんなでできる)医療的ケア児サポートBOOK．照林社，2022
22) 医学書院医学大辞典　第2版：家族システム理論．p425，医学書院，2009
23) 塚本尚子：家族を理解するための理論，石川ひろの(著者代表)：《系統看護学講座　基礎分野》人間関係論．p228，医学書院，2018
24) 看護大事典　第2版：家族エンパワーメント．p509，医学書院，2010
25) 塚本尚子：家族をエンパワーメントするための看護モデル，石川ひろの(著者代表)：《系統看護学講座　基礎分野》人間関係論．p233，医学書院，2018
26) 柳原清子，渡辺裕子：渡辺式家族アセスメント/支援モデルによる困った場面課題解決．p1，医学書院，2012
27) 守村里美，白井英子，岩井　泉：ハイリスク母子への家庭訪問における保健師の支援の傾向と課題―家族生活力量モデルを用いた初回訪問と継続訪問の分析から．保健師ジャーナル 64(7)：642，2008
28) 野嶋佐由美(監修)：家族エンパワーメントをもたらす看護実践．p105，へるす出版，2005
29) McGoldrick M: Genograms: Mapping family systems, McGoldrick M, Gerson R, Petry S (eds): Genograms: Assessment and Intervation. pp1-10, W. W. Norton & Company, 1999

30) 井上玲子，藤井淳子，髙見紀子，他：家族アセスメント，上別府圭子（著者代表）：《系統看護学講座　別巻》家族看護学．p130，医学書院，2018
31) こども家庭庁：ヤングケアラー　特設サイト
https://www.mhlw.go.jp/young-carer/
32) 埼玉県：多様性を尊重する共生社会づくりに関する調査―報告書．2021
33) LGBT 総合研究所：LGBT 意識行動調査 2019．2019
34) Cox JL, Holden JM, Sagovsky R: Detection of postnatal depression: Development of the 10-item Edinburgh Postnatal Depression Scale. Br J Psychiatry 150: 782-786, 1987
35) 岡野禎治，宗田　聡（訳）：産後うつ病ガイドブック―EPDS を活用するために．pp62-63，南山堂，2006
36) 吉田敬子，山下　洋，鈴宮寛子：産後の母親と家族のメンタルヘルス―自己記入式質問票を活用した育児支援マニュアル．p12，母子保健事業団，2005
37) 吉田敬子，山下　洋，鈴宮寛子（監修）：妊娠中から始めるメンタルヘルスケア―多職種で使う 3 つの質問票．p11，日本評論社，2017
38) ILCA: Clinical Guidelines for the Establishment of Exclusive Breastfeeding 3rd ed. p11, ILCA, 2014
39) 「授乳・離乳の支援ガイド」改定に関する研究会（編）：授乳・離乳の支援ガイド（2019 年版）．p34，厚生労働省，2019
40) 理学療法ハンドブック作成委員会：理学療法ハンドブック　第 3 版―シリーズ①健康寿命．日本理学療法士協会，2021
41) 理学療法ハンドブック作成委員会：理学療法ハンドブック　第 2 版―シリーズ②脳卒中．日本理学療法士協会，2020
42) 理学療法ハンドブック作成委員会：理学療法ハンドブック　第 2 版―シリーズ③腰痛．日本理学療法士協会，2020
43) 理学療法ハンドブック作成委員会：理学療法ハンドブック　第 2 版―シリーズ④心筋梗塞・心不全．日本理学療法士協会，2020
44) 理学療法ハンドブック作成委員会：理学療法ハンドブック　第 2 版―シリーズ⑥糖尿病．日本理学療法士協会，2020
45) 理学療法ハンドブック作成部会：理学療法ハンドブック―シリーズ⑬肩関節周囲炎．日本理学療法士協会，2022
46) 理学療法ハンドブック作成部会：理学療法ハンドブック―シリーズ⑦変形性膝関節症．日本理学療法士協会，2020
47) 前掲 7），p165
48) 前掲 7），pp170-177
49) 前掲 7），pp184-185
50) 佐藤文俊：【一段上の緊急対応―「生活」と「ケアチーム」をつなぎ，ケアの質を上げる】事例で学ぶ，「つなぐ」緊急対応（CASE 3）緊急コール/訪問が多くなりがちな事例　がん末期の利用者．訪問看護と介護　28（3）：208-215，2023
51) 日本外傷学会，日本救急医学会（監修）：外傷初期診療ガイドライン JATEC　改訂第 6 版．pp1-26，へるす出版，2021
52) 日本蘇生協議会（監修）：JRC 蘇生ガイドライン 2020．p159，医学書院，2021
53) 重信　亮：意識障害，北里大学病院看護部（編）：ナースポケットマニュアル　第 2 版．p15，医学書院，2024
54) Serafim R, Gomes JA, Salluh J, et al: A Comparison of the Quick-SOFA and Systemic Inflammatory Response Syndrome Criteria for the Diagnosis of Sepsis and Prediction of Mortality: A Systematic Review and Meta-Analysis. Chest 153(3): 646-655, 2018
55) Evans L, Rhodes A, Alhazzani W, et al: Surviving sepsis campaign: international guidelines for management of sepsis and septic shock 2021. Intensive Care Med 47(11): 1181-1247, 2021
56) 全国訪問看護事業協会：新型コロナウイルス感染症対策　訪問看護ステーションで取り組みましょう．p11，全国訪問看護事業協会，2020

57) 前掲 56)，p10
58) 厚生労働省：ご家族に新型コロナウイルス感染が疑われる場合　家庭内でご注意いただきたいこと―8 つのポイント．2020
59) 日本訪問看護財団：新版　新型コロナウイルス感染症自宅療養者への訪問看護マニュアル―第 6 波への対応．p19，日本訪問看護財団，2022
60) 日本皮膚科学会：疥癬診療ガイドライン（第 3 版）．p22，日本皮膚科学会，2015
61) 厚生労働省：高齢者介護施設における感染対策マニュアル　改訂版．三菱総合研究所，2019
62) 守上佳樹：感染症対策，福井次矢，高木　誠，小室一成（総編集）：今日の治療指針 2023．pp1164-1166，医学書院，2023
63) 平成 11 年度厚生労働科学研究費補助金　新興・再興感染症研究事業：インフルエンザワクチンの効果に関する研究
64) 厚生労働省：新型コロナウイルス感染症（COVID-19）診療の手引き　第 9.0 版．2023
65) 一般社団法人全国訪問看護事業協会：訪問看護ステーションの災害対策　第 2 版追補版―マニュアルの作成と活用．pp32-52，日本看護協会出版会，2021
66) 東京都保健医療局：東京都在宅人工呼吸器使用者災害時支援指針 令和 5 年 7 月一部改訂版．p44（承認番号 5 保医保疾第 1421 号）
67) 前掲 66)，p1（承認番号 5 保医保疾第 1421 号）
68) 厚生労働省医政局在宅医療の事業継続計画（BCP）策定に係る研究班（研究代表者　山岸暁美）：訪問看護 BCP 手引き・テンプレート・シミュレーション訓練キット．2021
69) 外岡　潤（監修）：「知らなかった」はもう許されない　個人情報保護法○と×―法改正で居宅介護支援事業所や訪問看護ステーションも規制対象に．メディカ出版，2017
70) 野口麻衣子，岩本大希，姉崎沙緒里，他：ケアの質保証・質改善を目指した，ポジティブ・フレームワークを用いた事例検討会の開発と試行．日本在宅看護学会誌 7（1）：131，2018
71) 野口麻衣子：気づき，学び，元気になる! ポジティブ事例検討会の開き方とワークシート（解説）．訪問看護と介護 24（3）：165-172，2019
72) Sakakibara K, Shimazu A, Toyama H, et al: Validation of the Japanese Version of the Burnout Assessment Tool. Front. Psychol 11: 1819, 2020
73) Shimazu A, Schaufeli WB, Kosugi S, et al: Work engagement in Japan: Validation of the Japanese version of Utrecht Work Engagement Scale. Applied Psychology: An International Review 57: 510-523, 2008
74) 東京都福祉保健局：訪問看護 OJT マニュアル．p6，2013
75) 三好智子：評価は人を育てる―効果的なフィードバックをしよう!．岡山医学会雑誌 127：237-240，2015
76) 中村美保子：新人看護師の経験からの学びを支援する方法―リフレクションと対話による関わり実践報告．看護管理 21（10）：900-904，2011
77) サラ・バーンズ，クリス・バルマン（編），田村由美，中田康夫，津田紀子（監訳）：看護における反省的実践―専門的プラクティショナーの成長．p123，ゆみる出版，2005

Part 4

社会保障・社会資源

介護保険・医療保険制度

必ず押さえておきたい知識

1. 医療保険・介護保険の判断フロー

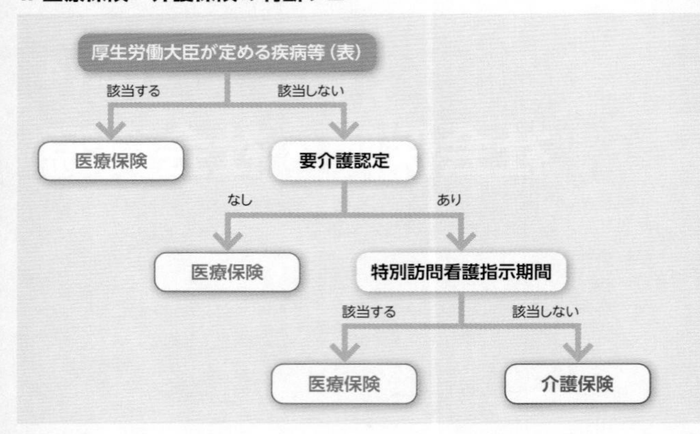

POINT

- 要介護認定を受けている場合，原則，介護保険の給付が優先される
- 訪問看護が医療保険適用となるのは，① 40 歳未満の者および 40 歳以上の要介護認定者でない者，②要介護認定者のうち，末期の悪性腫瘍など「厚生労働大臣が定める疾病等」に該当する場合，③要介護認定者のうち，特別訪問看護指示期間などのケース

2. 厚生労働大臣が定める疾病等，状態等

■特掲診療料の施設基準等別表第 7 に掲げる疾病等

①末期の悪性腫瘍	⑧進行性筋ジストロフィー症	⑮脊髄性筋萎縮症
②多発性硬化症	⑨パーキンソン病関連疾患	⑯球脊髄性筋萎縮症
③重症筋無力症	⑩多系統萎縮症	⑰慢性炎症性脱髄性多発神経炎
④スモン	⑪プリオン病	⑱後天性免疫不全症候群
⑤筋萎縮性側索硬化症	⑫亜急性硬化性全脳炎	⑲頸髄損傷
⑥脊髄小脳変性症	⑬ライソゾーム病	⑳人工呼吸器を使用している状態
⑦ハンチントン病	⑭副腎白質ジストロフィー	

特掲診療料の施設基準等別表第 8 に掲げる状態等

①在宅悪性腫瘍等患者指導管理，在宅気管切開患者指導管理を受けている状態にある者
②気管カニューレ，留置カテーテルを使用している状態にある者
③在宅自己腹膜灌流指導管理，在宅血液透析指導管理，在宅酸素療法指導管理，在宅中心静脈栄養法指導管理，在宅成分栄養経管栄養法指導管理，在宅自己導尿指導管理，在宅人工呼吸指導管理，在宅持続陽圧呼吸療法指導管理，在宅自己疼痛管理指導管理，在宅肺高血圧症患者指導管理を受けている状態にある者
④人工肛門または人工膀胱を設置している状態にある者
⑤真皮を越える褥瘡の状態にある者
⑥在宅患者訪問点滴注射管理指導料を算定している者

・①・②は「特別管理加算（I）」，③〜⑥は「特別管理加算（II）」の対象

3. 疾病（状態）群ごとにまとめた算定対象の報酬（文献 1 より転載）

	①厚生労働大臣が定める疾病等	②特別訪問看護指示期間	③厚生労働大臣が定める状態等
週 3 日の訪問回数の制限を受けない（訪問看護）	○	○	○
週 3 日の訪問回数の制限を受けない（訪問診療）	○		
訪問看護が医療保険の対象となる	○	○	
同一患者に複数のステーションから訪問看護を提供できる	2 or 3 か所（※1）	2 か所	2 or 3 か所（※1）
複数名訪問看護（・指導）加算	○（※2）	○（※2）	○（※2）
難病等複数回訪問加算	○	○	○
長時間訪問看護（・指導）加算		○	○
特定施設やグループホームの入居者に訪問看護を提供できる	○	○	
医療機関とステーションにおける同一月の訪問看護の報酬算定	○	○	○
在宅移行管理加算（特別管理加算）			○
退院時共同指導加算を 2 回算定	○		○
退院支援指導加算	○		○
訪問看護基本療養費（III）（外泊日）	○		○
退院時共同指導料 1・加算の特別管理指導加算			○

※1 「厚生労働大臣が定める疾病等」「厚生労働大臣が定める状態等」で，かつ訪問看護が毎日必要なケースでは，同月に 3 か所まで訪問看護療養費を算定できる
※2 医療保険の場合，通常は 1 回の回数制限があるが，「厚生労働大臣が定める疾病等」「厚生労働大臣が定める状態等」，特別訪問看護指示期間に該当する患者の場合，当該訪問看護事業所の他の看護師等またはその他職員との同行であれば訪問回数の制限がなくなる

4. 押さえておくべき加算

a. 特別管理加算

- 特別な管理を必要とする利用者に対し，計画的な管理を行った場合に算定
- 気管カニューレ，留置カテーテルを使用している状態などでは，高い報酬を算定できる
- 医療保険では「訪問看護管理療養費の加算」として，介護保険では「訪問看護費の加算」として算定

■表 1　特別管理加算（訪問看護管理療養費の加算）

- 主な算定要件は，「厚生労働大臣が定める状態等」(p317) の該当者とその家族に対し，電話などに常時対応可能な体制などにある訪問看護ステーションが，当該利用者に計画的な管理を行った場合に算定

◎医療保険の特別管理加算の対象者

重症度等の高いもの
・在宅悪性腫瘍等患者指導管理，在宅気管切開患者指導管理を受けている状態
・気管カニューレ，留置カテーテルを使用している状態※
上記以外
・在宅自己腹膜灌流指導管理を受けている状態
・在宅血液透析指導管理を受けている状態
・在宅酸素療法指導管理を受けている状態
・在宅中心静脈栄養法指導管理を受けている状態
・在宅成分栄養経管栄養法指導管理を受けている状態
・在宅自己導尿指導管理を受けている状態
・在宅人工呼吸指導管理を受けている状態
・在宅持続陽圧呼吸療法指導管理を受けている状態
・在宅自己疼痛管理指導管理を受けている状態
・在宅肺高血圧症患者指導管理を受けている状態
・人工肛門または人工膀胱を設置している状態
・真皮を越える褥瘡の状態
・在宅患者訪問点滴注射管理指導料を算定している

※「留置カテーテルを使用している状態」には胃瘻カテーテルも含まれる

表 2　特別管理加算（訪問看護費の加算）

・主な算定要件は，厚生労働大臣が定める下の一覧の状態にある者に対して，計画的な管理を行った場合に算定

介護保険の特別管理加算の対象者

特別管理加算（Ⅰ）
・在宅悪性腫瘍等患者指導管理，在宅気管切開患者指導管理を受けている状態 ・気管カニューレ，留置カテーテルを使用している状態（経管栄養や中心静脈栄養の状態にある利用者も該当）※
特別管理加算（Ⅱ）
・在宅自己腹膜灌流指導管理を受けている状態 ・在宅血液透析指導管理を受けている状態 ・在宅酸素療法指導管理を受けている状態 ・在宅中心静脈栄養法指導管理を受けている状態 ・在宅成分栄養経管栄養法指導管理を受けている状態 ・在宅自己導尿指導管理を受けている状態 ・在宅持続陽圧呼吸療法指導管理を受けている状態 ・在宅自己疼痛管理指導管理を受けている状態 ・在宅肺高血圧症患者指導管理を受けている状態 ・人工肛門または人工膀胱を設置している状態 ・真皮を越える褥瘡の状態 ・点滴注射を週 3 日以上行う必要があると認められる状態 （利用者の状態変化などで 3 日以上実施できなければ算定不可）

※留置されているドレーンチューブは，留置カテーテルと同様に計画的な管理を行っている場合は（Ⅰ）を算定可．処置などのための短時間，一時的なドレーンチューブ挿入は算定不可

POINT

・医療・介護保険ともに重症度等の高いものとそれ以外で報酬が 2 区分されている
・どういう状態がどちらの加算になるか押さえておく
・訪問看護計画書において計画的な管理をすることを記載していること，訪問看護指示書にも管理の指示や医療機器などのチェックがあることが必要になる
・医療保険の場合は 2 事業所以上で算定できるが，介護保険では 1 事業所のみの算定になるため，2 か所以上で関わるならどちらの事業所が算定するのか確認しておく
・在宅悪性腫瘍等患者指導管理料は，「在宅における鎮痛療法又は悪性腫瘍の化学療法」を行っている入院中の患者以外の末期の患者に対して，当該療法に関する指導管理を行った場合に算定．「在宅における鎮痛療法又は悪性腫瘍の化学療法」とは，持続性の疼痛が鎮痛薬の経口投与では改善しないために注射による鎮痛薬注入が必要な末期のがん患者または注射による抗悪性腫瘍剤の注入が必要な末期のがん患者が，在宅において自ら実施する鎮痛療法または化学療法を指す．単にがんの末期であったり，ターミナル期で経口やパッチによる疼痛コントロールをしている，またはターミナルケアをしているのみでは算定できないことに注意

b. 退院時共同指導加算

- 退院・退所後の在宅療養を担う訪問看護ステーションの看護師などが入院・入所先に医師などと共同指導した場合，原則 1 回に限り算定できる

医療保険

退院時共同指導加算（退院または退所につき 1 回）

【主な算定要件】

- 医療機関，介護老人保健施設，介護医療院からの退院・退所に当たり，看護師等（准看護師を除く）が主治医または医療機関などの職員とともに利用者本人やその看護者に対して在宅療養に必要な指導を行った場合，初日の訪問看護実施時に算定する
- 文書の提供が必要となる
- 「厚生労働大臣が定める疾病等」（p316），「厚生労働大臣が定める状態等」（p317）に該当する利用者に対し，複数日に指導を実施した場合に限り 2 回まで算定可
- 退院時共同指導はビデオ通話を用いて共同指導した場合でも算定できる

特別管理指導加算

【算定要件】

- 利用者が「厚生労働大臣が定める状態等」に該当する場合に加算する

介護保険

退院時共同指導加算（退院または退所につき 1 回）

【主な算定要件】

- 医療機関，介護老人保健施設，介護医療院からの退院・退所に当たり，看護師等（准看護師を除く）が主治医またはその他の従業者と共同して在宅での療養上必要な指導を行い，その内容を文書により提出した場合に算定する
- 「厚生労働大臣が定める状態等」に該当する場合，2 回算定できる
- 初回加算を算定する場合は算定できない

POINT

- 医療機関に加え，介護医療院からの退院や介護老人保健施設からの退所の場合にも算定可能
- 医療保険において，「厚生労働者大臣が定める状態等」に該当する利用者に指導した場合，特別管理指導加算も算定できる
- 入院先の職員とともに指導を行うことで算定ができる
- 利用者の見舞いに行っただけでは，当然算定できない
- 指導内容や日時，職員名などを明らかにして文書として提出することが必要だが，文書の様式に取り決めはないため，各施設で用意するか，業界団体が提供する資料などを活用するとよい

. 訪問看護ターミナルケア療養費，ターミナルケア加算

- 死亡日および死亡日前 14 日以内に 2 日以上訪問看護を実施した場合に，ターミナルケアを評価した加算を算定できる
- 医療保険の場合は「訪問看護ターミナルケア療養費」として，介護保険の場合には「ターミナルケア加算」として算定
- ターミナルケア後，24 時間以内に在宅以外で死亡した場合でも算定できる

医療保険

訪問看護ターミナルケア療養費（1，2）

【主な算定要件】

- 厚生労働省「人生の最終段階における医療・ケアの決定プロセスに関するガイドライン」などの内容を踏まえ，利用者およびその家族などと話し合いを行い，利用者本人の意思決定を基本に，他の関係者と連携のうえ，対応する
- 在宅で死亡した利用者に対し，死亡日および死亡日前 14 日以内に 2 回以上訪問看護を実施し，かつターミナルケアの支援体制（ステーションの連絡担当者の氏名，連絡先，緊急時の注意事項など）について利用者・家族などに対して説明したうえでターミナルケアを行った場合に算定
- 療養費 1 の対象は，在宅で死亡した利用者，特別養護老人ホームなどで死亡した利用者（施設側が看取り介護加算などを算定する利用者を除く）．ターミナルケア後，24 時間以内に在宅・特養など以外で死亡した者を含む
- 療養費 2 の対象は，特養などで死亡した利用者（施設側が看取り介護加算などを算定している利用者に限る）．ターミナルケア後，24 時間以内に特養など以外で死亡した者を含む

介護保険

ターミナルケア加算

【主な算定要件】

- 在宅で死亡した利用者（ターミナルケアを行った後，24 時間以内に在宅以外で死亡した者を含む）に対し，死亡日および死亡日前 14 日以内に 2 日以上ターミナルケアを行った場合に算定
- 次に掲げる事項を訪問看護記録書に記録する
  ①終末期の身体症状の変化およびこれに対する看護
  ②療養や死別に関する利用者および家族の精神的な状態の変化およびこれに対するケアの経過
  ③看取りを含めたターミナルケアの各プロセスにおいて利用者および家族の意向を把握し，それにもとづくアセスメントおよび対応の経過※
- ターミナルケアを実施中に，死亡診断を目的として医療機関へ搬送し，24 時間以内に死亡が確認される場合なども算定できる

※③については，「人生の最終段階における医療・ケアの決定プロセスに関するガイドライン」などの内容を踏まえ，利用者・家族などと話し合いを行い，利用者本人の意思決定を基本に，他の関係者と連携のうえ，対応する

POINT

- 特に状況が変化しやすいターミナル期においては，できるだけ早期から利用者本人の意思を確認することや，本人が意思表示が困難な場合には，本人の意思や価値観を想像できる家族などの代理の方と話し合いを複数回重ね，多職種で連携していくことが求められる
- ターミナル期に限らず，これらの話し合いの機会をつくっていくことが重要

障害者・障害児へのサービス

障害福祉サービスの仕組み

1. サービスを申請できる人と確認方法

障害者の場合	
身体障害者	・身体障害者手帳（18歳以上の場合は必須）
知的障害者	・療育手帳 ・療育手帳を有していない場合は，医師の意見書
精神障害者	・精神障害者保健福祉手帳 ・精神障害を事由とする年金を現に受けていることを証明する書類（国民年金，厚生年金などの年金証明書など） ・精神障害を事由とする特別障害給付金を現に受けていることを証明する書類 ・自立支援医療受給者証（精神通院医療に限る） ・医師の診断書
難病をもつ人	・医師の診断書，特定医療費（指定難病）受給者証など

障害児の場合

・障害者手帳（療育手帳，身体障害者手帳，精神障害者保健福祉手帳）
・医師の診断書（自閉症スペクトラムや難病など）

※障害者手帳や医学的診断がなくとも，次のケースでは支援の対象となる場合がある→①関係機関（児童相談所や医療機関など）への意見照会などにより，支援の必要性が認められる者，②特別児童扶養手当などの支給が適当と判断された者

2. 各種手帳の概要

・各手帳の申請窓口は，市区町村の障害担当窓口

内容	身体障害者手帳	療育手帳	精神障害者保健福祉手帳
対象	肢体（上肢，下肢，体幹），視覚，聴覚，平衡機能，音声言語機能，咀嚼機能，内部機能（心臓，腎臓，呼吸器，膀胱・直腸，小腸，肝臓，免疫）に障害がある人	知的機能の障害が発達期（おおむね18歳まで）に現れ，日常生活に支障が生じているため，なんらかの援助を必要とする人	「精神障害」のため長期にわたり日常生活，社会生活になんらかの援助を必要とする人．ただし，初診から6か月以上を経過していること
等級	1～6級	Ⓐ A Ⓑ B など	1～3級
申請書類	申請書，指定医の診断書（意見書），写真，個人番号がわかる書類，身分証明書，印鑑など	申請書，写真，個人番号がわかる書類，身分証明書，印鑑など	申請書，医師の診断書または障害年金受給者は年金証書の写し，写真，個人番号がわかる書類，印鑑など
その他	・障害等級表は1～7級まであるが，手帳は6級以上で交付 ・障害が重くなったり，新たな障害が生じた場合は等級変更が必要	・18歳以上は知的障害者更生相談所の，18歳未満は児童相談所の判定にもとづき，都道府県知事または指定都市市長が交付する	・精神保健福祉センターの判定にもとづき，都道府県知事または指定都市市長が交付・決定する ・2年ごとに更新が行われる

3. 相談するところ（相談支援事業所の区分・役割）

・障害福祉サービスの利用相談に関しては，各事業所に電話で問い合わせる

特定相談支援事業所	①障害福祉サービス等利用計画案の作成と継続したサービス利用支援，②障害児・者や家族などからのさまざまな相談と支援について，相談支援専門員が対応
一般相談支援事業所	①地域移行支援，②地域定着支援の相談に対応
障害児相談支援事業所	①障害福祉サービス等利用計画案の作成，②障害児・者や家族などからのさまざまな相談と支援について，相談支援専門員が対応
委託相談支援事業所	①障害福祉サービスの利用援助（情報提供，相談など），②社会資源を活用するための支援，③社会生活力を高めるための支援，④ピアカウンセリング，⑤権利擁護のための支援，⑥専門機関の紹介などについて，相談支援専門員が対応
基幹相談支援センター	社会福祉士，精神保健福祉士，保健師などが配置され，市区町村の中核的な相談支援事業についての総合的な支援を行う

4. サービスの全体像（文献 2 より転載，一部改変）

・障害福祉サービスには，大きく分けて，自立支援給付と地域生活支援事業がある
・訪問看護では，自立支援給付との関わりが多くなる

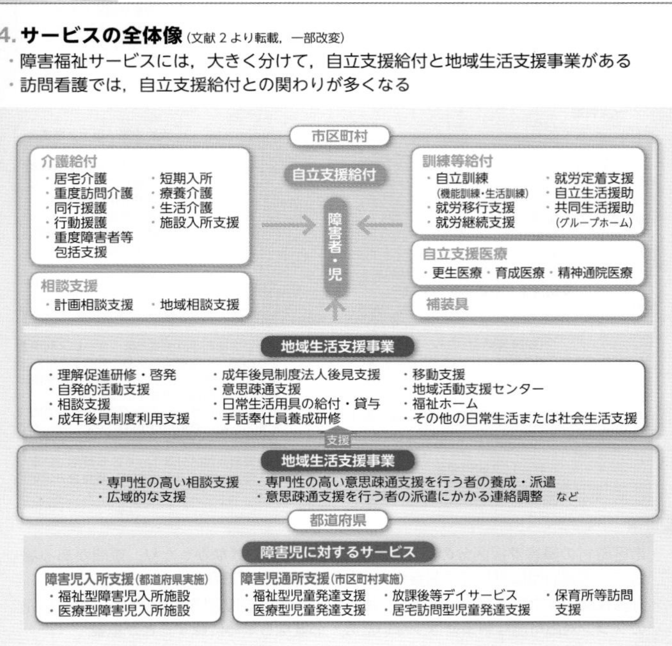

5. サービス利用の流れ (文献 3，4 をもとに作成)

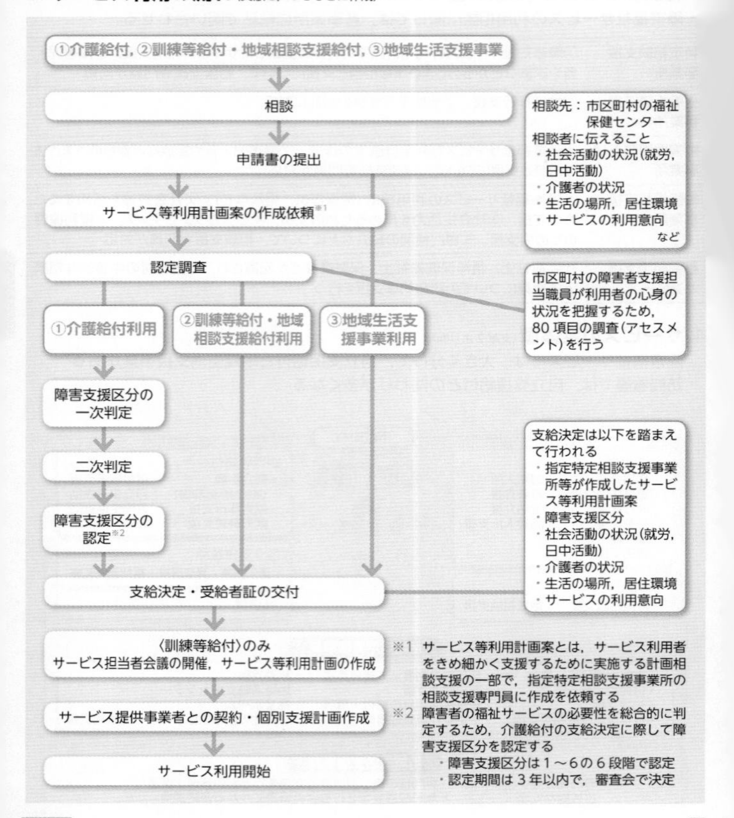

POINT

- 市区町村の障害支援区分の認定や支給決定に納得できなかったり，疑問がある場合には都道府県に対して不服審査を申し立てることができる
- 介護保険のケアマネジャーに比べ，障害福祉の相談支援専門員は少なく，特に小児のプラン対応可能な事業者は少ないため，必要なら早めに探すことが重要

5. 介護保険サービスと障害福祉サービスの関係

・障害者総合支援制度において，① 65 歳以上の人（介護保険第 1 号被保険者），② 40〜64 歳（同第 2 号被保険者）で 16 の特定疾病に該当する人が，介護保険と障害福祉のどちらにも存在するサービスを利用する場合には，介護保険サービスのほうが優先されるという原則がある➡介護保険優先原則

a. 介護保険給付が優先される制度（文献 5 より転載）

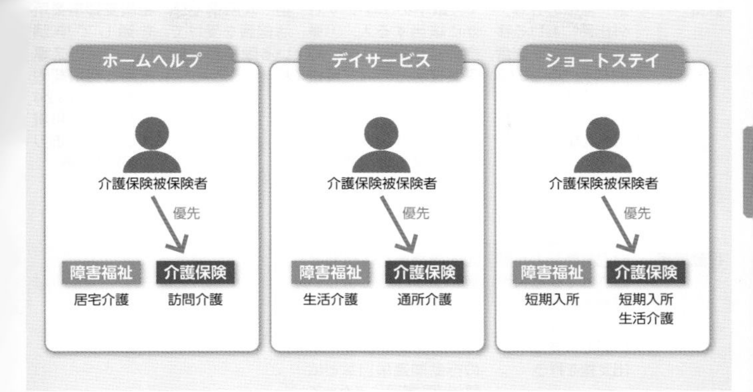

b.「介護保険優先原則」が適用されないサービス

・介護保険給付には相当するサービスが存在せず，障害福祉サービスのみにしかないサービスには「優先原則」は適用されない．介護保険被保険者であるか否かにかかわらず，ニーズに応じて，障害福祉から概ね以下のサービス支給が行われる

1. 行動援護　2. 同行援護　3. 自立訓練（生活訓練）
4. 就労移行支援　5. 就労継続支援

c. 現場の視点からみたサービス利用のポイント，留意点

・ALS などの神経難病をもつ 40 歳もしくは 65 歳以上の人などでは，介護保険を併用していることが多い．その場合は介護保険の単位数を上限給付まで利用し，さらにサービスが必要と認められた場合に利用することになる．自治体の介護保険課と障害福祉課の両方での手続きと相談が必要となるため，先を見越して手続き支援や提案ができるとよい

身体・知的障害者でよく利用するサービス

1. 介護給付

サービス（介護給付）	内容	利用できる人	負担	利用方法
重度訪問介護	自宅で，入浴，排泄，食事の介護，外出時における移動支援などを総合的に行う．2018年4月より，入院時も一定の支援が可能となった	障害支援区分4以上で，以下の①②いずれかに該当する人．①重度の肢体不自由で，障害支援区分の認定調査項目の要件に該当する人，②重度の知的障害または精神障害により行動上著しい困難を有し，障害支援区分の認定調査項目の行動関連項目などに該当する人	原則，1割負担．低所得や生活保護を受けている障害者は無料	市区町村または相談支援事業所を通して申請し，サービス事業所と利用契約を結ぶ．p324のサービス利用の流れのとおりに手続きする
行動援護	自己判断能力が制限されている人が行動する時に，危険を回避するために必要な支援や外出支援を行う	知的障害または精神障害により行動上著しい困難を有し，障害支援区分3以上で，障害支援区分の認定調査項目の行動関連項目などに該当（障害児にあたってはこれに相当する支援の度合）する人		
同行援護	視覚障害で移動が著しく困難な人に，移動に必要な情報の提供（代筆・代読を含む），移動の援護などの外出支援を行う	視覚障害により，移動が著しく困難な人．ただし，身体介護を伴う場合は，障害支援区分2以上で，障害支援区分の認定調査項目の要件に該当する人		
短期入所（ショートステイ）	自宅で介護する人が病気の場合などに，短期間，夜間も含め施設で入浴，排泄，食事の介護などを行う	「福祉型」は障害支援区1以上の人．「医療型」は遷延性意識障害者・児，ALSなどの運動ニューロン疾患の分類に属する疾患を有する人，重症心身障害者・児		

POINT

- ALSの方などは夜間の見守りや吸引などで重度訪問介護を利用することが多いが，吸引や注入においては，ヘルパーは喀痰吸引等研修（p67）※を受けていなければ実施できない．ヘルパーの依頼や探す時はそこを併せて確認する

※研修は第1～3号からなる．第3号は，特定の者に対して喀痰吸引と経管栄養が実施できるようになる研修で，主にヘルパーが受講

2. 用具の給付・借受け

用具	内容	利用できる人	負担	利用方法
補装具	補装具（品目は下記表）の購入などの費用を支給する．「購入」が原則であるが，成長に伴って短期間での交換が必要であると認められる場合などには「借受け」ができる	身体障害者手帳をもっている人．難病をもつ人など	原則，1割負担．低所得や生活保護を受けている障害者は無料	市区町村へ申し込み，身体障害者更生相談所などの判定または意見にもとづく市区町村の決定を受ける
日常生活用具	日常生活を容易にするために使用する「日常生活用具」を購入・レンタルする場合に費用の一部を支給する．修理については対象外	在宅で生活している身体障害者手帳，療育手帳，精神障害者保健福祉手帳をもっている人，または難病により障害がある人	原則，1割負担．基準額を超える部分は自己負担	市区町村へ申し込む．購入前に申請することが必要．市区町村によって，用具の種類や基準額が異なるため，事前に問い合わせる

主な障害種別	品目
視覚障害	視覚障害者安全つえ，義眼，眼鏡
聴覚障害	補聴器，人工内耳用音声信号処理装置（修理のみ）
肢体不自由	義肢，装具，歩行補助つえ，座位保持装置，歩行器，車いす，電動車いす，重度障害者用意思伝達装置，座位保持いす・起立保持具・頭部保持具・排便補助具（18歳未満のみ）

POINT

- 側彎や変形，麻痺，頸髄損傷などがある場合，補装具が重要となる．装具や車いす，座位保持いすなどの作製や調整には時間がかかるため，必要がある場合は，早めに手続きなどの想定しておく

精神障害者でよく利用するサービス

1. 精神通院医療（自立支援医療）

内容	利用できる人	利用方法	利用者負担	備考
通院による精神医療を続ける必要がある人の通院医療費の自己負担を軽減する制度	統合失調症，双極症，うつ病，てんかん，認知症，薬物依存症などを有する人．または精神医療に3年以上の経験を有する医師が必要と判断した人	申請書，医師の意見書，世帯所得を確認できる書類，精神保健福祉手帳や健康保険証など身元確認できるもの，マイナンバーのわかる書類を揃え，市区町村に申請	原則，1割負担．ただし，世帯の所得や本人の収入額に応じて1か月あたりの自己負担上限額が定められている	制度の利用は各都道府県または指定都市が指定した「指定自立支援医療機関」に限られる

POINT

- 自立支援医療受給者証は1年ごとの更新手続きが必要．更新日の3か月前から延長の申請が可能
- 更新切れにならないようにサポートを行う．手続きを代理で行うことも可能
- 申請から受け取るまでに1～3か月程度かかる
- 申請中に3割負担で払ったものは後で清算してもらえる

2. 訓練等給付

事業	内容	利用できる人	利用者負担	利用方法	備考
就労移行支援	一般企業などへの就労を希望する人に，一定期間，就労に必要な知識および能力の向上のために必要な訓練を行う	一般就職を希望し，一般企業への就労または在宅就労などが見込まれる人	前年度の収入によって負担額が変わる	市区町村または相談支援事業所を通して申請し，サービス事業者と利用契約を結ぶ	利用期間は2年間
就労継続支援A型（雇用型）	一般企業に雇用されることが困難で，雇用契約にもとづく就労が可能である者に対して，雇用契約の締結等による就労の機会の提供および生産活動の機会を提供する．労働の対価として給与をもらうことができる	訓練などによって雇用契約にもとづく就労が可能と見込まれ，次に該当する人：①就労移行支援事業を利用したが，就労に結びつかなかった人，②特別支援学校などを卒業し就職活動を行ったが，雇用に結びつかなかった人，③一般企業を離職した人または就労経験のある人	前年度の収入によって負担額が変わる	市区町村または相談支援事業所を通して申請し，サービス事業者と利用契約を結ぶ	利用前にハローワークでの求職者登録が必要．社会保険や労働関係の法令も一般労働と同様に適用される

事業	内容	利用できる人	利用者負担	利用方法
就労継続支援B型(非雇用型)	一般企業に雇用されることが困難で，雇用契約にもとづく就労が難しい人に対して，就労の機会および生産活動の機会を提供する．工賃という名目で支払いを受ける．長時間の就労が困難な人や体調や精神面で不安定な人が自分のペースで働くのに向いている	就労の機会を通じて，生産活動に関わる知識および能力の向上が期待され，次に該当する人：①就労経験がある人で，年齢や体力の面で一般企業での就労が困難となった人，②就労移行支援事業を利用した結果，B型の利用が適当と判断された人，③①②に該当しない人で50歳に達している人または障害基礎年金1級を受給している人	前年度の収入によって負担額が変わる	市区町村または相談支援事業所を通して申請し，サービス事業者と利用契約を結ぶ
就労定着支援	就労移行支援などを利用して，一般企業に新たに雇用された人に対して，雇用に伴って生じる日常生活または社会生活を営むうえでの問題に関する相談，指導，助言などを行う	生活介護，自立訓練，就労移行支援，就労継続支援を利用して一般就労し，6か月以上継続して働いている人	前年度の収入によって負担額が変わる	市区町村または相談支援事業所を通して申請し，サービス事業者と利用契約を結ぶ
グループホーム※	共同生活する住居で，相談や日常生活上の援助を行う．また，入浴，排泄，食事の介護などの必要性が認定されている人には介護サービスも提供する	日常生活上の援助などを必要とする人や，食事などの介護・援助が必要な人	原則，1割負担．低所得や生活保護を受けている障害者は無料	市区町村または相談支援事業所を通して申請し，サービス事業者と利用契約を結ぶ
自立生活援助	一人暮らしに必要な理解力・生活力などを補うため，定期的な居宅訪問や随時の対応により日常生活における課題を把握し，必要な支援を行う	精神科病院やグループホーム，障害者支援施設などから地域での一人暮らしを始めた人．障害，疾病などのある家族と同居している人	原則，1割負担．低所得や生活保護を受けている障害者は無料	市区町村または相談支援事業所を通して申請し，サービス事業者と利用契約を結ぶ

※精神科におけるグループホームは，集団で1つのユニットとして住む認知症グループホームなどとは異なり，シェアハウス型や，アパートの1室ずつに住む場合など，一人暮らしに近い環境となる．滞在型と通過型で分かれ，通過型では2～3年程度で退所から一人暮らしを目指すことになる

3. 精神科デイケア，ナイトケア，デイ・ナイトケア，ショートケア

- グループ活動を通して人とふれあい，生活のリズムをつくるなど社会参加のためのリハビリテーション
- 具体的なプログラム内容は，スポーツ，野外でのレクリエーション活動，話し合い，料理，創作活動（手工芸，絵画，陶芸など），学習活動，社会見学，生活指導，SST など
- 活動時間により，①デイケア（1 日約 6 時間），②ナイトケア（おおむね午後 4 時以降に 1 日約 4 時間），③デイ・ナイトケア（日中から夜間も含めて 1 日約 10 時間），④ショートケア（1 日約 3 時間）に区分される

利用できる人	利用方法	利用者負担	備考
外来通院中の精神障害者で，主治医が指示した人	通っている病院，診療所の主治医に相談・申込をする．通院先にデイケアがない場合，主治医の指示があればデイケア実施施設を利用することも可能	各サービスおよび利用方法によって異なる．詳細は精神保健福祉士や医療ソーシャルワーカーなどに相談	利用期限は特に設けられていない．本人の利用目的や希望をもとにスタッフや主治医と話し合い，利用期間を決める

POINT

- デイケアによりレクリエーションや SST（ソーシャルスキルトレーニング）などのプログラムに個性ある．本人が気に入る，いて安心できるところであるかも含め，見学などから始めるとよい
- デイケアは医療機関などで提供される医療保険によるサービスで，障害福祉サービスとは異なる．デイケアに通った日と精神科訪問看護の日は同日算定ができずどちらか一方になるため，訪問日とデイケアに行く日に注意する

4. 地域活動支援センター

- 地域で生活する人が，日常生活の中で困ったことを相談したり，創作活動や交流活動などを行うことができる
- 地域生活支援事業の 1 つで，事業の内容によって，Ⅰ型，Ⅱ型，Ⅲ型に分類される

内容	利用方法	利用できる人
Ⅰ型：病院などが母体にあり，必ず精神保健福祉士や社会福祉士などの専門職員が配置され，医療と福祉の支援を受けられる．レクリエーション活動や地域住民とのふれあいの交流などの機会を得られる	直接センターへ申し込む	地域で生活する人で，活動に参加したい人
Ⅱ型：専門職員の配置が必須ではない．創作活動，社会との交流，機能訓練，社会適応訓練など	市区町村に申し込む	
Ⅲ型：地域で生活する人が創作活動などの交流の機会を得られる	市区町村に申し込む	

5. 精神保健福祉法による入院形態と判断フロー

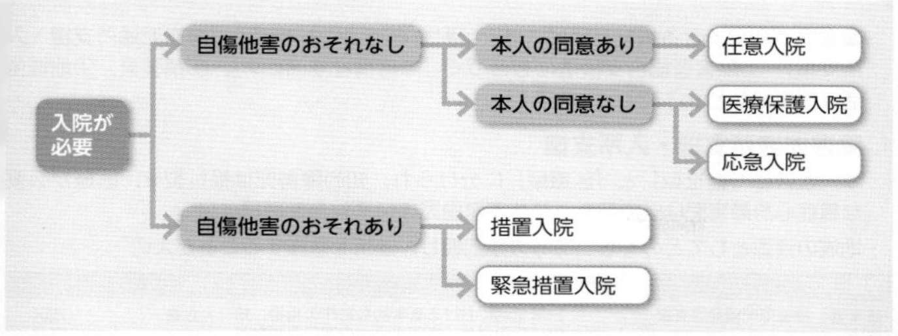

入院形態	定義
任意入院	精神科医が入院が必要であると判断し，本人が同意して入院するもの．精神保健指定医による診察で 72 時間，特定医師による診察で 12 時間の退院制限が可能
医療保護入院	精神保健指定医が医療および保護のために入院の必要があると認め，家族などの同意を得られた場合に入院してもらうもの．本人の同意が得られにくい場合の入院
応急入院	直ちに入院が必要だが，本人および家族などからも同意を得られない場合に，精神保健指定医の判断により 72 時間（特定医師では 12 時間）に限定して入院してもらうもの．入院の同意者/措置者は，精神科病院管理者
措置入院	入院させなければ自傷他害のおそれがある場合に選択されるもの．精神保健指定医 2 名以上の診察結果が一致した場合のみ可能．入院の同意者/措置者は，都道府県知事
緊急措置入院	入院させなければ自傷他害のおそれがあり，かつ緊急を要する場合に選択されるもの．精神保健指定医 1 名の診察で足りる．入院期間は 72 時間以内に制限される．入院の同意者/措置者は，都道府県知事

POINT

- 入院が必要になる場面では，多職種と連携し，適切に受診ができるように促していくことが求められる．本人の苦痛や家族の疲労などを考慮し，本人と対話し，主治医や関係者とこまめに連携をとっていくことが大切
- それらを前提にしたうえで，陽性症状などが強く現実的な判断が難しかったり，自傷他害の可能性を含め入院しないと安全が確保できないが受診が困難な場合には，精神保健福祉法 23 条にもとづき警察官と連携し，精神保健指定医までつなぐことも手段としてありえる

障害児へのサービス

・障害児が利用できる福祉サービスは，①児童福祉法にもとづく「障害児通所支援・入所支援」，②障害者総合支援法にもとづく「障害福祉サービス」，③補装具，④地域生活支援事業など（p323）

1. 障害児通所支援・入所支援

・サービスは「福祉型」と「医療型」に分けられ，知的障害児は福祉型を，医療が必要な重症心身障害児は医療型を，肢体不自由児はいずれかを選択

・地域の資源としてどのくらいあるのか把握し，連携を意識することが大切

事業・施設		内容	対象	窓口
障害児通所支援	福祉型児童発達支援	日常生活における基本的な動作の指導，知識技能の付与，集団生活への適応訓練などの支援を行う	～6歳	市区町村
	医療型児童発達支援	日常生活における基本的な動作の指導，知識技能の付与，集団生活への適応訓練などの支援および治療を行う．上肢，下肢または体幹の機能の障害のある児が対象		
	放課後等デイサービス※1	授業の終了後または休校日に，児童発達支援センターなどの施設に通わせ，生活能力向上のための必要な訓練，社会との交流促進などの支援を行う	小学生～18歳（～20歳は特例）	
	保育所等訪問支援	保育所，乳児院・児童養護施設などを訪問し，障害児に対して，障害児以外の児童との集団生活への適応のための専門的な支援などを行う	～18歳（～20歳は特例）	
	居宅訪問型児童発達支援	重度の障害などにより外出が著しく困難な障害児の居宅を訪問し，発達支援を行う	～18歳（～20歳は特例）	
障害児入所支援	福祉型障害児入所施設※2	施設に入所している障害児に対して，保護，日常生活の指導，知識技能の付与を行う	～18歳（～20歳は特例）	児童相談所
	医療型障害児入所施設※2	施設に入所または指定医療機関に入院している障害児に対して，保護，日常生活の指導，知識技能の付与，治療を行う		

※1 医療的ケアの必要な障害児に対応できる事業所も増えてきている
※2 障害児入所支援は，医療の有無で「福祉型」「医療型」に分けられる

2. 障害福祉サービス

・サービス利用の流れは，p324参照．サービスの内容は，p326参照

・18歳未満の障害児の場合，障害支援区分の認定はないが，計画（相談支援専門員によるサービス等利用計画案またはセルフプラン）の提出が必要

3. 補装具

➡ p327参照

POINT

・装具には失なわれた身体機能を補完するものだけでなく，訓練的な要素のあるものもある．その場合，支給の判断が難しいこともあり，医師の意見書などにも左右されるため，主治医や助言をする専門家ともコミュニケーションをとることが大切

4. 子育て支援サービス (文献6より転載，一部改変)

- すべてを利用できるとは限らないが，年齢や世帯状況などに着目した子育て支援サービスも利用可能

タイプ	サービス名称	概要	利用条件など
通所	保育所	保護者が就労などの理由で子どもの世話をできない場合に，保育サービスを提供．基本的に朝から夕方までだが，夜間保育も行っている	基本的には0歳～小学校就学まで
	幼稚園	学校教育の一環として幼児教育を提供．保護者の就労要件などは問わずに利用可能だが，帰宅時間は保育所より早い	3歳くらい～小学校就学まで
	放課後児童クラブ（学童保育）	保護者が就労などの理由で放課後や長期休暇中の子どもの世話をできない場合に，保育サービスを提供	原則は小学3年生まで（障害児は6年生まで利用可能）
	児童館・児童遊園	出入り自由の遊び場を提供．障害児はヘルパーが付き添って利用するケースが多い	法律上は18歳になるまで利用可能だが，おおむね小学生まで
在宅	ファミリー・サポートセンター	育児の手伝いを希望する人と支援を受けたい人をマッチングし，保育所までの送迎や一時預かりなどのコーディネートを提供	
	産前・産後支援ヘルパー	産前・産後に家事や育児を手伝う人がいない場合，ヘルパーが家事や育児サービスを提供．実施地域は限定される	産前・産後で手伝いが得られない人
	ひとり親家庭ホームヘルプサービス	ひとり親世帯の保護者が疾病などで家事や育児ができない場合，ヘルパーが家事や育児サービスを提供	中学生以下の子どもがいるひとり親家庭
入所	乳児院，児童養護施設	保護者がいない，虐待されているなど，養護を必要としている子どもに対して，生活の拠点となる施設入所サービスを提供	0～1歳
	ファミリーホーム，自立援助ホーム	比較的小規模で家庭的な環境で，養育サービスや就職した後の生活援助サービスを提供	最長でも19歳になるまで
	里親制度	保護者がいない，虐待されているなど，養護を必要としている子どもに対して，家庭に代わって養育サービスを提供	
	母子生活支援施設	母子家庭で子どもの養育が困難な場合に，母子ともに入所して自立のための生活支援サービスを提供	子どもが18歳になるまで

POINT

- 自治体によっては，これら以外のサービスもあるため，地域の資源を確認・把握しておく
- 「障害児通所支援・入所支援」において，福祉型と医療型のはざまに入り，通所先などが見つかりづらいケースもある（例：気管切開や経鼻経管栄養のみで肢体不自由などはなく活発な未就学児の医療的ケア児）．その場合，通常の保育園や幼稚園なども視野に入れ，地域の資源を発掘するとともに，交渉などを行う場面も出てくることも予想しておく

医療的ケア児へのサービス

・「医療的ケア児支援法」が 2021 年 9 月に施行．同法では，①国や地方自治体が，児が在籍する保育所や学校を支援する，②保育所や学校が，看護師または喀痰吸引などが可能な保育士を配置する，③各都道府県に「医療的ケア児支援センター」(以下，「支援センター」) を設置する，などを責務として明記している

1. 医療的ケア児支援センター

内容	備考
・地域の関係機関 (医療・保健・福祉・教育・労働) にまたがる，児・家族への支援の調整において中核的な役割を果たす ・児・家族，地域の関係者からの相談に対する「情報の集約点」としての機能を果たす	窓口は市区町村．居住地での支援センターの設置の有無については事前に確認
児・家族への支援	
・児・家族からのさまざまに相談に対して，情報提供や助言を行う ・児・家族へ地域の活用可能な資源の紹介を行う	
地域の関係者 (医療・保健・福祉・教育・労働) への支援	
・専門性の高い相談に対する助言を行う ・好事例や児・家族のニーズを共有する ・障害児通所支援事業所や保育所，学校などの関係者に対して，医療的ケア児等支援者養成研修や喀痰吸引等研修を実施する ・相談支援専門員，保健師，訪問看護師などの職種に対して，医療的ケア児等コーディネーター養成研修を実施する	

POINT

- 調整困難事例や困り事が生じた場合には，支援センターに調整・連携を依頼したり，地域の活用可能な資源や利用方法などについて問い合わせる
- 支援センターは家族からのさまざまな相談 (仕事と育児を両立させたい，緊急時の預け先がない，夜間のケアがつらい，など) にも総合的に対応している．家族に対して，困り事の相談先として支援センターを紹介するとよい

2. 医療的ケア児等コーディネーター

・医療・保健・福祉・教育などの多分野にまたがる支援の調整を行い，総合的かつ包括的な支援の提供につなげる役割を担っている
・市区町村や支援センター，相談支援事業所などに配置される．各自治体が医療的ケア児等コーディネーターの氏名・所属を公表していることが多い
・退院前から医療的ケア児等コーディネーターとともに退院支援にあたるとよい

3. こども家庭庁

- 内閣府や文部科学省，厚生労働省が担っていた事務の一元化を目的に 2023 年に創設
- こども家庭庁などを中心とした取り組みのうち，児・家族が利用できる，または利用できる可能性のある社会資源・社会保障は下記のとおり

在宅生活支援※		
事業・施設	内容	利用方法
日中一時支援	家族の就労や休息を目的として，在宅医療中の児を一時的に受け入れ，日中における活動の場を提供する	市区町村に申請し，サービス事業所と契約を結ぶ．原則，1 割負担
医療的ケア児支援センター	前頁参照	
医療的ケア児等医療情報共有システム (MEIS)	児・家族が医療などに関する情報をスマートフォン・パソコンから入力してデータベース化．外出先や旅行先で救急搬送された場合に，救急隊員や搬送先の医療機関が情報を閲覧できるようにするシステム	利用申込の手順・方法は，こども家庭庁の HP で確認
医療型短期入所	家族が病気や疲労，冠婚葬祭などで児を介護できない場合，1 泊 2 日から 1 週間程度の期間，身近な医療機関が児を受け入れ，医療的ケアや食事・排泄・入浴などの介助を行う	医療機関の相談窓口でサービス内容や必要な手続きなどを確認．市区町村に申請してサービスの支給決定を受けた後，利用契約を結ぶ

社会生活支援 (児を受け入れる障害児通所，保育所，学校などの基盤整備)	
事業・施設	内容
障害児通所 (p332)	児童発達支援，放課後等デイサービス，居宅訪問型児童発達支援，など
保育所など※※	看護師の配置や保育士の研修受講など，児の受入れを可能とするための体制が整備されはじめている
幼稚園，小・中・高等学校，特別支援学校など※※	医療的ケア看護職員の配置 (校外学習や登下校時の送迎車両への同乗も含む) など，学校における医療的ケアの環境整備が行われはじめている

経済的支援 (対象年齢などは制度により異なる)

- 小児慢性特定疾病医療費助成制度 (p338)
- 小児慢性特定疾病児童等自立支援事業 (p338)
- 未熟児療育事業
- 身体障害者手帳・療育手帳・精神障害者保健福祉手帳 (p322)
- 特別児童扶養手当
- 障害児福祉手当

※　介護給付 (行動援護，同行援護，短期入所，居宅介護) も利用できる (p326)
※※診療報酬：訪問看護ステーションからの自治体または保育所・幼稚園・学校への医療的ケアの実施方法などに関する情報提供が，訪問看護情報提供療養費の算定対象になっている

難病をもつ人へのサービス

1. 介護保険法と障害者総合支援法によるサービス

➡詳細は，「障害者・障害児へのサービス」の項目（p322）を参照

内容	利用できる人	利用者負担	利用方法
難病により日常生活に支障がある場合，障害福祉サービス（介護給付・訓練等給付），日常生活用具費や補装具費の支給を受けることができる	介護保険法の対象となる特定疾病（16疾患），障害者総合支援法の対象となる難病等の疾病（366疾患）の人．両方の対象となる場合は，介護保険が優先される	介護保険サービス利用の場合は介護保険の自己負担，障害福祉サービス利用の場合は原則1割負担	市区町村へ申請．介護保険法の場合は居宅介護支援事業所が，障害者総合支援法の場合は相談支援事業所が申請を代行できる

POINT

・介護保険法と障害者総合支援法によるサービスは，内容が似ているものも多々あるが，もととなる法制度が異なり，自治体の担当課も違う．そのため，それぞれの手続きを把握し，併用が可能かなども視野に入れ，資源について検討する

2. 特定医療費（指定難病）助成制度

内容	利用できる人	利用者負担	利用方法
原因不明かつ治療法が確立しておらず，日常生活に支障を及ぼす疾患であるとして難病法にもとづき厚生労働大臣が指定した「指定難病」※に対して，その治療に要する医療費を助成する制度	・指定難病の診断を受けており，病状の程度が国の認定基準に該当する人 ・指定難病の診断を受けているが，病状の程度が国の認定基準に該当しない人で，申請日以前の12か月以内に指定難病にかかる医療費の総額が規定の基準を超える月が3か月以上あった人	原則，2割負担（後期高齢者は1割負担）．所得に応じて自己負担上限額が設定されている	・特定医療費（指定難病）支給認定申請書，臨床調査個人票（診断書），世帯全員の住民票，保険者への適応区分照会のための同意書，印鑑，所得がわかる書類などを揃え，申請者の住所地の保健所へ申請．詳細は医療ソーシャルワーカーや保健所窓口に問い合わせる ・審査後，「特定医療費（指定難病）受給者証」が交付される．受給者証に記載された病名で指定医療機関を受診する際は，窓口に受給者証を提出

※疾病の一覧は難病情報センターのHPにて確認できる

3. 保健所が中心の支援体制

支援	内容	問い合わせ先
保健所	①在宅難病患者療養相談（個別相談）：難病をもつ人や家族に対して在宅療養上の相談を実施．重症難病をもつ人の支援体制づくりに向け，関係機関と連絡をとりながら相談に対応 ②難病の在宅療養支援の地域関係者（ケアマネジャー，訪問看護ステーション）との連携の推進 ③当事者会支援：難病をもつ人と家族を対象に，病気に関する講演会や勉強会の開催の他，当事者同士がふれあえるように支援	保健所
難病相談・支援センター	難病をもつ人や家族への相談支援（例：療養上の悩みや不安に関する相談，各種公的手続きの支援，出張相談），地域交流活動の推進，就労支援，難病相談支援員などへの研修・情報提供，ピアサポートの実施とピアサポーターの養成	保健所または都道府県難病担当課

POINT

- 保健師と十分な連携がとれていると，自治体独自の取り組みの把握や，費用やレスパイト入院先などの確保や準備がスムーズに進むことが多いため，担当となる保健師と適切にコミュニケーションを図ることが重要
- 異動が定期的にあり，担当者が変わる可能性があることに留意する

4. 難病診療連携コーディネーター

内容	問い合わせ先
・難病をもつ人の診療連携，状態に応じた診療の調整，可能な限り身近な医療機関への相談，調整を行う（長期療養先，レスパイト入院先の調整，訪問診療の調整など） ・難病をもつ人や家族からの相談に対応し，本人や家族の望む療養，生活を支援する（療養先の確保，心理的ケア，社会保障制度の紹介，就労相談など）	都道府県難病医療拠点病院に配置されている難病診療連携コーディネーター※

※一部は配置されていない自治体もあるため，要確認

5. 難病患者就職サポーター

内容	問い合わせ先
ハローワークの専門援助部門（窓口）に配置されている．難病相談・支援センターと連携しながら，就職を希望する難病をもつ人に対して症状の特性を踏まえたきめ細かな就労支援を行ったり，在職中に難病を発症した人の雇用継続をサポートしたりする	難病相談・支援センターまたはハローワーク

6. 小児へのサービス

事業	内容	利用できる人	利用者負担	利用方法/備考
小児慢性特定疾病医療費助成制度	小児慢性特定疾病にかかっている患児の家庭の医療費の負担軽減を図るため，その医療費の自己負担分の一部が助成される	小児慢性特定疾病にかかっており，以下のすべての要件を満たす状態の18歳未満の児童：①慢性に経過する疾病であること，②生命を長期に脅かす疾病であること，③症状や治療が長期にわたって生活の質を低下させる疾病であること，④長期にわたって高額な医療費の負担が続く疾病であること	原則，2割負担．所得に応じて，自己負担上限額が設定されている	・小児慢性特定疾病医療費支給認定申請書，小児慢性特定疾病医療意見書，同意書，世帯全員の住民票，健康保険証，印鑑，所得がわかる書類などを揃え，申請者の住所地の保健所へ申請 ・審査後，「小児慢性特定疾病医療受給者証」が交付される．受給者証に記載された病名で指定医療機関を受診する際は，窓口に受給者証を提出 ・都道府県によっては対象となる疾病や費用負担などが異なる場合がある．対象については，かかりつけの医師に相談
小児慢性特定疾病児童等日常生活用具給付事業	日常生活を営むのに著しく支障のある在宅の小児慢性特定疾病児童などに対し，日常生活の便宜を図ることを目的として，日常生活用具を給付	・小児慢性特定疾病医療受給者証をもっている人 ・在宅での療養が可能な程度に病状が安定していると医師によって判断されている人（身体状況，介護状況，家庭の経済状況，住宅環境などの調査があり，調査書の提出が必要）	世帯の収入に応じて，費用の一部自己負担あり	・市区町村での実施の有無について確認が必要．事前に問い合わせる ・対象品目：便器，特殊マット，特殊便器，特殊寝台，歩行支援用具，入浴補助用具，特殊尿器，体位変換器，車いす，頭部保護帽，電気式たん吸引器，クールベスト，紫外線カットクリーム，ネブライザー，パルスオキシメーター，ストーマ装具（蓄尿袋・蓄便袋），人工鼻
小児慢性特定疾病児童等自立支援事業	・患児・家族からの相談に応じ，必要な情報の提供や助言を行うとともに，関係機関との連絡調整その他の事業を行う ・小児慢性特定疾病児童等自立支援員が自立支援に関わる各種支援策の利用計画を作成し，フォローアップを行う	小児慢性特定疾病医療受給者証をもっている人	原則，2割負担．所得に応じて，自己負担上限額が設定されている	・実施主体は，都道府県・政令指定都市・中核市．保護者の住所地の保健所に相談 ・必須事業：①療育相談指導，②巡回相談指導，③ピアカウンセリング，④自立に向けた育成相談，⑤学校，企業などの地域関係者からの相談への対応，情報提供

Memo

高齢者へのサービス

高齢者が利用するサービスの仕組み

1. 高齢者が利用できるサービス

- 高齢者へのサービスには，高齢者であれば誰でも利用できるサービスと，要支援・要介護認定を受けていないと利用できないサービスがある
- 表の右欄の○と△については，「○：全員が利用できる，△：認定された人など，一部の人が利用できる」を意味する

サービス		内容	介護予防サービス（要支援1，2）	介護サービス（要介護1～5）
暮らすところで利用するサービス	訪問介護（ホームヘルプ）	訪問介護員（ホームヘルパー）が自宅を訪問し，食事や入浴，服薬などの身体介護，洗濯や掃除などの生活援助を行うサービス	△	○
	訪問看護	看護師などが自宅を訪問し，主治医の指示や連携により療養上の世話や必要な診療の補助を行うサービス	○	○
	定期巡回・随時対応型訪問介護看護※	訪問介護員（ホームヘルパー）または訪問看護師が要介護者の自宅を定期訪問し，介護・看護を提供する24時間対応のサービス		○
	訪問入浴介護	自宅で風呂に入るのが難しい人のために，専用の浴槽を持ち込んで入浴をサポートするサービス	○	○
	訪問リハビリテーション	理学療法士，作業療法士，言語聴覚士が利用者の自宅を訪問し，心身の機能の維持・回復，日常生活の自立を支援するために，リハビリテーションを行うサービス	○	○
	居宅療養管理指導	通院が困難な人の居宅に医師，歯科医師，薬剤師，管理栄養士，歯科衛生士などが訪問し，療養上の管理・指導を行うサービス	○	○
	福祉用具貸与	介護用品をレンタルできる介護保険サービス．要介護度によって利用できる品目は限定される	△	△
	特定福祉用具購入費の支給	特定福祉用具（福祉用具の中で入浴や排泄に用いるため，レンタルになじまないもの）の購入費用の一部の払い戻しを行うサービス	○	○

サービス		内容	介護予防サービス（要支援1，2）	介護サービス（要介護1～5）
暮らすところで利用するサービス	高齢者日常生活用具※※の給付	65歳以上の一人暮らしの高齢者などを対象に，日常生活用具（電磁調理器，火災警報機，自動消火器，シルバーカーなど）の給付を行うサービス	要支援・要介護認定と無関係	
	高齢者住宅改修費用助成	バリアフリー化のための工事（手すりの取り付け，段差の解消など）を実施する場合，介護保険から工事費用の9割を支給するサービス（限度額20万円）	○	○
	高齢者の日常生活支援サービス	①包括的支援（一人暮らしの人のためのホームヘルパー訪問など），②単品サービス（配食，移動，買物，掃除などの個別サービス）がある	要支援・要介護認定と無関係	
出向いて利用するサービス	通所介護（デイサービス）	要介護状態にある高齢者が通所介護事業所に通い，入浴，排泄，食事などの介護を受けたり，機能訓練，レクリエーションなどを日帰りで行うことができる	△	○
	通所リハビリテーション（デイケア）	通所介護事業所に通い，理学療法士，作業療法士などの専門スタッフと機能の維持・回復訓練，日常生活動作訓練などを行うことができる	○	○
	小規模多機能型居宅介護※	通いを中心として，利用者の様態や希望に応じて，訪問介護や泊まり（ショートステイ）のサービスを組み合わて行う	○	○
	短期入所生活介護（一般型ショートステイ）	特別養護老人ホームや有料老人ホームなどに短期で入所し，生活上必要な支援や身体介護を受けられる	○	○
	短期入所療養介護（医療型ショートステイ）	医療への依存度が高かったり，リハビリを必要とする高齢者が介護老人保健施設などに短期入所し，生活支援や身体介護などを受けられる	○	○
	サロン活動	地域住民が主体となって運営・参加する高齢者の集い・通いの場	要支援・要介護認定と無関係	

※　地域密着型サービス．原則として，事業所のある市区町村の住民のみが利用可
※※ p327とは異なるサービス

POINT

- 原則，要支援1～要介護1では車いすや介護ベッド，マットなどはレンタルできない．必要に応じて，レンタルできる条件をケアマネジャーに相談したり，区分変更を検討したりするなどの対応が求められる

2. 要支援・要介護認定の状態

要介護 5	頻回な介護を必要とする状態	寝返りも不可能な状態または重症な認知症で食事，排泄，入浴，移動など，すべてに頻回な介護が必要な人
要介護 4	すべての生活が介護なしではできない状態	寝返りも不可能な状態に近く，または重症な認知症で食事や排泄，入浴，移動など，すべてに介護が必要な人
要介護 3	生活のどの場面でも何らかの介護が必要な状態	食事や排泄，移動など，すべての日常生活動作の一部に介護が必要な人
要介護 2	日常生活動作にも部分的な介護が必要な状態	食事や排泄，入浴，移動などの日常生活動作に部分的な介護が必要な人
要介護 1	下欄に加え，認知症や思考・感情の障害で介護予防が理解しづらいと思われる状態，または病気やけがによって不安定な状態	食事や排泄，入浴，移動などの日常生活動作の一部に介護が必要な人（要介護 1 と要支援 2 は介護の必要度は同じ）
要支援 2	日常生活のごく一部に介護が必要な状態	
要支援 1	日常生活動作は可能だが，要介護になるのを予防するための手立てが必要な人	
自立=非該当	日常生活動作ができ，薬の管理や電話の利用などを自分で行うことができ，要支援・要介護認定の状態に当てはまらない人	

POINT

- 要介護度は認定調査の際の状態から審査を経ていくため，調査時の ADL に左右される場合がある．手術直後など，ADL が回復していない段階で調査が入ると，要介護度が高めに判定されることもある

3. ADL 区分

項目	内容	支援のレベル
ベッド上の可動性	横になった状態からどのように動くか．寝返りをうったり，起き上がったり，ベッド上の身体の位置を調整する	0〜6 点
移乗	ベッドからどのように，いすや車いすに座ったり，立ち上がるか（浴槽や便座への移乗は除く）	0〜6 点
食事	どのように食べたり，飲んだりするか（上手，下手に関係なく）．経管や経静脈栄養も含む	0〜6 点
トイレの使用	どのようにトイレ（ポータブルトイレ，便器，尿器を含む）を使用するか．排泄後の始末，おむつの替え，人工肛門またはカテーテルの管理，衣服を整える（移乗は除く）	0〜6 点
	合計点	

点数の基準

点数	ADL	内容
0 点	自立	手助け，準備，観察は不要または 1～2 回のみ
1 点	準備のみ	物や用具を本人の手の届く範囲に置くことが 3 回以上
2 点	観察	見守り，励まし，誘導が 3 回以上
3 点	部分的な援助	動作の大部分（50% 以上）が自分でできる 四肢の動きを助けるなどの体重（身体）を支えない援助を 3 回以上
4 点	広範な援助	動作の大部分（50% 以上）は自分ができるが，体重を支える援助（例：四肢や体幹の重みを支える）を 3 回以上
5 点	最大の援助	動作の一部（50% 未満）しか自分でできず，体重を支える援助を 3 回以上
6 点	全面依存	まる 3 日間すべての面で他者が全面援助した（および本動作は一度もなかった場合）

判定	点数	23～24	11～22	0～10
	区分	ADL 区分 3（重度）	ADL 区分 2（中等）	ADL 区分 1（軽度）

Memo

4. 要介護認定とサービス利用の手順 (文献7より転載，一部改変)

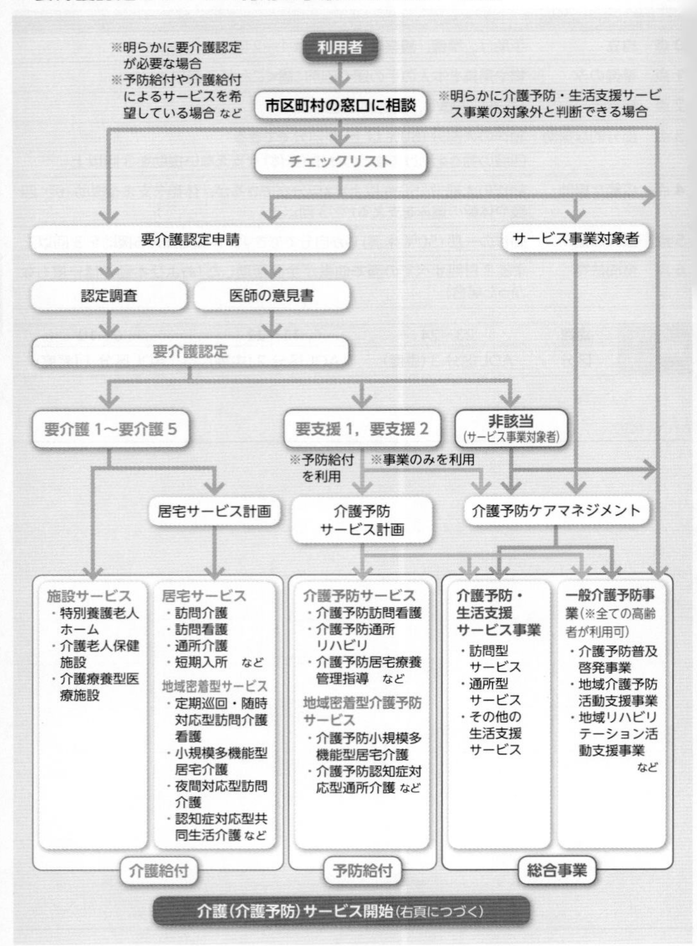

介護（介護予防）サービス利用の開始

予防給付対象者	介護給付対象者
要支援 1，要支援 2	要介護 1～要介護 5
地域包括支援センター※ ・状態の把握（自宅などでの面接） ・介護予防サービス計画原案の作成 ・サービス担当者会議の開催 ・利用者の同意	居宅介護支援事業者※ ・状態の把握（自宅などでの面接） ・介護サービス計画原案の作成 ・サービス担当者会議の開催 ・利用者の同意
介護予防サービス	居宅サービス 施設サービス

※自分でサービス計画を作成することも可能

a. 要支援・要介護認定の申請

- 介護保険サービスのうち，予防給付では要支援認定，介護給付では要介護認定を受けることが必要
- 申請時には，65 歳以上の人は介護保険証を，40～64 歳の人は医療保険証を持参．申請書にはかかりつけ医の病院・診療所名と医師名の記入が必要
- 申請から認定の結果が出るのはおおむね 30 日以内
- 認定の効力は原則 6 か月．引き続きサービスを利用したい場合は，更新申請を行う

b. 介護（介護予防）サービス計画作成

- 自宅でサービスを利用する場合，事前に介護（介護予防）サービス計画を作成する
- 自分で作成が難しい場合は，居宅介護支援事業所と契約し，ケアマネジャーに依頼する
- その後，実際に利用するサービス提供事業所を選択し，個別に契約を結ぶ

c. 相談するところ

施設	内容	利用できる人	利用方法
地域包括センター	高齢者・家族の総合相談窓口．①生活，介護などの総合相談，②介護予防サービス計画の作成，サービス利用の連絡調整，③介護予防・日常生活支援総合事業の利用支援，④成年後見制度の手続き，⑤福祉・介護・医療などの関係機関との連携，ケアマネジャーへの助言，などを行っている	・誰でも利用可能 ・介護予防サービス計画の作成については，要支援 1，2 の人	電話で相談，直接訪ねる
居宅介護支援事業所	介護保険サービスの利用相談窓口．ケアマネジャーが，①要支援・要介護認定申請などの申請代行，②介護サービス計画書の作成，サービス利用の連絡調整，③介護保険制度の利用の相談，を行う	・制度利用に関する相談は，誰でも利用可能 ・介護サービス計画の作成については，要介護 1～5 の人	電話で相談，直接訪ねる

暮らしにまつわるサービス

1. 用具に関するサービス

サービス	内容	利用できる人	利用方法	備考
福祉用具貸与	在宅での生活をより快適にするための福祉用具のレンタルができる．介護保険サービスによるレンタルの品目は13品目：①車いす，②車いす付属品，③特殊寝台，④特殊寝台付属品，⑤床ずれ防止用具，⑥体位変換器，⑦手すり（工事が不要のもの），⑧スロープ（工事が不要のもの），⑨歩行器，⑩歩行補助つえ，⑪認知症老人徘徊感知機器，⑫移動用リフト（つり具の部分を除く），⑬自動排泄処理装置	要支援・要介護認定を受けている人．ただし，要支援1，2および要介護1の人は①〜⑥，⑪，⑫の用具のレンタルは，原則，対象外	担当のケアマネジャーか介護保険の窓口に相談	全国の平均価格の提示と複数の商品の提案が事業所に義務づけられている
特定福祉用具購入費	入浴や排泄に用いる特定福祉用具を介護保険サービスで購入できる．購入品目は6品目：①腰掛便座（ポータブルトイレ），②自動排泄処理装置の交換可能部品，③入浴補助用具，④簡易浴槽，⑤移動用リフトのつり具の部品，⑥排泄予測支援機器	要介護認定を受けている人	購入前に担当のケアマネジャーか介護保険の窓口に相談．購入後，申請書と領収書を介護保険の窓口に提出	支給限度額が定められており，その1〜3割が自己負担．いったん全額を支払い，後から払い戻しを受ける．購入先は指定を受けた福祉用具販売会社に限られる
高齢者日常生活用具	より安全に暮らしやすくなるための用具（①電磁調理器，②火災警報器，③自動消火器）を受け取れる	おおむね65歳以上の一人暮らしや寝たきりの人	市区町村に申し込む	生計中心者の所得税額により自己負担がある
高齢者住宅改修費	①手すりの取り付け，②段差の解消，③床または通路面の材料の変更（滑り止め），④引き戸などへの扉の取り替え，⑤洋式便器などへの便器の取り替えなどの住宅改修にかかった費用の払い戻しを受けられる	要支援・要介護認定を受けている人	工事前に申請	支給限度額が定められており，その1〜3割が自己負担．いったん全額を支払い，後から払い戻しを受ける．要介護度が重度になった場合や転居した場合は，再度，利用できる

2.「自立」の人も利用できる生活支援サービス

内容	配食サービス	食事の宅配サービス．安定した食生活の維持に活用
	外出支援サービス	車いすなどの移動に介助が必要な人が通院，買い物，娯楽，レクリエーションなどの外出する時，リフト付車両や寝台車などで移送してくれるサービス
	軽度生活援助	在宅の一人暮らし高齢者や高齢者夫婦などの日常生活をサポートする家事援助サービス
	訪問理美容サービス	理容や美容のサービスを自宅で受けることができる
	住宅改修指導サービス	居宅をバリアフリーに改修したいと希望する高齢者の相談に応じ，設計・施工上のアドバイスや関係機関との連絡・調整を行う
	寝具洗濯乾燥消毒サービス	布団などの洗濯と，乾燥消毒サービス
	家族介護用品支給サービス	おむつや使い捨て手袋などを受け取れる
利用できる人	介護予防や生活支援を必要とする高齢者（介護保険で認定されることが条件の場合もある）	
利用者負担	サービスにより異なる	
利用方法	市区町村担当課へ問い合わせる	

POINT

- その他にもさまざまなサービスがある．必要に応じて，以下の利用も検討する
  ①セコムやアルソックなどの警備系サービス（緊急通報ボタンなど）
  ②社会福祉協議会による金銭管理支援サービス
  ③各種ボランティア団体の活動
  （例：障害をもつ方の散歩の付き添い，家での調理を手伝ってくれるもの，など）
  ④日本栄養士会が認定した在宅訪問管理栄養士による食事指導
  ⑤訪問歯科診療（歯科治療，摂食・嚥下機能の検査やリハビリテーション，など）
  ⑥コンビニによる宅配サービスやスーパーによる配達サービス

判断能力が不十分な人や金銭管理に不安のある人を守るための制度

1. 成年後見制度 (文献8をもとに作成)

- 「法定後見制度」(①後見，②保佐，③補助の3つに分かれる) と，判断力があるうちに将来に備える「任意後見制度」からなる
- 後見人等は，本人に代わって，①財産の適切な維持と管理，②身上監護 (契約を本人に代わって結んだりすること)，③家庭裁判所に対する後見事務等の報告と後見業務に対する報酬請求，を行う

区分＼成年後見制度	法定後見制度			任意後見制度
	後見	保佐	補助	
対象となる人	判断能力が欠けているのが通常の状態の人	判断能力が著しく不十分な人	判断能力が不十分な人	十分な判断能力がある人
後見制度利用にあたって	本人，配偶者，四親等内の親族，検察官，市町村長などが家庭裁判所に申立てる			予め将来任意後見人となる人に委任する事務の内容を公正証書による契約で定めておき，本人の判断能力が不十分になった後，任意後見人が委任された事務を本人に代わって行う※
援助者の呼称	成年後見人	保佐人	補助人	任意後見人
医師の鑑定	必要 (省略されることもあり)	必要	不要	不要
後見人等に与えられる権限	財産に関するすべての法律行為	申立ての範囲内で家庭裁判所が審判で定める「特定の法律行為」	申立ての範囲内で家庭裁判所が審判で定める「特定の法律行為」	任意後見契約にもとづく

※詳細は日本公証人連合会，全国の公証役場へ問い合わせる

POINT

- 家庭裁判所が本人にとって最適と思われる人や法人を後見人等として選定
- 経済的事情や親族のさまざまな事情で申立てできない場合には「成年後見制度利用支援事業」がある．申立て手続きや費用，その決定後の後見人等への報酬の支払い費用について，市区町村が一部または全部の補助を行うことで，必要とする人が利用できるよう支援するための制度．利用にあたっては地域包括支援センターや市区町村に相談

2. 福祉サービス利用援助事業

内容	利用できる人	利用方法	利用者負担
・福祉サービス・苦情解決制度の利用の援助，住宅改造，居住家屋の賃借，日常生活上の消費契約および住民票の届出等の行政手続に関する援助など ・上記に伴う援助として，預金の払い戻し・預金の解約・預金の預け入れの手続き，日常生活費の管理（日常的金銭管理），定期的な訪問による生活変化の察知などの支援を行う	認知症高齢者，知的障害者，精神障害者などのうち，判断能力が不十分であるものの，この事業や契約について理解できる人	居住地の社会福祉協議会に相談	各社会福祉協議会による．契約締結前の相談や生活保護世帯は無料

Memo

経済的困窮にある人のための制度

医療費自己負担を軽減するための制度

1. 高額療養費制度

制度	内容	利用できる人	利用方法	備考
高額療養費制度(70歳未満)	1か月あたりの医療費が上限額を超えた場合，申請によりその超えた額を支給する．上限額は，年齢や所得に応じて定められている．ただし，一時的に多額の費用を立て替える必要がある	医療保険に加入している本人および被扶養者で，自己負担限度額を超えた人	高額療養費支給申請書，医療機関の領収書，銀行口座番号がわかるもの，健康保険証，被保険者の印鑑を揃え，医療保険の保険者へ申請	申請期限は，診療を受けた翌日初日から2年以内．申請から支給までに通常，3か月程度かかる
限度額適用認定証	予め「限度額適用認定証」の交付を受け，医療機関の窓口に提示することで，医療機関ごとにひと月の支払額が自己負担限度額までとなる制度	医療保険に加入している本人および被扶養者で，窓口負担が1か月の医療費の自己負担限度額を超える人	健康保険証，被保険者の印鑑を揃え，医療保険の保険者へ申請	限度額適用認定証は申請書受付月より前の月にさかのぼって交付を受けることはできない
高額療養費貸付制度	高額療養費は審査を経て支給されるまで約3か月かかるため，当座の医療費の支払いに充てる資金として，高額療養費支給見込額の8～10割相当額を無利子で貸付する制度	医療保険に加入している本人または被扶養者で，高額療養費相当額の支払いが困難であり，限度額適用認定証が交付される前にすでに医療機関から医療費の請求を受けている人	事前に医療機関へ相談し，健康保険の保険者へ申請	1か月の医療費が自己負担限度額を超えない場合は利用できない
高額療養費受領委任払制度	医療機関へ一部負担金の支払いが困難な被保険者に対し，高額療養費として支給される金額を保険者から直接医療機関へ支払うことにより，申請者の一時的な負担を軽減する制度	国民健康保険に加入している本人または被扶養者で，高額療養費相当額の支払いが困難である人	事前に医療機関へ相談し，市区町村の国民健康保険の窓口へ相談	市区町村によっては取り扱っていないことがある
高額医療・高額介護合算療養費制度	1年間の医療保険と介護保険の自己負担の合算額が著しく高額であった場合に，自己負担額を軽減する制度．申請すると超えた額が高額介護合算療養費として支給される	世帯内で同じ医療保険に加入しており，毎年8月から翌年7月31日までの1年間にかかった高額療養費(医療保険)と高額介護サービス費(介護保険)の自己負担限度額を合算した額が「高額医療・高額介護合算療養費」の自己負担限度額を超えた人	住所地の市区町村で交付される自己負担額証明書と申請書を揃え，基準日(毎年7月31日)時点に加入している医療保険の保険者へ申請	自己負担額が高額の場合であっても，医療のみの利用または介護のみの利用の場合は対象とならない

制度	内容	利用できる人	利用方法	備考
特定疾病療養費	慢性腎不全・血友病などの高度な治療を長期間にわたって継続しなければならない療養者について，自己負担限度額を減額する高額療養費の特例の制度	人工腎臓（透析）を実施している慢性腎不全，血友病，抗ウイルス薬を投与している後天性免疫不全症候群の長期療養者	加入している医療保険の保険者へ特定疾病療養申請書を提出し，「特定疾病療養受療証」の交付を受ける．受診の際，保険証と一緒に医療機関の窓口に提出	

2. 医療費軽減制度

制度	内容	利用できる人	利用方法	備考
特定医療費（指定難病）助成制度	原因不明かつ治療法が確立しておらず，日常生活に支障を及ぼす疾患であるとして難病法にもとづき厚生労働大臣が指定した「指定難病」に対して，その治療に要する医療費を助成する制度	・指定難病（※厚生労働省のHPにて確認）の診断を受けており，病状の程度が国の認定基準に該当する人 ・指定難病の診断を受けているが，病状の程度が国の認定基準に該当しない人で，申請日以前の12か月以内に医療費の総額が規定の額を超える月が3か月以上あった人	特定医療費（指定難病）支給認定申請書，診断書（臨床調査個人票），世帯全員の住民票，保険者への適用区分照会のための同意書，印鑑，所得がわかる書類などを揃え，申請者の住所地の保健所へ申請．審査後，「特定医療費（指定難病）受給者証」が交付され，指定医療機関の窓口にて提出	同月内に受診した複数の医療機関，薬局での保険調剤，訪問看護ステーションが行う訪問看護の自己負担を合算したうえで自己負担上限額を適用
小児慢性特定疾病医療費助成制度	小児慢性特定疾病にかかっている児童などについて，患児家庭の医療費の負担軽減を図るため，その医療費の自己負担分の一部が助成される制度	小児慢性特定疾病（※厚生労働省のHPにて確認）にかかっており，以下の①～④すべての要件を満たす状態の18歳未満の児童：①慢性に経過する疾病，②生命を長期に脅かす疾病，③症状や治療が長期にわたって生活の質を低下させる疾病，④長期にわたって高額な医療費の負担が続く疾病	小児慢性特定疾病医療費支給認定申請書，小児慢性特定疾病医療意見書，同意書，世帯全員の住民票，健康保険証，印鑑，所得がわかる書類などを揃え，申請者の住所地の保健所へ申請．審査後，「小児慢性特定疾病医療受給者証」が交付され，指定医療機関の窓口にて提出	同月内に受診した複数の医療機関，薬局での保険調剤，訪問看護ステーションが行う訪問看護の自己負担を合算したうえで自己負担上限額を適用
精神通院医療（自立支援医療）	通院による精神医療を続ける必要がある人の通院医療費の自己負担を軽減する制度	・統合失調症，双極症，うつ病，てんかん，認知症，薬物依存症などを有する人．または精神医療に3年以上の経験を有する医師が必要と判断した人	申請書，医師の意見書，世帯所得を確認できる書類，精神保健福祉手帳や健康保険証など身元確認ができるもの，マイナンバーの番号がわかる書類などを揃え，市区町村に申請	1年ごとの更新手続きが必要

生活（費）にまつわる制度

1. 生活保護制度

- 国民であれば誰でも利用可能
- 生活費に困り生活していくことができない場合や，入院費用などの医療費の支払いが困難な場合，その他，経済的に自立生活が難しい場合などに利用できる

a. 利用方法，申請・決定・実施の流れ（文献 9 をもとに作成）

①居住地の福祉事務所（※市区町村によっては生活課や保健福祉センターなどとも呼ばれる）で申請．福祉事務所が設置されていない町村の場合は役場を通して申請
②申請後に家庭訪問などによる調査が実施され，14 日以内に保護開始か却下の決定
③決定に不服がある場合は，都道府県知事に不服申立てという審査請求ができる

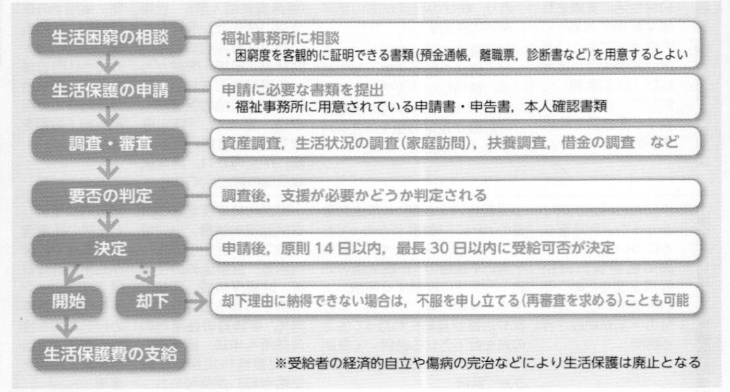

b. 申請にあたっての留意点

- 原則，申請は書面で行うことになっているため，相談だけでは申請にならない
- ただし，申請の意思が明確な場合は，口頭での申請も認められる余地はある
- 原則，マイナンバーの記入が必要

POINT

- 貯蓄や持ち家などがある場合は，実際の生活が困窮していても「資産あり」とされ，申請を却下されることもある．また，同居夫婦か世帯分離しているかなども要否判定に影響する．資産を処分するかも含め，本人やケアマネジャー，行政担当課などと相談しながら進めるとよい
- 生活保護を受けている間に知人や家族から金銭や食品などの支援を受けると，受給額が減額されたり，返還を求められることもある

. 申請時に起こる可能性のあるケースへの対応

- **申請書がもらえない場合** → 職員に「申請書を渡さない」という権限はない．万一そのような場合は自分なりの書式で，申請者の氏名・生年月日・年齢・住所・生活保護を受けたい理由を明記して福祉事務所に提出または内容証明で送付
- **申請者の病状を知るために診断書を持ってくるように言われた場合** → 診断書がなくても，申請することが可能．場合によっては検診命令という方法によって生活保護の受給の可否判定が行われる（自己負担不要）
- **家賃や収入がわかる書類を持ってくるように言われた場合** → 住宅扶助金（家賃実費）を支給してもらうためには「賃貸借契約書」が必要．ない場合は家主か不動産管理会社に「家賃証明書」を作成してもらう．また，収入申告書に給料明細書を添えて提出することも必要
- **資産（土地や家屋）があるため，申請できないと言われた場合** → 実際に住んでいる状態では売却も容易ではなく，即時の現金化も困難であるため，持ち家であっても生活保護を受けることが可能．ただし，処分価値が利用価値に比して著しく大きいと認められる場合は保有が認められない
- **住民登録がないと申請できないと言われた場合** → 住民票に登録してある地域とは別の地域で生活している場合もあるため，申請にあたっては住民登録は必要ない．ただし，受給する際には住所は必要となる
- **借金があるから申請できないと言われた場合** → 借金をしているかどうかは申請の条件には影響しない．ただし，生活保護費から借金の返済をすることや新たに借り入れることは禁じられている．原則として生活保護を受ける前に「債務整理」で借金をゼロにしておくことが必要
- **所持金や預金があるから申請できないと言われた場合** → 調査期間中の生活費を所有することは認められるため，世帯の貯金額の合計が月々の最低生活費未満の金額になった時に申請すれば却下にはならない（最低生活費の 1 か月分を超過していると却下される）

2. 生活困窮者自立支援制度

- 経済的な問題などから最低限度の生活を維持することができなくなるおそれのある生活困窮者を対象とした，自立に向けた支援制度
- 自治体が必ず実施しなければならない必須事業と，地域の実情に応じて実施する任意事業がある

必須事業		
自立相談支援事業	内容	支援員が必要な支援を相談者とともに考え，具体的な支援プランを作成し，自立に向けてサポートする
	利用できる人	生活保護には至ってないが，さまざまな理由により経済的な問題などを抱え，生活に困っており，最低限度の生活を維持することができなくなるおそれのある人
	利用方法	市区町村の生活困窮者自立支援機関（直営，社会福祉協議会・NPO 法人などに委託）に相談
住居確保給付金の支給	内容	離職などで住むところがなくなった人や，住む場所を失う可能性が高い人に，就職活動することなどを条件に，一定期間，家賃相当額を支給
	利用できる人	一定の資産収入などに関する要件を満たしている人．詳細は相談窓口に問い合わせる
	利用方法	都道府県や市区町村の福祉担当部署が，相談および受付窓口．自治体によっては直営の福祉事務所の他，委託の社会福祉協議会，社会福祉法人，NPO の場合もあるので，事前に確認する
任意事業（※実施の有無は各自治体に問い合わせる）		
就労準備支援事業	内容	「社会に出ることに不安がある」「他人とうまくコミュニケーションできない」といった理由から，すぐに職に就くことが難しい人に，6 か月から 1 年を上限に，プログラムに沿って，一般就労に向けたサポートや就労機会を提供
	利用できる人	長期離職者，ひきこもりの人，心身に課題のある人など，すぐに一般企業などで働くことが困難な人．利用するにあたり，一定の資産収入などに関する要件あり
一時生活支援事業	内容	住居をもたない人やネットカフェ宿泊を続けているなど，不安定な住居形態にある人に，緊急的に一定期間，宿泊場所や衣食を提供．またその後の生活に向けて，就労支援などのサポートも行う
	利用できる人	所得が一定水準以下の住居のない生活困窮者．利用にあたり，一定の資産収入などに関する要件あり
家計改善支援事業	内容	家計状況の「見える化」と根本的な課題の把握を行い，相談者が自ら家計を管理できるように支援する．状況に応じた支援計画の作成や相談支援，関係機関へのつなぎ，必要に応じて貸付のあっせんなどを行い，早期の生活再生をサポートする
	利用できる人	家計収支の均衡が取れていないなど，家計に問題を抱えている人

子どもの学習・生活支援事業	内容	「貧困の連鎖」を防止するため，子どもの学習支援をはじめ，日常的な生活習慣，仲間と出会い活動ができる居場所づくり，進学に関する支援，高校中退の防止支援などを実施する
	利用できる人	事業内容や対象者の年齢などが各自治体で異なるため，居住地の窓口に問い合わせる

3. 資金貸付制度

資金制度	内容	利用できる人	利用方法	備考
生活福祉資金貸付制度	低所得者や高齢者，障害者の生活を経済的に支えるとともに，その在宅福祉および社会参加の促進を図ることを目的とした貸付制度．各資金には貸付条件や限度額が設定されている	・低所得世帯（世帯の収入が一定基準以下） ・身体障害者手帳，療育手帳，精神障害者保健福祉手帳の交付を受けている人が属する世帯 ・介護などを要する65歳以上の高齢者を属する世帯で，世帯の収入が一定基準以下	相談・申し込み先は，居住地の市区町村社会福祉協議会．資金を借り受けるには，民生委員※による面接が必要	貸付から返済完了までの過程で，民生委員による相談援助活動が行われる．連帯保証人を確保しなくても貸付を受けられる場合もある
緊急小口資金	低所得世帯が，緊急的かつ一時的に生計維持が困難になった場合に利用できる小額の貸付制度．限度額は10万円以内で無利子．連帯保証人は不要	・医療費や介護費の支払いなど，臨時の生活費が必要な人 ・火災などの被災や給与の盗難，賃金の未払い，会社解雇などにより生活費が必要な人 ・公的給付（年金や保険など）の支給開始まで生活費が必要な人 ・税金や保険料，公共料金などの滞納により日常生活に支障が生じる人	民生委員または居住地の市区町村社会福祉協議会に相談	原則，自立相談支援事業を利用することが貸付の要件

※厚生労働大臣から委嘱された非常勤の特別職の地方公務員で，児童委員を兼ねる．住民が抱えるさまざまな問題の相談に応じ，必要な指導・助言を行う

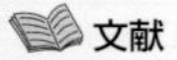

文献

1) 永井康徳：たんぽぽ先生の在宅報酬算定マニュアル　第7版．p183，日経 BP，2022
2) 全国社会福祉協議会：障害者福祉サービスの利用について　2021年4月版．pp3-7，2021
3) 横浜市：福祉サービスの支給決定手続き
https://www.city.yokohama.lg.jp/kurashi/fukushi-kaigo/fukushi/annai/sogoshien/hsikyu.htm
4) 松阪市：障害福祉サービス等利用の手引き　令和5年4月版
5)「ケアマネジャー」編集部（編）：〔ケアマネ・相談援助職必携〕現場で役立つ！　社会保障制度活用ガイド
2023年版，p106，中央法規出版，2023
6) 又村あおい：障害児が利用できる制度，梶原厚子（編著）：子どもが元気になる在宅ケア．p259，南山堂，2017
7) 厚生労働省：介護予防・日常生活支援総合事業のサービス利用の流れ
https://www.kaigokensaku.mhlw.go.jp/commentary/flow_synthesis.html
8) 法務省：Q3：法定後見制度とは，どんな制度ですか？
https://www.moj.go.jp/MINJI/a02.html
9) 認定 NPO 法人　自立生活サポートセンター・もやい：生活保護の申請をしてみよう！【生活保護申請のやり方・その2】
https://www.npomoyai.or.jp/20180309/4322

その他

よく参照する
スケール・ツール，情報

よく参照するスケール・ツール，情報

小児

1. 発達段階別の呼吸数・脈拍数・血圧の目安

・生後 4 週未満を新生児期，生後 1 年未満を乳児期，生後 1 年以後から 6 歳頃までの就学前までを幼児期，幼児期以後から 12 歳頃までを学童期と区分

発達段階	呼吸数（回/分）	脈拍数（回/分）	血圧	
			収縮期圧（mmHg）	拡張期圧（mmHg）
新生児	29～40	120～140	60～80	60
乳児	22～28	110～130	80～90	60
幼児	20～28	90～110	90～100	60～65
学童	18～20	80～100	100～110	60～70
成人	16～18	60～100	110～130	60～80

2. 体温

・平均体温の目安は，0～6 か月では 37.5℃，6 か月～3 歳では 37.2℃，3～11 歳では 36.7℃

・個人差が大きく，日内変動を示すことに注意．平熱より 1℃高い場合を「発熱」と考える

a. 注意点

・腋窩での測定：予測式の体温計では正確な値が得られにくいことや，体温計の挿入角度により測定値が変化することに注意する

・鼓膜での測定：腋窩温との差が−0.3～+0.5℃程度あることや，正確性に欠けることに留意する

・非接触式体温計を用いての測定：気温や直射日光など外部環境の影響を受けやすいことに注意する．体温計と測定部位は，定められた距離を必ず保つようにする

3. 乳児身体発育曲線（2010 年）（文献 1 をもとに作成）

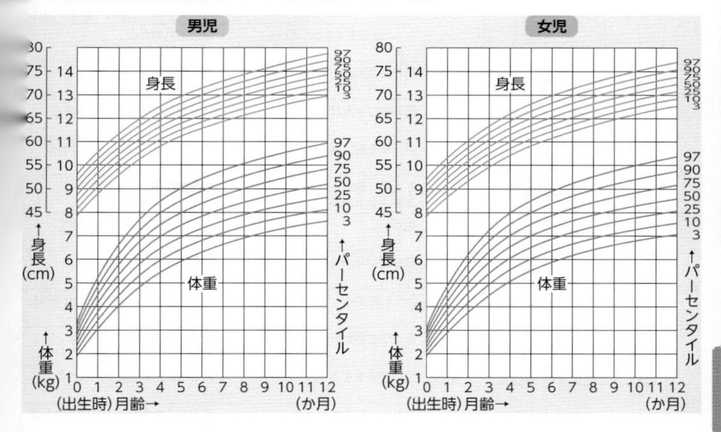

4. 幼児身体発育曲線（2010 年）（文献 1 をもとに作成）

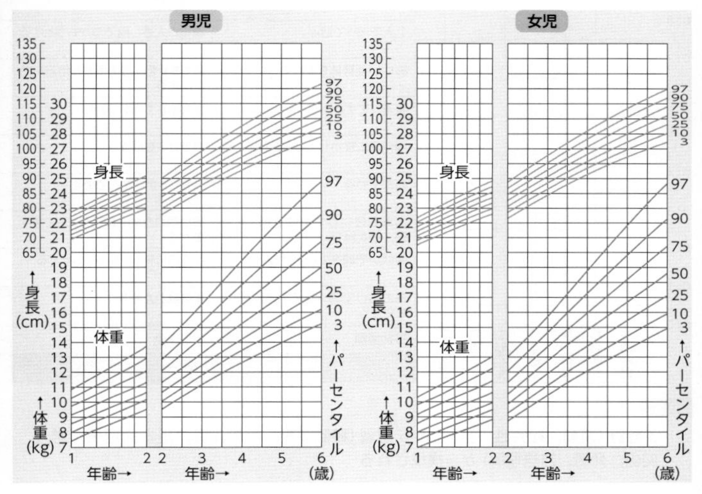

5. 遠城寺式乳幼児分析的発達検査表 (文献 2 より転載，一部抜粋)

生活年齢	移動運動	手の運動	基本的習慣	対人関係	発語	言語理解	運動：移動運動	運動：手の運動
2:9							立ったままでくるっとまわる	真似て丸をかく
2:6							足を交互に出して階段を上がる	真似て直線を引く
2:3							両足でぴょんぴょん跳ぶ	鉄棒などに両手でぶらさがる
2:0							ボールを前に蹴る	積み木を横に 2 つ以上並べる
1:9							1 人で一段ごとに足をそろえながら階段を上がる	鉛筆でぐるぐる丸を書く
1:6							走る	コップからコップへ水を移す
1:4							靴を履いて歩く	積み木を 2 つ重ねる
1:2							2〜3 歩歩く	コップの中の小粒を取り出そうとする
1:0							座った位置から立ち上がる	なぐり書きをする
0:11							伝い歩きをする	おもちゃの車を手で走らせる
0:10							つかまって立ち上がる	ビンのふたを開けたり閉めたりする
0:9							物につかまって立っている	おもちゃのたいこをたたく
0:8							1 人で座って遊ぶ	親指と人差し指でつかもうとする
0:7							腹ばいで身体をまわす	おもちゃを一方の手から他方に持ちかえる
0:6							寝返りをする	手を出して物をつかむ
0:5							横向きに寝かせると寝返りをする	ガラガラを振る
0:4							首がすわる	おもちゃをつかんでいる
0:3							あおむけにして身体を起こした時，頭を保つ	頬に触れた物を取ろうとして手を動かす
0:2							腹ばいで頭を少し上げる	手を口に持っていってしゃぶる
0:1							あおむけで時々左右に首の向きを変える	手に触れた物をつかむ
0:0								

POINT

- 3 分野 (運動，社会性，言語) と 6 領域 (移動運動，手の運動，基本的習慣，対人関係，発語，言語理解) から構成される

社会性		言語	
基本的習慣	対人関係	発語	言語理解
靴を 1 人で履く	年下の子どもの世話をやきたがる	二数詞の復唱 (5-8・6-2・3-9) (2/3)	長い・短いがわかる
こぼさないで 1 人で食べる	友達とけんかをすると言いつけにくる	自分の姓名を言う	大きい・小さいがわかる
1 人でパンツを脱ぐ	電話ごっこをする	「きれいね」「おいしいね」などの表現ができる	鼻・髪・歯・舌・へそ・爪を指示する (4/6)
排尿を予告する	親から離れて遊ぶ	二語文を話す (「ワンワンきた」など)	「もうひとつ」「もうすこし」がわかる
ストローで飲む	友達と手をつなぐ	絵本を見て 3 つの物の名前を言う	目・口・耳・手・足・腹を指示する (4/6)
パンツをはかせる時，両足を広げる	困難なことに出合うと助けを求める	絵本を見て 1 つの物の名前を言う	絵本を読んでもらいたがる
自分の口元を 1 人で拭こうとする	簡単な手伝いをする	3 語言える	簡単な命令を実行する (「持ってきて」など)
お菓子の包み紙を取って食べる	ほめられると同じ動作を繰り返す	2 語言える	要求を理解する (おいで・ちょうだい・ねんね) (3/3)
さじで食べようとする	父や母の後追いをする	言葉を 1～2 語正しく真似る	要求を理解する (おいで・ちょうだい・ねんね) (1/3)
コップを自分で持って飲む	人見知りをする	音声を真似ようとする	「バイバイ」「さようなら」の言葉に反応する
泣かずに欲求を示す	身振りを真似する (オツムテンテンなど)	さかんにおしゃべりをする (喃語)	「いけません」と言うとちょっと手を引っ込める
コップなどを両手で口に持っていく	おもちゃを取られると不快を示す	ダ・タ・チャなどの音声が出る	
顔を拭こうとすると嫌がる	鏡を見て笑いかけたり話しかけたりする	マ・パ・バなどの音声が出る	
コップから飲む	親しみと怒った顔がわかる	おもちゃなどに向かって声を出す	親の話し方で感情を聞き分ける (禁止など)
ビスケットなどを自分で食べる	鏡に映った自分の顔に反応する	人に向かって声を出す	
おもちゃを見ると動きが活発になる	人の顔を見ると笑いかける	キャーキャー言う	母の声と他の人の声を聞き分ける
さじから飲むことができる	あやされると声を出して笑う	声を出して笑う	
顔に布をかけられて不快を示す	人の声がするほうに向く	泣かずに声を出す (アー・ウー)	人の声でしずまる
満腹になると乳首を舌で押し出したり顔をそむけたりする	人の顔をじっと見つめる	いろいろな泣き声を出す	
空腹時に抱くと顔を乳のほうに向けてほしがる	泣いている時抱き上げるとしずまる	元気な声で泣く	大きな音に反応する

- 評価をグラフに示すことで，発達の特徴や様相を把握でき，障害の他にも，教育のための資料づくりに生かせる
- 対象年齢は 4 歳 8 か月まで

6. 予防接種

a. 定期接種

対象疾病	ワクチン	種類	接種方法	回数
ジフテリア(D)，百日咳(P)，破傷風(T)，ポリオ	4種混合(DPT-IPV)ワクチン	不活化	皮下注射	3回
				1回
	2種混合(DT)ワクチン	不活化	皮下注射	1回
麻疹(M)，風疹(R)	MR混合ワクチン	生	皮下注射	1回
				1回
日本脳炎	日本脳炎ワクチン	不活化	皮下注射	2回
				1回
				1回
結核	BCGワクチン	生	経皮注射	1回
Hibインフルエンザ菌b型感染症	Hibワクチン	不活化	皮下注射	3回
				1回
肺炎球菌感染症(小児)	小児用肺炎球菌13価ワクチン	不活化	皮下注射	3回
				1回
水痘	水痘ワクチン	生	皮下注射	2回
HPV(ヒトパピローマウイルス)感染症(子宮頸がん)	HPVワクチン*	不活化	筋肉内注射	3回
B型肝炎	B型肝炎ワクチン(HBワクチン)	不活化	皮下注射または筋肉内注射	2回
				1回
ロタウイルス感染症**	ロタウイルス1価ワクチン	生	経口摂取	2回
	ロタウイルス5価ワクチン	生	経口摂取	3回

*HPVワクチンについては，2013(平成25)年6月以降，定期接種の積極的な推奨はされていなかったが，2022(令和4)

**ロタウイルスワクチンは2020年10月から定期接種となっている

b. 任意接種

対象疾病	ワクチン	種類	接種方法
流行性耳下腺炎(おたふくかぜ)	流行性耳下腺炎ワクチン	生	皮下注射
インフルエンザ	インフルエンザワクチン	不活化	皮下注射

c. 予防接種を受けられない，または注意が必要なケース (文献3をもとに作成)

予防接種を受けられない	①明らかな発熱(通常37.5℃以上)，②重篤な急性疾患，③予防接種液の成分によるアナフィラキシーショックの既往，④その他，医師が不適当な状態と判断した場合
予防接種において注意が必要	①心血管系疾患・腎疾患・肝疾患・血液疾患・発育障害などの基礎疾患，②予防接種を受けた後2日以内に発熱がみられた，および全身性発疹などのアレルギーを疑う症状がみられたことがある，③痙攣の既往，④免疫不全の既往，近親者に先天性免疫不全症の人がいる

※予防接種のスケジュールに関する情報は頻繁に改定されるため，最新の
情報を日本小児科学会などのウェブサイトで確認するようにすること

2024 年 2 月現在

接種対象者		標準的な接種年齢
1 期初回：生後 2〜90 か月未満		生後 2〜12 か月
1 期追加：生後 2〜90 か月未満〔1 期初回接種（3 回）後，6 か月以上の間隔をおく〕		1 期初回接種（3 回）後，12〜18 か月
2 期：11〜13 歳未満		11〜12 歳
1 期：1 歳以上 2 歳未満		—
2 期：5 歳以上 7 歳未満（小学校就学前の 1 年間）		—
1 期初回：生後 6〜90 か月		3 歳
1 期追加：生後 6〜90 か月未満（1 期初回接種後，おおむね 1 年をおく）		4 歳
2 期：9〜12 歳		9 歳
生後 1 歳未満		生後 5〜8 か月未満
初回 3 回	生後 2〜48 か月に至るまで	初回接種開始は生後 2〜12 か月に至るまで
追加 1 回		
初回 3 回	生後 2〜48 か月に至るまで	初回接種開始は生後 2〜12 か月に至るまで
追加 1 回		追加接種は生後 12〜15 か月に至るまで
生後 12〜36 か月に至るまでに 2 回		初回接種は生後 12〜15 か月
小学校 6 年生〜高校 1 年生相当の女子		中学校 1 年生
初回 2 回	1 歳に至るまで	生後 2〜9 か月に至るまで
追加 1 回（初回接種から 140 日以上経過後）		
生後 8 週〜15 週未満までに 1 回目，4 週間隔で生後 24 週までに 2 回目の接種完了		
生後 8 週〜15 週未満までに 1 回目，4 週間隔で生後 32 週までに 3 回目の接種完了		

年 4 月以降，他の定期接種と同様に，個別の勧奨が行われている

接種対象者	回数
1 歳以上の未罹患者	2 回
B 類定期接種の対象者を除く全年齢	秋季に 1 回または 2 回

d. RS ウイルス感染症に対する予防接種

- パリビズマブ（シナジス®）には RS ウイルス感染症の重症化予防効果がある．RS ウイルス流行期を通して月 1 回筋注．保険適用基準は次の新生児，乳児，幼児

> ①在胎期間 28 週以下の早産で，12 か月齢以下，②在胎期間 29〜35 週の早産で，6 か月齢以下，③過去 6 か月以内に気管支肺異形成症（BPD）の治療を受けた 24 か月齢以下，④ 24 か月齢以下の血行動態に異常のある先天性心疾患（CHD），⑤ 24 か月齢以下の免疫不全を伴う，⑥ 24 か月齢以下のダウン症候群

- 投与中に児が RS ウイルスに感染した場合でも，再感染による重篤な下気道疾患の発症を防ぐために，流行期間中は本剤を継続投与することが推奨されている

7. Not doing well（文献4より転載，一部改変）

- 「何となく元気がない」「何となくおかしい」と訳される，児が示す非特異的な症状．異常の初期徴候を示唆することが多い
- 下記表に示すような訴えが家族から聴取された場合には，原因を探り，異常の早期発見へとつなげる．原因は表のもの以外にも数多くあることに留意し，系統別に児の全身状態を把握することに努める
- Not doing wellと判断した時点で医師に報告し，往診・受診の対応を仰ぐべきである

カテゴリー	家族の訴えの例，問診事項	鑑別疾患（例外あり）
1. 強い泣き系	「ずっと泣いている」「泣き声が大きい」「痛そうに泣いている」「動いたり抱っこしたりすると，すごく泣く」「突然泣き始めて泣きやまない」	・**痛み，痒みを生じる疾患**：角膜潰瘍，中耳炎，便秘症，腸重積，骨折，肘内障，精索捻転，ターニケット症候群，皮膚炎，肛門周囲膿瘍 ・**生理的・心理的なもの**：かまってほしい，空腹，infantile colic
2. 食欲・意欲低下系	「食べない，飲まない」「顔色が悪い」「遊ばない」「ごろごろしている」「笑顔が少ない」	・**ショック状態**：敗血症（尿路感染症にも注意），出血，心不全（心筋炎，不整脈） ・**強いぐったり感（toxic）**：腸重責 ・**呼吸の異常**：急性細気管支炎，気道異物，肺炎，心不全 ・**全身倦怠感をきたす疾患**：急性ウイルス性疾患 ・**悪心が出現する疾患**：胃腸炎，便秘症，低血糖，ケトン血性嘔吐症，虫垂炎，内ヘルニア ・**その他**：口内炎，ムラ食いなど
3. 弱い泣き系 ➡要注意	「泣き声が小さい」「声が弱々しい」「甲高い声で泣くが，弱い」「声の大きさは変わらないが，続けて泣けなくて苦しそう」	・**「膜」の疾患**：腹膜炎，髄膜炎，頭蓋内圧亢進 ・**呼吸の異常**：カテゴリー2参照
4. 意識障害系 ➡要注意	「ぐったりしている」「呼びかけても反応がいつもと違う」「視線が合わない」「歩けなくなった」	・**神経疾患**：細菌性髄膜炎，脳炎・脳症，頭蓋内出血 ・**ショック状態**：カテゴリー2参照

a. Yale Observation Scale (文献5を翻訳，転載)

・スケールの観察項目をチェックし，何か気になる点があれば，医師に報告する

観察項目	正常（1点）	中等度の異常（3点）	重度の異常（5点）
泣き方	正常に強く泣く または 満足していて泣かない	すすり泣き または 泣きじゃくる	弱々しい または うめくような または 甲高い または （元気がなく）ほとんど泣かない
保護者への反応	短く泣く または 満足していて泣かない	泣いたり泣きやんだり	反応が少なく，ずっと泣いている
意識状態	ずっと覚醒 または （寝ている時）刺激ですぐに覚醒	傾眠傾向 刺激を続けると覚醒	覚醒しない
皮膚の色	ピンク	四肢蒼白 または 四肢末端のチアノーゼ	蒼白 または 全身チアノーゼ または まだら または 土色
脱水症状	皮膚色良好，眼球陥凹なし，粘膜は湿潤	口腔内乾燥	皮膚の乾燥，ツルゴール低下 または/かつ 眼球陥凹
あやしたときの反応	笑う または キョロキョロ見回す	少し笑う または 短い間キョロキョロ見回す	笑わない または 不穏 または 無欲状態

※本スケールは重症感染症のリスク評価を目的に開発されたものだが，その診断には有効ではないとする報告[6]もある．重症感染症のリスク評価ではなく，児の状態を観察するためのツールとして用いることが望ましい

Memo

成人・高齢者

1. バーセルインデックス (Barthel Index：BI) (文献7を翻訳，転載)

- 日常生活動作 (ADL) の自立度を判定するもの
- 各項目を自立，部分介助，全介助で評価し，100点に近いほど日常生活の自立度は高い

項目	評価
食事	10：自立，必要に応じて自助具を使用して，食物を切ったり，調味料をかけたりできる 5：食物を切ってもらう必要があるなど，ある程度介助を要する 0：上記以外
車椅子とベッド間の移動	15：移動の全段階が自立している（ブレーキやフットサポートの操作を含む） 10：移動の動作のいずれかの段階で最小限の介助や，安全のための声かけ，監視を要する 5：移動に多くの介助を要する 0：上記以外
整容	5：手洗い，洗顔，髪すき，歯みがき，ひげそりができる 0：上記以外
トイレ動作	10：トイレ動作（便器への移動，衣服の始末，ふき取り，水洗操作）が介助なしにできる 5：安定した姿勢保持や衣服の着脱，トイレットペーパーの使用などに介助を要する 0：上記以外
入浴	5：すべての動作を他人の存在なしに遂行できる（浴槽使用でもシャワーでもよい） 0：上記以外
平地歩行	15：少なくとも45 m，介助や監視なしに歩ける（補助具や杖の使用は可，車輪つき歩行器は不可） 10：最小限の介助や監視下で少なくとも45 m歩ける 5：歩行不可能だが，自力で車椅子を駆動し少なくとも45 m進める 0：上記以外
階段昇降	10：1階分の階段を介助や監視なしに安全に上り下りできる（手すりや杖の使用は可） 5：介助や監視を要する 0：上記以外
更衣	10：すべての衣服（靴のひも結びやファスナーの上げ下ろしも含む）の着脱ができる（治療用の補装具の着脱も含む） 5：介助を要するが，少なくとも半分以上は自分で，標準的な時間内にできる 0：上記以外
排便コントロール	10：随意的に排便でき，失敗することはない．坐薬や浣腸も自分でできる 5：時に失敗する，もしくは坐薬の使用や浣腸は介助を要する 0：上記以外
排尿コントロール	10：随意的に排尿できる，必要な場合は尿器も使える 5：時に失敗する，もしくは尿器の使用などに介助を要する 0：上記以外

2. 機能的自立度評価表（Functional Independence Measure：FIM）

- 日常生活の観察を通して，実際に「しているADL」を採点し，自立度を評価する
- 運動13項目，認知5項目の合計18項目から構成される
- 最低点は18点，最高点は126点

FIM運動項目	
セルフケア	
①食事	咀嚼，嚥下を含めた食事動作
②整容	口腔ケア，整髪，手洗い，洗顔など
③清拭	風呂，シャワーなどで首から下（背中以外）を洗う
④更衣（上半身）	腰より上の更衣および義肢装具の装着
⑤更衣（下半身）	腰より下の更衣および義肢装具の装着
⑥トイレ動作	衣服の着脱，排泄後の清潔，生理用具の使用
排泄コントロール	
⑦排尿管理	排尿管理，器具や薬剤の使用を含む
⑧排便管理	排便管理，器具や薬剤の使用を含む
移乗	
⑨ベッド・椅子・車椅子	それぞれの間の移乗，起立動作を含む
⑩トイレ	便器へ（から）の移乗
⑪浴槽・シャワー	浴槽，シャワー室へ（から）の移乗
移動	
⑫歩行・車椅子	屋内での移動，または車椅子移動
⑬階段	12～14段の階段昇降
FIM認知項目	
コミュニケーション	
⑭理解	聴覚または視覚によるコミュニケーションの理解
⑮表出	言語的または非言語的表現
社会的認知	
⑯社会的交流	他の患者，スタッフなどとの交流，社会的状況への順応
⑰問題解決	日常生活上での問題解決，適切な判断能力
⑱記憶	日常生活に必要な情報の記憶

評価		
自立	7点	完全自立（時間，安全性含めて）
	6点	修正自立（補装具など使用）
部分介助	5点	監視または準備
	4点	最小介助（自身で75%以上を行う）
	3点	中等度介助（自身で50%以上を行う）
完全介助	2点	最大介助（自身で25%以上を行う）
	1点	全介助（自身で25%未満しか行わない）

3. 障害高齢者の日常生活自立度（寝たきり度）判定基準

生活自立	ランクJ	何らかの障害などを有するが，日常生活はほぼ自立しており独力で外出する 1. 交通機関などを利用して外出する 2. 隣近所へなら外出する
準寝たきり	ランクA	屋内での生活はおおむね自立しているが，介助なしには外出しない 1. 介助により外出し，日中はほとんどベッドから離れて生活する 2. 外出の頻度が少なく，日中も寝たり起きたりの生活をしている
寝たきり	ランクB	屋内での生活は何らかの介助を要し，日中もベッド上での生活が主体であるが，座位を保つ 1. 介助なしで車椅子に移乗し，食事・排泄はベッドから離れて行う 2. 介助により車椅子に移乗する
	ランクC	1日中ベッド上で過ごし，排泄・食事・着替えにおいて介助を要する 1. 自力で寝返りをうつ 2. 自力では寝返りもうてない

※判定にあたっては，日頃の状態で判断する
※補装具や自助具などの器具を使用した状態であっても差しつかえない

4. サルコペニアの診断基準（文献8をもとに作成）

- サルコペニアの診断には，AWGS (Asian Working Group for Sarcopenia) によって作成された基準などが用いられる
- サルコペニアの予防には，栄養療法と運動療法が有効

a. 一般の診療所における診断のフロー

1 症例を抽出する

①下腿周囲長：男性＜34 cm　女性＜33 cm，② SARC-F※≧4，③ SARC-Calf※≧11

2 抽出した症例が以下に該当するかアセスメントする

①握力：男性＜28 kg　女性＜18 kg，②身体機能：5回椅子立ち上がり≧12秒

3 該当した場合，サルコペニアの可能性があると判定する

介入を行う，またはより詳細な評価を設備の整った施設で行う

4 （より詳細な評価を設備の整った施設で行う場合は）以下をアセスメントし，重症度を評価する

①握力：男性＜28 kg　女性＜18 kg，②身体機能：6 m 歩行速度＜1 m/秒，5回椅子立ち上がりテスト≧12秒，SPPB※※≧9，③骨格筋量：DEXA：男性＜7.0 kg/m²，女性＜5.4 kg/m²，BIA：男性＜7.0 kg/m²，女性＜5.7 kg/m²

5 上記の結果をもとに，サルコペニア（低骨格筋量＋低筋力 or 低身体機能）か重度サルコペニア（低骨格筋量＋低筋力＋低身体機能）かを判定する

※サルコペニアのスクリーニングのための質問票　※※身体機能のスクリーニングテスト

5. 徒手筋力テスト（Manual Muscle Test：MMT）

a. 方法

部位	筋力	支配筋	方法
手指	外転力	背側骨間筋	机の上に手指を開いた状態で置いてもらう 看護師の手で母指と小指をつかんで力を入れ，抗力をみる
手首	掌屈力	手根屈筋群	拳をつくって上肢を前方に挙上してもらう 看護師の手で拳を下から押し上げ，抗力をみる
	背屈力	手根伸筋群，指伸筋	拳をつくって上肢を前方に挙上してもらう 看護師の手で拳を上から押し下げ，抗力をみる
肘関節	屈筋力	上腕二頭筋	上肢を前方に挙上し，肘関節を 90 度屈曲してもらう 利用者の手首をつかんで自分のほうへ引き，抗力をみる
	伸展力	上腕三頭筋	上肢を前方に挙上し，肘関節を 90 度屈曲してもらう 利用者の手首をつかんで利用者のほうへ押し，抗力をみる
肩関節	屈曲力	三角筋	上肢を前方に挙上してもらう 利用者の上腕を押し下げ，抗力をみる
	伸展力	三角筋	上肢を前方に挙上してもらう 利用者の上腕を下から押し上げ，抗力をみる
股関節	屈曲力	大腿四頭筋，恥骨筋，腸腰筋	仰臥位で膝関節を曲げるか，座位で大腿を上げてもらう 利用者の大腿を手で押し，抗力をみる
	内転力	内転筋群	仰臥位で広げた下肢を閉じるか，座位で膝を閉じてもらう 利用者の両膝内側に両手を入れ，広げるように引っ張り抗力をみる
	外転力	中殿筋，小殿筋	仰臥位で下肢を広げるか，座位で膝を広げてもらう 利用者の両膝外側に両手を置き，閉じるように押して抗力をみる
膝関節	屈曲力	大腿二頭筋，下腿三頭筋	仰臥位で膝を曲げるか，座位になってもらう 利用者の下腿後面を手で持ち，看護師のほうへ引いて抗力をみる
	伸展力	大腿四頭筋	仰臥位で膝を曲げるか，座位になってもらう 利用者の下腿前面に手を置き，利用者のほうへ押して抗力をみる
足関節	背屈力	下腿伸筋群	足関節を 90 度にしてもらう 利用者の足背に手を置き，足底のほうへ押して抗力みる
	底屈力	下腿屈筋群，腓骨筋群	足関節を 90 度にしてもらう 利用者の足底に手を置き，足背のほうへ押して抗力みる

評価

等級	評価基準
正常 (normal) 5	強い抵抗力を加えても，なお重力に打ち勝って，全可動域を完全に動かすことができる
優 (good) 4	軽い抵抗を与えても，なお重力に打ち勝って，全可動域を完全に動かすことができる
良 (fair) 3	抵抗力を与えなければ，重力に打ち勝って，全可動域を完全に動かすことができる
可 (poor) 2	重力による制限を除けば，全可動域を完全に動かすことができる
不可 (trace) 1	関節は動かないが，筋の収縮は軽度に認められる
ゼロ (z) 0	関節が動かないだけでなく，筋の収縮が全く認められない

POINT

- 日常生活動作を介助なしに行えるかの判断基準は，MMT で 3 以上の評価
- 検査者の主観により判定することから，検査者によって評価が変わる可能性がある
- 検査者は，いつも同じ手 (利き手) を用い，同等の力で抵抗を加えるようにする

6. ベッドサイド動作能力評価尺度 (Bedside Mobility Scale：BMS)

(文献 9 より転載)

- 重度要介護者を対象としたベッド上，ベッド周囲，居室内での動作および移動能力を定量的に評価する指標
- 特に重度要介護者および日常生活自立度の重度低下者の動作能力評価に適している

評価項目：「できる動作」として，対象者の動作能力を直接観察法にて評価する.

※ 9. いす (車いす) 上での座位保持は，日常生活も考慮し，できる動作を判断する.

1. 寝返り
2. ベッド上での移動
3. 起き上がり
4. ベッド上での座位保持
5. 座位で物を拾う
6. 立ち上がり
7. 立位保持
8. ベッド↔いす (車いす) の移乗
9. いす (車いす) 上での座位保持
10. 移動 (車いす) 駆動

Scoring

0	1	2	3	4
動作不可能	動作一部可能 (協力動作量<介助量)	ほぼ動作可能 (協力動作量>介助量)	動作可能 (監視や誘導またはセッティングが必要)	完全に動作可能

1. 寝返り

ベッド（日常で就寝している寝床）で寝返りを行う．完全な横向き（側臥位）を動作の終了とする．ベッド柵を用いてもよい．完全に動作可能とは，布団をはいだり，道具の操作も含めて全動作可能である．

2. ベッド上での移動

ブリッジング（お尻上げ）を含め，ベッド上で体を移動させる．ベッド柵などを用いてもよい．完全に動作可能とは，片肘ついた横向き（肘つき側臥位）での上下移動などベッド上で自由に移動できる．

3. 起き上がり

仰向け（背臥位）から起き上がり，ベッド端座位になる．また，その逆の動作で，背臥位になる．ベッド柵を用いてもよい．完全に動作可能とは，布団をはいだり，道具の操作も含めて可能である．

4. ベッド上での座位保持

ベッド上に端座位（または長座位）になる．背もたれのない状態で 1 分以上行う．手すりなどの把持物，支持物を用いてもよい．完全に動作可能とは，転倒や転落の危険がなく，安全に座位保持が可能である．

5. 座位で物を拾う

端座位で，足元にある物（ペンなどの小物）を拾うことができる．手すりなどを用いてもよい．完全には足元まで届かないが，手の届く範囲であれば物を取ることができればスコア 2 とする．完全に動作可能とは，転落の危険がなく，監視なしで安全に足元の物を拾うことができる．

6. 立ち上がり

ベッド端座位またはいす（車いす）から立ち上がる．ベッド柵などの支持物を利用してもよい．完全に動作可能とは，おおむね 15 秒以内に自立して，立ち上がり動作を終了できる．15 秒以上を要する場合は，スコア 3 とする．

7. 立位保持

1 分以上の立位を保持する．ベッド柵などを利用してもよい．疼痛や疲労などにより，1 分以上の立位が困難な場合は，その程度により判断する．完全に動作可能とは，転倒の危険がなく，把持物の操作も含めて可能である．

8. ベッド↔いす（車いす）移乗

ベッドからいす（車いす）に移乗する．また，その逆の動作を行う．ベッド柵やその他の福祉用具を用いてもよい．完全に動作可能とは，いすや車いすの位置修正やブレーキの確認など含めて可能である．

9. いす（車いす）上での座位保持

背もたれ付いす（車いす）上で 1 時間以上の座位保持が可能かどうか判断する．車いすの種類は問わない．リクライニングや除圧などの体位修正が自ら困難な場合は，介助とする．介助や体位修正により，30 分可能であれば，スコア 2 とする．完全に動作可能とは，転落の危険もなく，必要に応じて除圧なども自らで可能である．

10. 移動（車いす駆動）

屋内で目的地まで車いすを駆動する．通常，歩行を移動手段としている場合は，歩行を評価する．日常的に屋内生活で必要と思われる距離，目的地までの移動（およそ 10 m 程度）を評価する．完全に動作可能とは，方向転換やブレーキの操作を含め，車いすを操作できる．または，歩行できる．歩行に関しては，いかなる歩行補助具を使用してもよい．

文献

1) 厚生労働省雇用均等・児童家庭局：平成 22 年乳幼児身体発育調査報告書．2011
2) 遠城寺宗徳：遠城寺式・乳幼児分析的発達検査法―九州大学小児科改訂新装版．慶應義塾大学出版会，2009
3) 厚生労働省：予防接種法施行規則（昭和二十三年厚生省令第三十六号）
4) 児玉和彦：不機嫌：not doing well（何となく元気がない），笠井正志，児玉和彦，上村克徳（編著）：HAPPY!こどものみかた　第 2 版．p41，日本医事新報社，2016
5) McCarthy PL, Sharpe MR, Spiesel SZ, et al: Observation scales to identify serious illness in febrile children. Pediatrics 70(5): 802-809, 1982【牟田広実訳による】
6) Van den Bruel A, Haj-Hassan T, Thompson M, et al: Diagnostic value of clinical features at presentation to identify serious infection in children in developed countries: a systematic review. Lancet 375: 834-845, 2010
7) Mahoney FL, Barthel DW: Functional evaluation: The Barthel Index. Md State Med J 14(2): 61-65, 1965【飯島節訳による】
8) Chen LK, Woo J, Assantachai P, et al: Asian Working Group for Sarcopenia: 2019 Consensus Update on Sarcopenia Diagnosis and Treatment. J Am Med Dir Assoc 21(3): 300-307, 2019
9) 牧迫飛雄馬，阿部　勉，島田裕之，他：要介護者のための Bedside Mobility Scale の開発―信頼性および妥当性の検討．理学療法学 35（3）：81-88，2008

索引

き

く

け

す